RÖNTGEN-HAUTTHERAPIE

EIN LEITFADEN FÜR ÄRZTE UND STUDIERENDE

VON

PROF. DR. L. ARZT UND **DR. H. FUHS**

ASSISTENTEN DER KLINIK FÜR
DERMATOLOGIE UND SYPHILIDOLOGIE IN WIEN
(VORSTAND: PROFESSOR DR. G. RIEHL)

MIT 57 ZUM TEIL FARBIGEN
ABBILDUNGEN

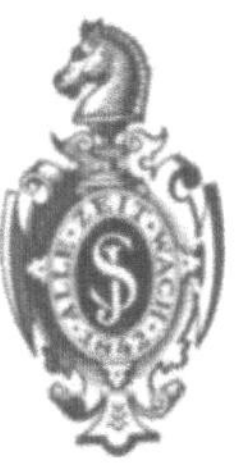

WIEN UND BERLIN
VERLAG VON JULIUS SPRINGER
1925

ISBN-13: 978-3-7091-5278-2   e-ISBN-13: 978-3-7091-5426-7

DOI: 10.1007/978-3-7091-5426-7

ZUM 10. FEBRUAR 1925

Vorwort.

Die Röntgentherapie, ein wichtiger und heute wohl ausgebauter Teil der gesamten Röntgenologie hat mit L. Freund's Bestrahlung eines Naevus pilosus (1896) ihren Ausgang von der Dermatologie genommen. Das neue Verfahren ist in der ersten Zeit vielfachem Interesse bei der Behandlung von Dermatosen begegnet und wurde auch an der Klinik Riehl bei den verschiedensten Hauterkrankungen, allerdings mit besonderer Vorsicht, herangezogen. Neben zweifelhaften Erfolgen brachten aber bald zahlreiche unangenehme Zwischenfälle und Nachwirkungen der Bestrahlung diese neue Heilmethode in der Dermatologie ziemlich stark in Mißkredit. Denn gerade unser Fach hatte sich ja hauptsächlich mit den schweren Schädigungen des Hautorganes durch die Bestrahlung zu beschäftigen, welche naturgemäß dem Dermatologen häufiger als dem Röntgenologen vor Augen kommen. Zahlreiche Kliniker, u. a. auch vor allem Riehl, warnten daher seinerzeit mit Recht eindringlich vor allzu ausgedehnter Anwendung der zu dieser Zeit biologisch noch so wenig erforschten X-Strahlen zur Behandlung von Hautleiden. Erst die nähere Erforschung der Röntgenveränderungen im normalen und pathologischen Hautgewebe, der Ausbau von Instrumentarium und Meßmethoden, der Übergang zur weniger gefährlichen, mittelharten und harten, vielfach gefilterten Strahlung und die mit der Tiefentherapie im Laufe der Jahre gewonnenen ausgezeichneten Resultate auf anderen medizinischen Gebieten (Chirurgie, Gynäkologie u. a.) haben auch wieder zur ausgedehnteren Verwendung der X-Strahlen bei Dermatosen geführt. Gegenwärtig zählt die Röntgen-Hauttherapie zu den bewährtesten, ja bisweilen direkt unentbehrlichen Behandlungsmethoden bei einer größeren Reihe von Hautkrankheiten. Damit ist die Röntgentherapie eigentlich zu ihrem Ausgangspunkte, zu den Hautkrankheiten, zurückgekehrt, die nunmehr zu den besten Indikationen für ihre Anwendung gehören.

Außerordentlich beschleunigend für die neuerliche ausgedehntere Heranziehung der Röntgenstrahlen für dermato-therapeutische Zwecke an der Klinik Riehl hat ein äußerer Zwang gewirkt. Es war dies das Auftreten von hartnäckigen Pilzerkrankungen an der Kopfhaut, der Mikrosporie und Trichophytie, in epidemieartiger Form in Wien.

Da bei der Bekämpfung dieser Dermatomykosen die temporäre Epilation des Capillitiums eine der wichtigsten, ja zur raschen Heilung nahezu unerläßlichen Maßnahmen darstellt, erwies sich die Ausgestaltung der Leistungsfähigkeit des klinischen Röntgeninstrumentariums auf modernere Anforderungen als dringlich. Leistungen von mehr als 500 einwandfreien Schädelbestrahlungen in den letzten 3 Jahren sind ein sprechender Beweis dafür, daß uns dies über alles Erwarten gelang. Die Verwendung mäßig harter, gefilterter Strahlen mit ihrer weitgehenden Schonung der normalen Haut bei elektiver Wirkung auf pathologisches Gewebe ermöglichte uns, die Röntgen-Hauttherapie nun auch an der Klinik RIEHL auf breiterer Basis auszubauen und über die Wirksamkeit der Röntgenstrahlen bei den wichtigsten Dermatosen reichlich eigene Erfahrungen zu sammeln.

Zweck dieses Büchleins, zu dem die Photographien der Textbilder die Rud. Siebert A.G., die Moulagen das Moulageninstitut Theodor Henning angefertigt haben, soll es sein, dem praktischen Dermatologen einen Führer für die Röntgen-Hauttherapie an die Hand zu geben, der im Gegensatz zu größeren Werken über Röntgentherapie im allgemeinen in erster Linie den dermatologischen Standpunkt betont, wie es bisher bereits von deutscher Seite u. a. vor allem die Schule E. HOFFMANN (HABERMANN und SCHREUS), E. LESSER (BLUMENTHAL), von Amerikanern die Schule FORDYCE (MAC KEE) in dankenswerter Weise versucht haben. Es wird somit, vielleicht von einem bisweilen etwas andern Standpunkte, jenen Teilausschnitt der Röntgenologie im allgemeinen und der Röntgentherapie im besonderen beleuchten, der in erster Linie vom röntgenologisch geschulten Dermatologen geübt oder zumindest begutachtet und kontrolliert werden sollte. Damit dürfte in der Indikationstellung in jenem heute schon so bedeutenden Zweiggebiet der Röntgentherapie, das vor allem eine eingehendere Kenntnis der gesamten Klinik und Therapie der Dermatosen erfordert, der goldene Mittelweg getroffen werden.

Erst in der engsten Zusammenarbeit von Dermatologen und Röntgenologen wird aber unseres Erachtens die Röntgentherapie auch auf diesem Gebiete der Medizin sowie schon früher auf zahlreichen anderen in der erfolgreichsten Weise zum Wohle der Kranken zur Anwendung gelangen.

L. Arzt – H. Fuhs.

Inhaltsverzeichnis.

Erklärung der Abkürzungen im Texte.

λ Wellenlänge.

e Spannung.   (Potentialdifferenz.)

i Intensität.

w Widerstand.

H.W.S. Halbwertschichte nach CHRISTEN in cm.

λ_0 Grenzwellenlänge, Strahlenkopf (kürzeste Wellenlänge), die die Strahlung einer Röhre weitgehend charakterisiert.

Å.E. Ångström-Einheit (Zehnmilliontel mm, 10^{-7} mm), Maß der Röntgenstrahlenwellenlänge.

S.N. Saubouraud-Noiré, Epilations- bzw. Erythemdosis einer mittelharten, ungefilterten Strahlung.

H Holzknecht-Einheit.

E.D. = H.E.D. Erythemdosis-Hauteinheitsdosis.

Teinte A. Farbe der unbestrahlten Sabouraudtablette.

Teinte B. Farbe der mit einer Epilations- bzw. Erythemdosis mittelharter, ungefilterter Strahlen in halber Focus-Hautdistanz bestrahlten Sabouraudtablette.

X (Kienböck) Kienböck-Einheit, 1/10 der Erythem- bzw. Epilationsdosis einer mittelharten, ungefilterten Strahlung, gemessen mit dem Kienböck-Streifen.

X (Sabouraud-Noiré) 1/10 SN, die allein mit der Bariumplatincyanürtablette gemessene X-Einheit.

F.H.D. Focus-Hautdistanz.

f Bestrahlungsfeld.

p Felder-(Tiefen)pause.

P Serien-(Oberflächen)pause.

Al Aluminium.

W Wochen.

T Tage.

Zn Zink.

A. Allgemeiner Teil.

I. Physik.

Definition. Die Röntgen- oder X-Strahlen sind unsichtbare, elektromagnetische Ätherschwingungen von außerordentlich kurzer Wellenlänge (λ = etwa $1-100 \cdot 10^{-9}$ cm). LAUE, FRIEDRICH und KNIPPING haben durch Beugung, Interferenz und spektrale Zerlegung der Röntgenstrahlen beim Passieren von Kristallen den exakten Beweis von der Lichtnatur der X-Strahlen erbracht.

Eigenschaften. Die Röntgenstrahlen zeigen folgende wichtige Eigenschaften: 1. Sie verbreiten sich mit Lichtgeschwindigkeit (300 000 km pro Sekunde) geradlinig nach allen Seiten. 2. Sie ionisieren die Luft, d. h. sie dissoziieren sie in negative Elektronen und positive Ionen und machen sie dadurch elektrisch leitfähig. 3. Sie bringen gewisse mineralische Salze (wolframsaures Calcium, Bariumplatincyanür u. a.) zur Fluorescenz. 4. Sie schwärzen die photographische Platte. 5. Sie durchdringen sämtliche Körper im umgekehrten Verhältnis zu ihrem spezifischen und Atomgewicht. 6. Sie üben durch die Erzeugung sogenannter Sekundärstrahlen biochemische Wirkungen auf lebendes Gewebe aus.

Arten. Wir unterscheiden nach der Qualität zwischen harten und weichen Röntgenstrahlen, unter denen innerhalb eines komplexen Röhrenstrahlenbündels verschiedene Zwischenstufen (wie mittelhart, mittelweich u. a.) möglich sind. Die Härte der Strahlen ist gerade proportioniert ihrer Penetrationskraft, umgekehrt ihrer Wellenlänge, d. h. die härtesten Strahlen haben die kürzeste Wellenlänge und die größte Penetrationskraft, die weichsten Strahlen die größte Wellenlänge und die geringste Penetrationskraft.

Nach dem Entstehungsorte spricht man von Primär- und Sekundärstrahlen. Die Primärstrahlung geht direkt von der Antikathode (Focus — siehe Abb. 5) der Röhre aus, die Sekundärstrahlung entsteht beim Durchgang von Primärstrahlen durch einen Körper.

Die Sekundärstrahlung enthält wieder drei untereinander verschiedene Strahlenarten: 1. Die Streustrahlen, die durch Reflexion von primären Strahlen an allen getroffenen Gegenständen entstehen. Sie sind den primären Strahlen wesensgleich. 2. Die Fluorescenzstrahlen, die eine charakteristische Eigenstrahlung jedes Absorptionskörpers darstellen. Sie werden nur durch eine härtere Primärstrahlung, als sie selbst sind, hervorgerufen. 3. Die Elektronenstrahlen, die durch Zertrümmerung von Atomen der von der Primärstrahlung getroffenen Objekte erzeugt werden. Im Gegensatz zu dem Äther-wellencharakter der Streu- und Fluorescenzstrahlen stellen die Elektronenstrahlen eine reine Korpuskulärstrahlung dar. Sie bestehen aus kleinsten elektrisch geladenen Masseteilchen mit dem Elementarquantum negativer Elektrizität (Elektronen). Auf ihnen und der durch sie bewirkten Atomveränderung beruht letzten Endes der biologische Strahleneffekt.

Erzeugung. Die Röntgenstrahlen werden nur durch elektrische Ströme von hoher Spannung und sehr geringer Stromstärke hervorgebracht. Die Spannung (Potentialdifferenz) eines elektrischen Stromes ist dem Gefälle strömenden Wassers zu vergleichen. Ihre Einheit ist bei niedrigeren Werten das Volt, bei höheren das Kilovolt (1000 Volt). Die Stromstärke (Intensität) ist die in der Zeiteinheit durch einen Leiter strömende Elektrizitätsmenge. Ihre Einheit ist für größere Mengen das Ampère, für kleine das Milli-ampère (1/1000 Ampère).

Die Umwandlung des gewöhnlichen Betriebstromes von relativ niederer Spannung (110—220 Volt) in hochgespannten (50—300 Kilovolt) erfolgt auf dem Wege der Induktion (Faraday).

Der niedrig gespannte Strom der Elektrizitätsquelle (Primärstrom) wird durch eine Spule mit wenigen Windungen dicken Drahtes hindurch geschickt (Primärrolle). Über diese, durch Isolationsmasse von ihr getrennt, wird eine zweite Spule mit zahlreichen Windungen dünnen Drahtes (Sekundärrolle) geschoben, sie bildet einen Teil eines geschlossenen, stromlosen Leiters (Prinzip des Ruhmkorff-schen Funkeninduktors). Beim Schließen und Öffnen des Primärstromes entstehen im sekundären Stromkreis Stromstöße von hoher Spannung und einander entgegengesetzter Richtung (Induktionströme). Die Höhe ihrer Spannung geht parallel der primären Stromstärke und der Anzahl der Windungen der sekundären Rolle. Für die Erzeugung von Röntgenstrahlen werden zur Schonung der Röntgenröhren nur Stromimpulse einer Richtung verwendet. In Anbetracht des hohen zu überwindenden Widerstandes der Röhre wird der höher gespannte sekundäre Öffnungstrom gewählt, der sekundäre Schließungstrom durch geeignete Vorkehrungen unterdrückt.

Die relativ geringere Spannung des sekundären Schließungstromes erklärt die Selbstinduktion in der Primärrolle beim Schließen und Öffnen des Primärstromes. Beim Stromschluß entsteht nämlich nicht nur in der Sekundärrolle, sondern auch in den benachbarten Windungen der Primärrolle ein dem Primärstrom entgegen gerichteter Induktionstrom (Extrastrom). Dieser schwächt den Primärstrom und gestattet nur sein allmähliches Ansteigen zu der dem Ohm'schen Gesetz: e (Spannung) $=$ i (Intensität) $\times$ w (Widerstand) entsprechenden Stromstärke. Da nun die Größe der Induktionswirkung u. a. der Geschwindigkeit von Anstieg und Absinken der primären Stromstärke direkt proportioniert erscheint, erzielt der Schließungsinduktionstrom nur eine relativ geringe Spannung gegenüber dem Öffnungsinduktionstrom.

Außerdem werden bei der Öffnung des Primärstromes der den Stromabfall verzögernde Öffnungsfunke und der ihn verstärkende, gleichgerichtete und kurz dauernde Öffnungsextrastrom durch noch zu erörternde Maßnahmen unwirksam gemacht. Die dadurch erzielte Raschheit der Primärstromunterbrechung bedingt die bei weitem überwiegende Spannung des Öffnungsinduktionstromes über den Schließungsinduktionstrom.

Leitet man die Impulse des Öffnungsinduktionstromes eines Induktors zu einer Glasröhre mit eingeschmolzenen Elektroden, so erfolgt bei normalem Atmosphärendruck (760 mm Hg), falls der Widerstand für die herrschende (Spannung) Potentialdifferenz nicht zu groß ist, ein Spannungsausgleich in Form eines helleuchtenden Funkenbandes. Mit steigender Evakuierung der Röhre wandeln sich zunächst die Funken in diffuse, violettrote Lichtnebel um (Geissler-Röhre bei etwa 5 mm Hg Druck). Bei einem Vakuum von ungefähr 1/1000 mm Quecksilberdruck verschwindet das Lichtband im Innern der Röhre gänzlich. Statt dessen beginnt die Glaswand gegenüber der negativ elektrischen Elektrode (Kathode) zu fluorescieren. Das Fluorescenzlicht findet seine Ursache in einer Korpuskulärstrahlung aus kleinsten negativ elektrischen Teilchen (Elektronen). Diese sogenannten Kathodenstrahlen haben wieder verschiedene Eigenschaften: 1. Sie bewegen sich senkrecht von der Kathode fort. 2. Sie werden vom Magneten abgelenkt. 3. Sie üben eine mechanische Wirkung auf Gegenstände in ihrer Flugbahn aus. 4. Sie werden von der Glaswand vollkommen absorbiert und bringen sie zur Fluoreszenz. Diese wird bedingt durch die dabei entstehenden sekundären Kathodenstrahlen (WALTER). An der Stelle der plötzlichen Abbremsung der Kathodenstrahlen entstehen schließlich unsichtbare Ätherschwingungen mit geradliniger Fortpflanzung nach allen Seiten — die Röntgenstrahlen. Ihre Penetrationskraft bzw. Härte läuft der Geschwindigkeit der Kathodenstrahlen, damit wieder der sekundären Spannung proportional einher.

II. Technik.

1. Instrumentarium.

a) Apparatur.

Eine wichtige Angelegenheit für den Dermatologen, der Röntgen-Hauttherapie zu treiben beabsichtigt, ist zunächst die Wahl eines für seine Zwecke geeigneten und dabei doch nach Anschaffungskosten und Betriebsweise rentablen Apparates.

Zur Erzeugung hochgespannter Ströme aus den relativ niedrig gespannten Strömen der elektrischen Zentralen (110—220 Volt) dienen gegenwärtig vornehmlich zwei Typen: 1. Induktorunterbrecher-Apparate und 2. Hochspannungsgleichrichter ohne Unterbrecher.

Hochspannungsgleichrichter. Die Hochspannungsgleichrichter verwandeln den primären Gleichstrom mit Transformator in einen Wechselstrom und bringen ihn oder direkt den Wechselstrom der Zentrale auf hohe Spannungen. Ein Gleichrichter führt hierauf mechanisch die entgegengesetzten Phasen des sekundären Wechselstromes in einen pulsierenden Gleichstrom über (SNOOK). Diese ausgesprochenen Hartstrahlenapparate werden vor allem zur Tiefentherapie verwendet und erzeugen Spannungen bis 300 Kilovolt. Zu ihnen gehören unter verschiedenen anderen der Intensivreform-, der Neointensivreformapparat, der Radiosilex-, Multivolt- und Universalapparat. Trotz mancher Vorteile, wie der großen Konstanz ihrer Leistung und der Produktion von sekundären Strömen einer Richtung, eignen sich die Gleichrichterapparate nach den bisherigen Erfahrungen weniger für den Dermatologen. Die Erzeugung besonders hochgespannter Ströme von mehreren Hundert Kilovolt und damit einer sehr bis extremharten Strahlung geht weit über die praktischen Bedürfnisse des Hautfaches hinaus. Ja im Gegenteil für die Behandlung der großenteils ziemlich oberflächlich gelegenen Dermatosen erweist sich eine weniger penetrierende Strahlung zumeist als wirksamer. Dabei soll von den bisweilen unabsehbar schweren Veränderungen, die durch zu große Strahlenpenetranz, speziell bei Mehrfelderbestrahlung, in tiefer gelegenen Organen hervorgerufen werden können, abgesehen werden.

Induktorunterbrecher-Apparate. Für die Behandlung von reinen Hautleiden, die, bis auf wenige andere Affektionen, der Röntgendermatologe hauptsächlich zu üben hat, kommt in erster Linie die früher ausschließlich zur Röntgenstrahlenerzeugung benützte zweite Type in Betracht: der Induktorunterbrecher-Apparat. Aber auch unter den verschiedenen Modellen dieser Apparatgattung muß eine entsprechende Auswahl getroffen werden. So scheiden z. B. das Symmetrieinstrumentarium (WINTZ und BAUMEISTER) sowie der Therapieapparat mit Ölinduktor (SIEMENS u. HALSKE) als ausgesprochene Tiefentherapieinstrumentarien für rein dermatotherapeutische Zwecke von vorneherein aus. Abgesehen von den früher erwähnten biologischen Gegengründen bedingen auch die hohen Anschaffungs- und Erhaltungskosten sowie die zu geringe Energieausnützung bei Röntgen-Hauttherapie eine unökonomische Betriebführung.

Von den Induktorapparaten für vorwiegende Oberflächentherapie sind gleichfalls bei weitem nicht alle brauchbar. So genügen die ehemals für weiche und mittelharte ungefilterte Strahlung viel verwendeten, kleineren Typen mit schwacher Belastungsfähigkeit für die heutige, gesteigerte Beanspruchung nicht mehr. Denn die vorgeschrittenen strahlentherapeutischen Erkenntnisse räumen nunmehr auch in der Röntgen-Hauttherapie den penetrierenderen harten, vielfach auch noch gefilterten Strahlen den Vorrang ein. Die zu geringe Strahlenausbeute in dieser Hinsicht verlangt übermäßig lange Bestrahlungszeiten. Mit dem damit verbundenen erhöhten Röhren- und Stromverbrauch gestaltet sich die Benützung derartiger schwacher Induktoren in höchstem Maße unwirtschaftlich.

Für die Röntgen-Hauttherapie mit mäßig hart gefilterten Strahlen benötigt man schon Apparate, die Durchschnittsspannungen von etwa

25—27 cm paralleler Funkenstrecke anstandslos gewachsen sind und auch bei Anwendung von Leichtfiltern (Aluminium) die gebräuchlichen Dosen in annehmbarer Zeit zu applizieren gestatten.

In dieser Hinsicht entsprechen, wenigstens nach unseren Erfahrungen, vor allem zwei Apparaturen: 1. der sogenannte Apex-Apparat (REINIGER, GEBBERT und SCHALL A.-G.) bzw. eine ihm ähnliche AB-Type (Firma F. REINER, Wien) mit einer Schlagweite von etwa 40 cm, und

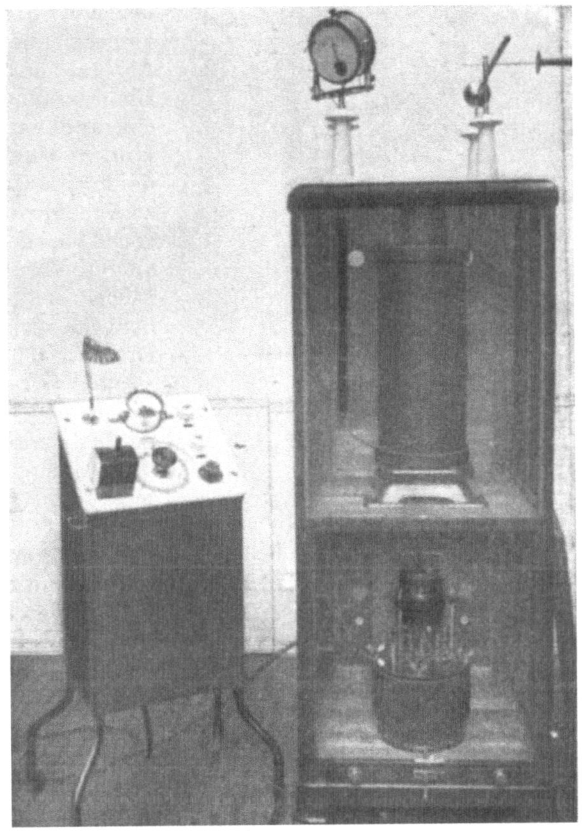

Abb. 1. Apex-Type.

2. eine kleinere, handlichere Dermo-Type von 35 cm freiem Funkenüberschlag (Firma F. REINER, Wien).

Apex-Type. Für Hautkliniken und Abteilungen mit einem eigenen Röntgenraum, wo ein täglich mehrstündiges tadelloses Funktionieren des Apparates unerläßliche Vorbedingung ist, wäre die Apex-Type zu empfehlen. Ihr Induktor ermöglicht übrigens auch die Erzeugung eines genügend harten Strahlenspektrums, um etwa sonst noch unterlaufende Bestrahlungen von tiefergreifenden malignen Hauttumoren und ihren regionären Drüsenmetastasen sowie anderen dermatologisch wichtigen Lymphdrüsenaffektionen (Bubonen, tuberkulöse, leukämische und aleukämische Lymphome u. a. m.) ohne übermäßigen Zeit- und Stromaufwand erfolgreich behandeln zu können.

Wie aus der beigegebenen Abbildung hervorgeht, besteht der Apparat aus mehreren Hauptbestandteilen: In einem schrankartigen Umbau aus Holz, der durch eine Querwand in zwei übereinanderliegende Fächer geteilt und an der Vorderseite mit Flügeltüren versehen ist, befinden sich oben der Induktor, unten ein Quecksilbergasunterbrecher.

Der Induktor zur Umwandlung des niedrig gespannten Primärstromes in hochgespannten Wechselstrom besteht aus einer inneren, primären Spule mit wenigen Windungen dikken Drahtes über einem unterteilten Eisenkern, der die Induktionswirkung verstärkt. Diese Rolle steckt in einer größeren, sekundären Spule aus zahlreichen Windungen dünnen Drahtes. Sowohl die einzelnen Drahtwindungen untereinander als auch die Bewicklung der

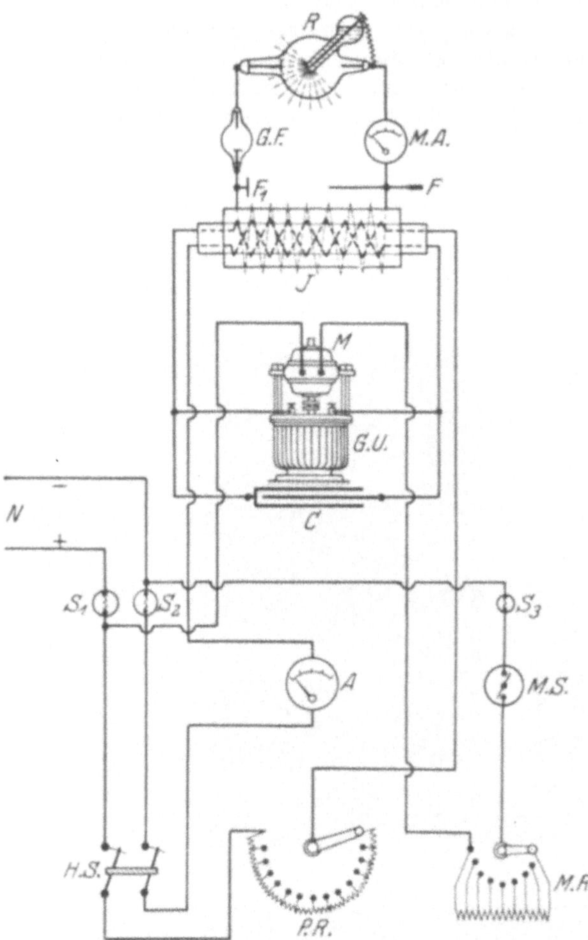

Abb. 2. Schaltschema der Apex-Type. *R* Röntgenröhre, *G.F.* Gasfunkenstrecke, *M.A.* Milliampèremeter, F_1F Parallele Funkenstrecke, *J* Induktor, *M* Unterbrechermotor, *G.U.* Gasunterbrecher, *N* Netzstrom, *C* Kondensator, $S_1S_2S_3$ Sicherungen, *A* Ampèremeter, *H.S.*, *M.S.* Hebel-(Motor)schalter, *P.R.*, *M.R.* Primärstrom-(Motor)regulierung.

primären von der sekundären Spule sind getrennt durch schwer schmelzbare Isolationsmassen. Der Induktor steht senkrecht. Dadurch wird eine Kaminkühlung bezweckt. Bei Erwärmung des Induktors in Tätigkeit steigt die warme Luft zwischen den beiden Spulen nach oben, die nachströmende kalte Luft wirkt kühlend und bewahrt bei stärkerer Inanspruchnahme den Induktor vor Durchschlag infolge Schmelzung des Isoliermaterials. Die Luftzirkulation zwischen den Induktorspulen erhöht ein Flügelrad, das auf der sich drehenden Achse des Gasunterbrechers gerade unter der kreisförmigen Öffnung im Fachbrette unter dem Induktor angebracht ist.

Der Unterbrecher bezweckt die häufige und rasche Schließung und Öffnung des Primärstromes, die zur Erzielung entsprechend hochgespannter Induktionströme ein wichtiges Erfordernis sind. Er zeigt in seiner meist verwendeten Quecksilbergas-Type (REINIGER, GEBBERT und SCHALL A.-G.) folgende Zusammensetzung: In dem quecksilberhaltigen, metallenen Unterbrechergefäß rotiert eine Turbine, die durch einen Elektromotor angetrieben wird. Diese pumpt Quecksilber in die Höhe. Treffen die beiden an entgegengesetzten Punkten aus kleinen Düsen austretenden Quecksilberstrahlen gegen feststehende, von oben nach unten sich verjüngende Metallsegmente, die zu zwei Paaren sich diametral gegenüberstehen, so ist der Primärstrom geschlossen. Er ist unterbrochen, wenn die rotierenden Quecksilberstrahlen die Wand des Unterbrechergefäßes zwischen den zwei Segmentpaaren berühren. Durch einen Hebel können die Segmente verstellt und damit die Stromschlußdauer verändert werden. Die Umdrehungszahl läßt sich durch einen Regulierwiderstand für den rotierenden Motor beliebig modifizieren. Im allgemeinen hat sich uns eine mittlere Tourenzahl, bei der die Röhre ruhig und gleichmäßig aufleuchtet, und eine mäßig kurze Stromschlußdauer erfahrungsgemäß am besten bewährt. Der den Stromabfall im Primärstrom verzögernde Öffnungsfunke wird durch Leuchtgas unterdrückt. Wo der Anschluß an eine Gasleitung nicht möglich ist, kann das Leuchtgas durch Blaugas in Stahlflaschen ersetzt werden. Dieses muß den Raum über dem Quecksilber vollkommen ausfüllen, da ein Leuchtgas-Luftgemisch eventuell zu Explosionen Anlaß gäbe. Man kontrolliert die Gasfüllung des Unterbrechers vor seiner Intätigkeitsetzung durch Öffnen eines Hahnes am Deckel des Gefäßes. Brennt die Flamme blau, so ist dies ein Zeichen von Luftgehalt des Gases; erst bei Umschlagen des Farbtones in Gelb ist der Unterbrecher betriebsfertig. Infolge Verschlammung des Quecksilbers durch Ruß- und Kohlepartikelchen des Leuchtgases und Verstopfung der Düsen bedarf der Unterbrecher zeitweise einer gründlichen Reinigung. Das verschlammte Quecksilber wird sodann durch eine Papiertüte mit nadelspitzdünner Öffnung zur Abfilterung der Kohleteilchen filtriert, die Unterbrecherteile werden geölt und etwaige Quecksilberverluste ersetzt. Nach unseren Erfahrungen ist zur klaglosen Funktion des Apparates jener Vorgang nur etwa alle 6—8 Wochen zu wiederholen. Stärkere Schwankungen des Ampèremeters geben meistens rechtzeitig die Notwendigkeit der Reinigung des Unterbrechers an.

Eine Vorrichtung zur Ableitung des die Öffnungsinduktionswirkung im sekundären Stromkreis gleichfalls verzögernden Öffnungsextrastromes stellt der Kondensator dar. Dieser, eine Art vielfach geschichteter Franklin'scher Tafel, ist an der Hinterwand des Unterbrecherfaches angebracht. Er wird in dem primären Stromkreis des Induktors dem

Unterbrecher parallel geschaltet. Durch seine enorme Kapazität nimmt er bei der Stromunterbrechung den größten Teil der Elektrizitätsmengen des Öffnungsextrastromes auf und gibt sie erst bei Stromschluß wieder ab.

Der gegenüber dem Öffnungsinduktionstrom relativ niedrig gespannte Schließungsinduktionstrom gefährdet durch seinen entgegengesetzten Stromverlauf die in der Richtung des Öffnungstromes geschaltete Röntgenröhre. Man kann ihn am besten unterdrücken, indem man ihm einen für seine Spannung unüberbrückbaren Widerstand entgegenstellt. Diese Aufgabe leisteten früher und zum Teil auch heute noch eine offene Funkenstrecke, ferner auch sogenannte Ventilröhren.

Eine neuere Ausgestaltung der offenen Funkenstrecke bedeutet die Wintzsche Gasfunkenstrecke, die zuerst im Symmetrieinstrumentarium zur Anwendung kam. Sie findet sich im Induktorabteil des Schrankumbaues parallel zur Richtung des Öffnungstromes in den sekundären Stromkreis eingeschaltet. Bei ihr sind Spitze und Platte in einem gewissen Abstand voneinander in einen Glasballon eingeschmolzen. Dieser ist unter bestimmtem Druck mit einem trägen Gas erfüllt. Dadurch arbeitet die Funkenstrecke geräusch- und geruchlos, und ihr Widerstand, der vom Gasdruck abhängt, bleibt dauernd konstant.

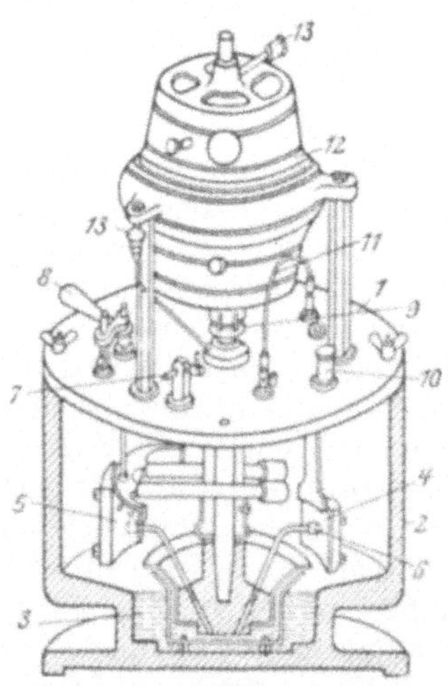

Abb. 3. Gasunterbrecher. *1* Verschlußplatte, *2* Gußeiserner Topf, *3* Quecksilber, *4* Fixe Segmente, *5* Verstellbare Segmente, *6* Ausspritzdüse, *7* Gasaustritthahn, *8* Verstellvorrichtung, *9* Lederkupplung, *10* Sicherheitsventil, *11* Verbindungskabel, *12* Antriebmotor, *13* Ölung.

In die Hochspannungsleitung ist nahe der positiven Ableitungsklemme für den sekundären Öffnungsstrom auf einer isolierenden Porzellansäule das Milliampèremeter am Verdeck des Umbauschrankes eingeschaltet.

Parallelfunkenstrecke. Die Enden der Sekundärspule des Induktors im Innern des Kastens führen zu zwei Abnahmeklemmen auf Porzellanfüßen am Kasten. Sie stehen in leitender Verbindung mit einer verstellbaren Parallelfunkenstrecke aus Spitze und Platte. Der äußerste betätigbare Abstand von Spitze und Platte zeigt die Schlagweite des Induktors an. Es ist dies die längste Luftstrecke, deren Widerstand die größtmögliche Spannung des Induktors gerade noch in Form eines Funkenbündels zu überbrücken vermag.

Hochspannungsleitung. Die Hochspannungsleitungen selbst werden derzeit aus hochglanzpolierten Metallstäben mit Kugelenden hergestellt und ebenso wie ihre Zuleitungskabel zur Röhre auf kürzestem Wege geführt. Mit möglichster Vermeidung von Kanten und Vorsprüngen werden Stromverluste durch Ausstrahlung und Funkenüberschläge und die damit zusammenhängende Luftverschlechterung (Ozon, Nitrogase) wesentlich vermindert.

Reguliertisch. In die Leitung des Primärstromes ist außer Induktor und Unterbrecher noch ein Reguliertisch eingebaut. Dieser ist durch Kabel mit dem Straßennetz einerseits und dem Induktor andererseits leitend verbunden. Sein Inneres enthält zahlreiche Drahtspiralen aus einem Material von hohem Widerstand (Rheostat). Sie stehen in Verbindung mit isolierten Metallknöpfen an der marmornen Schalttafel, über die der Hebel der Reguliervorrichtung gleitet. Nach Einschaltung des Netzstromes durch einen Hebelschalter an der Schalttafel kann durch Verschiebung des Hebels der Reguliervorrichtung über die einzelnen Knöpfe der Widerstand beliebig verändert werden. Entsprechend dem Ohm'schen Gesetz: e (Spannung) $=$ i (Intensität) $\times$ w (Widerstand) wird die Intensität im primären Stromkreis bei Ausschaltung von Drahtspulen durch Bewegung der Rheostatenkurbel im Sinne des Uhrzeigers von Kontakt- zu Kontaktknopf allmählich ansteigen. Eine bestimmte Stromstärke (etwa 4—5 Ampère), die am Ampèremeter der Schalttafel ablesbar ist, und die ihr entsprechende Kontaktstellung des Rheostatenhebels werden während des Betriebes dauernd eingehalten. Dabei muß natürlich auch die Stromschlußdauer und Tourenzahl des Unterbrechers optimal gewählt werden. Seine Umdrehungszahl wird durch eine zweite Reguliervorrichtung der Schalttafel fixiert. Durch einen zweiten Schalter wird der Unterbrecher in Gang gesetzt. Eine Kohlenfadenglühbirne mit Mattglas, die mit dem dritten Schalter in Verbindung steht, dient zur Ablesung des Zeigerinstrumentes und der Tabletten des Dosimeters im abgedunkelten Behandlungsraum.

Die eben geschilderte Einrichtung des Induktorunterbrecher-Apparates gilt in erster Linie für den auch von uns verwendeten Gleichstrom. Bei Anschluß an eine Wechsel- oder Drehstromanlage bedarf es noch eines Synchronmotors, der den vorhandenen Strom der Zentrale in Gleichstrom umwandelt. Eine durch einen modernen Dieselmotor angetriebene Dynamomaschine ermöglicht schließlich auch den Betrieb eines Röntgentherapieapparates in Orten ohne Anschlußmöglichkeit an eine elektrische Zentrale.

Dermo-Type. Für die Zwecke des privatpraktizierenden Dermatologen halten wir einen kleineren Induktorunterbrecher-Apparat für vollständig ausreichend. Ein in dieser Hinsicht und auch nach seiner sonstigen Anordnung passendes Instrumentarium stellt z. B. die nach unseren Angaben von der Firma F. REINER-Wien konstruierte Dermo-Type dar. Wie aus der beigefügten Abbildung ersichtlich ist, hat vor allem der Induktor gegenüber der Apex-Type eine Verkleinerung erfahren. Seine Maximalschlagweite beträgt 35 cm. Auf der Plattform des beträchtlich verkleinerten geschlossenen Schrankumbaues, der Induktor, Unterbrecher, Kondensator und Gasfunkenstrecke in seinem Innern birgt, sind wie bei der Apex-Type Milliampèremeter und parallele Funkenstrecke sowie die Hochspannungsleitung montiert. Der Reguliertisch fällt weg und ist durch eine kleine Schalttafel an der einen Seitenwand des Kastens und Rheostaten an der Hinterwand ersetzt. Die Vereinigung des Schalttisches mit dem verschmälerten und niedrigeren Schrankumbau des verkleinerten Induktorunterbrecher-Apparates in der Dermo-Type ermöglichen die Unterbringung des Instrumentariums selbst in einem kleinen Ordinationsraum. Da dem Hautarzte für einen dermatotherapeutischen Teilbehelf wie den Röntgenapparat vielfach kaum ein eigener Raum verfügbar sein dürfte, mußte vor allem auf die möglichste Ausnützung des vorhandenen Platzes geachtet werden. Die zumeist viel kürzere Beanspruchung der Apparatur in der Privatpraxis, der Wegfall einer Reihe von Indikationen für eine besonders harte, stark gefilterte Strahlung (tiefergreifende maligne Tumoren, Lymphome u. a.), die doch hauptsächlich dem Chirurgen zufallen, ermöglichte neben der erwähnten Anordnung durch die Reduzierung des Induktors eine weitere Verkleinerung und daher auch Verbilligung der Apparatur.

Damit und durch die nunmehr bedeutend ökonomischere Betriebsführung erscheint die Anschaffung jenes auch für den Dermatologen heute nahezu unentbehrlichen Heilbehelfes erst rentabel und eine Amortisationsmöglichkeit in absehbarer Zeit gegeben zu sein.

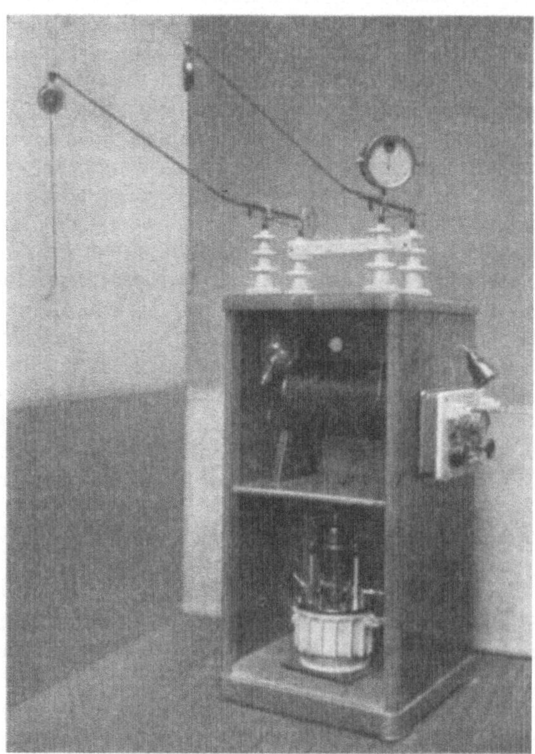

Abb. 4. Dermo-Type.

b) Therapie-Röntgenröhren.

Einen der wichtigsten Bestandteile des Röntgeninstrumentariums bilden die Röntgenröhren. Man unterscheidet zweierlei Arten: 1. Gashaltige oder Ionenröhren und 2. Gasfreie oder Glühkathodenröhren.

Gashaltige Röhren. Der um ein Bedeutendes geringere Anschaf-

fungspreis sowie die weniger kostspielige Betriebsweise (Wegfall der Heiz-
vorrichtung der Glühkathode) lassen die Ionenröhren für den Gebrauch
des Dermatologen empfehlenswerter erscheinen. Unter den verschiedenen einschlägigen Röhrentypen dürfte nach unseren Erfahrungen die
moderne Müller-Siederöhre allen Anforderungen gerecht werden.

Die Röhre besteht aus einer Glaskugel von 10 cm
Radius. In diese sind drei Elektroden eingeschmolzen,
und zwar eine Anode (+), eine Kathode (—) und

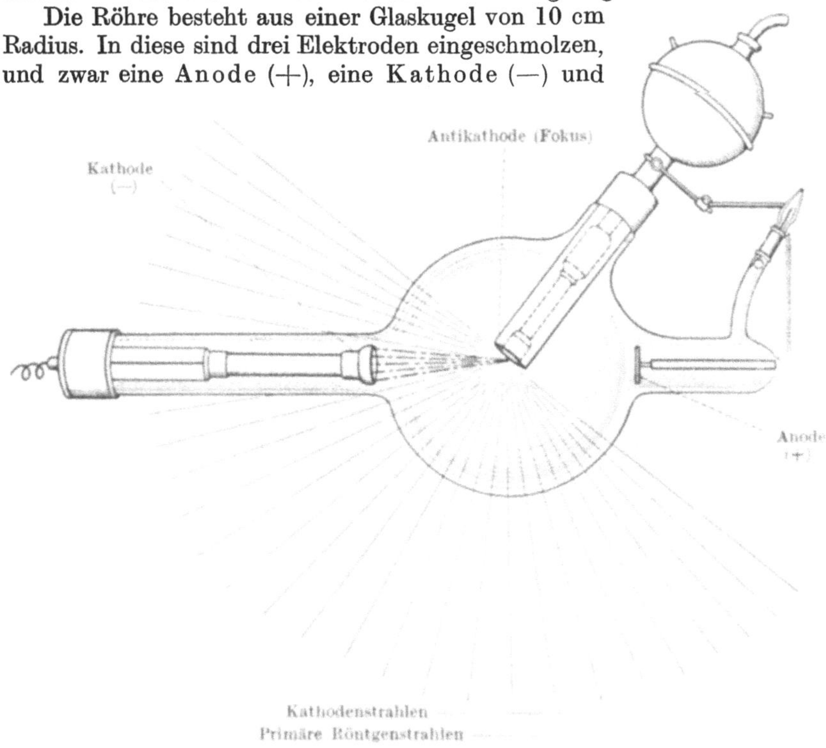

Abb. 5. Müller-Siederöhre.

eine Antikathode. Die kurze, mit Aluminium belegte, flache Anode
ist leitend mit einer im Brennpunkte (Fokus) der Kathode eingesetzten
Antikathode verbunden. Letztere ist an ihrem Ende mit einem nach
unten schräg gestellten Spiegel aus schwer schmelzbarem Platin versehen.
Sie enthält in ihrem ausgehöhlten, nach oben in eine Kugel auslau-
fenden Metallanteil siedendes Wasser. Dieses bewirkt eine stets gleichmäßige Kühlung der Antikathode, die durch den Anprall der Kathodenstrahlen bis auf mehr als 2000° C erwärmt wird. Infolge der stets
konstanten Temperatur des allmählich verdampfenden Wassers von
100° wird auch der Ionisationsvorgang in der Röhre nicht gestört.
Die Kathode, die im längsten und stärksten Glasfortsatz der Röhre
(Kathodenhals) eingeschmolzen ist, zeigt eine konkave Form und
ist wie die Anode mit dem wenig zerstäubbaren Aluminium ausgekleidet. Die Röhre ist hochgradig evakuiert.

Werden nun an ihre Anode und Kathode die Zuleitungsdrähte der sekundären Spule angelegt und der Primärstrom sowie der Unterbrecher eingeschaltet, so entstehen zunächst beim Durchgang des Sekundäröffnungstromes durch Ionisation der restlichen Gasatome der Luft die unsichtbaren Kathodenstrahlen. Schon im Ruhezustande enthält die Röntgenröhre Atome, bei denen unter verschiedenen Einwirkungen (wie etwa von Licht, Temperatur u. a.) negativ elektrisch geladene kleinste Teilchen (Elektronen) aus dem Atomverband sich loslösen und positiv geladene Atomreste (Ionen) hinterlassen. Bei Stromdurchgang werden die Elektronen von der Kathode (negativen Elektrode) als gleichnamige Elektrizität abgestoßen und wandern gegen die Anode; dabei treffen sie ebenso wie die positiven Atomreste (Ionen) auf ihrem Weg zur Kathode auf noch unversehrte Gasatome und zertrümmern diese (Stoßionisation). Die freigewordenen Elektronen eilen in der gleichen Richtung wie die früheren weiter. Beim Auftreffen auf die Antikathode werden sie abgebremst und ihre Energie in Wärme, sekundäre Kathodenstrahlen und nur zum kleinsten Teil (etwa $1/1000$ — ANGERER) in Röntgenstrahlen umgesetzt. Je höher die an die Pole der Röntgenröhre angelegte Spannung ist, um so größer ist die Geschwindigkeit der Kathodenstrahlen. Die Qualität oder Härte bzw. Penetrationskraft der erzeugten X-Strahlen steht in direkter Proportion dazu. Die Röntgenstrahlung, die bei einer gewissen Spannung im sekundären Stromkreis in einer Röhre entsteht, ist indes nicht homogen, sondern stellt ein Strahlengemisch dar. Sie enthält Strahlen verschiedenster Wellenlänge: kurzwellige (harte) und langwellige (weiche). Je nachdem die eine Strahlenart bei weitem in der Strahlung einer Röhre überwiegt, sprechen wir von harten und weichen Röhren.

Im Verlaufe des Betriebes zeigt die Siederöhre infolge guter Entgasung ihrer Metallbestandteile stets nur die Tendenz, gasärmer und damit härter zu werden. Es wird nämlich bei längerem Stromdurchgang Gas zersetzt, eventuell auch in älteren Röhren vom Wandbelag, der aus zerstäubten Metallteilchen besteht, gebunden. Dadurch wird die Elektronenzahl geringer, der Widerstand der Röhre infolge Mangels an Elektrizitätsträgern erhöht und es wächst auch die Spannung an der Röhre trotz gleichbleibender Belastung. Da sodann in der Zeiteinheit nur wenige Elektronen durch die Röhre wandern, sinkt die Intensität, der Zeiger des Milliampèremeters geht von 2 Milliampère, der gegebenenfalls optimalen Stromstärke, in der Richtung gegen 0. Da die Zahl der Atome zwischen den Elektroden der Röhre kleiner geworden ist, finden die dahineilenden Elektronen weniger Abbremsung und prallen dadurch sowie durch das erhöhte Spannungsgefälle mit größerer Geschwindigkeit auf die Antikathode auf. Die Folge davon ist die Erzeugung kurzwelligerer, härterer Röntgenstrahlen trotz gleichbleibender Einstellung des Hochspannungsapparates. Dies ist indes für die therapeutische Bestrahlung nicht gleichgültig. Denn zur Vermeidung von Schädigungen ist eine annähernd konstante Strahlung von gleichbleibender Härte und Intensität ein wichtiges Erfordernis. Zudem tritt bei fortschreitender Erhöhung des Vakuums der Moment ein,

wo der Sekundärstrom den Widerstand in der Röhre nicht mehr zu
überwinden vermag und zwischen den Zuleitungsdrähten in Form eines
Funkens übergeht, wobei die Röhre leicht durchgeschlagen werden kann.

Diesem Übelstand wird durch zeitweise Zufuhr kleinerer Gasmengen
mittels der sogenannten Regeneriervorrichtungen abgeholfen.
Unter diesen eignet sich am besten die Osmoregenerierung nach
VILLARD. Im Moment, wo die Intensität in der Röhre unter 2 Milliampère sinkt, wird das Leuchtgas zu einem mit seinem geschlossenen
Ende frei aus der Röhre ragenden Palladiumröhrchen geführt und dort
durch einen elektrischen Funken zwischen Gaszuleitungsröhrchen und
Drahtkorb der Anweichevorrichtung entzündet. Die kleine Stichflamme
erhitzt das Palladiumröhrchen bis zur Rotglut. In diesem Zustand läßt
das Röhrchen, welches mit seinem einen Ende in die Röhre eingeschmolzen ist, Hydrogen in das Röhreninnere eintreten. Das ursprüngliche Vakuum wird dadurch wieder hergestellt und die Intensität steigt
neuerlich auf 2 Milliampère. Ist der dafür nötige Gasgehalt erreicht,

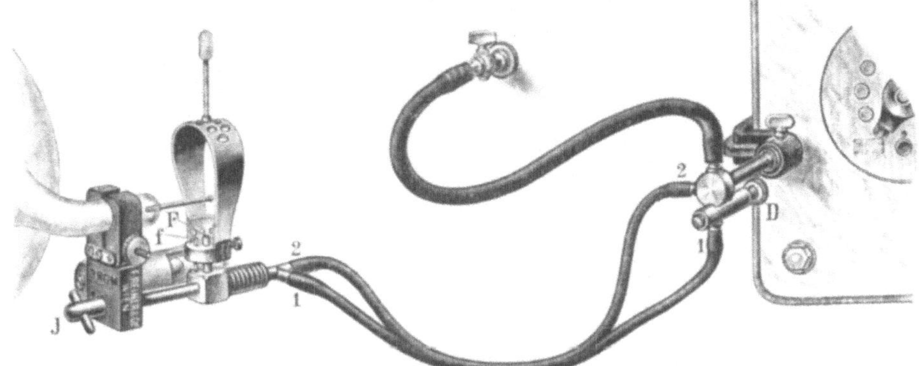

Abb. 6. Gasfernregulierung.

so wird die Gaszufuhr gedrosselt und damit eine zu starke Anweichung
der Röhre vermieden. Die Vorrichtung tritt erst wieder in Tätigkeit,
wenn der Gasgehalt in der Röhre sinkt. Die Osmoregenerierung ermöglicht also bei unverändert bleibender Belastung dauernd mit derselben Strahlenhärte und der gleichen ausfallenden Strahlenmenge zu
arbeiten und die Röhre lange funktionsfähig zu erhalten. Die Betä-
tigung der genannten Anweichevorrichtung kann in zweifacher Weise
vor sich gehen: 1. als Gasfernregulierung (HOLZKNECHT) und 2. mit
Regenerierautomat.

Gasfernregulierung. Bei ersterer wird vom strahlengeschützten
Ort im Moment des Härterwerdens der Röhre durch wiederholten, kurz-
dauernden Druck auf einen Drosselgashahn der Gaszustrom zur Röhre
für Momente freigegeben. Dies geschieht so lange, bis die Rückkehr
des Zeigers des Milliampèremeters auf 2 Milliampère die Erreichung des
früheren Gasgehaltes der Röhre kündet.

Der scheinbare Nachteil dieser Vorrichtung, daß sie während des

Betriebes der Röhre ständige Kontrolle des Ampèremeters und un-
unterbrochene Anwesenheit des Bestrahlenden im Bestrahlungsraume
erfordert, scheint uns bei bestimmten Betrieben eher ein Vorteil zu
sein. Durch die unbedingte Notwendigkeit einer konstanten Über-
wachung der Apparatur dürften vielleicht manche unangenehme Zwischenfälle rechtzeitig verhütet werden können.

Gewisse Übelstände der Gasfernregulierung (HOLZKNECHT) wie die
Möglichkeit, nur größere Schwankungen des Milliampèremeters aus-
gleichen zu können und die leicht vorkommende Überregenerierung
sprechen indes auch im privaten Gebrauch zugunsten der Regenerierautomaten. Für den ausgedehnteren Betrieb an Spitälern und

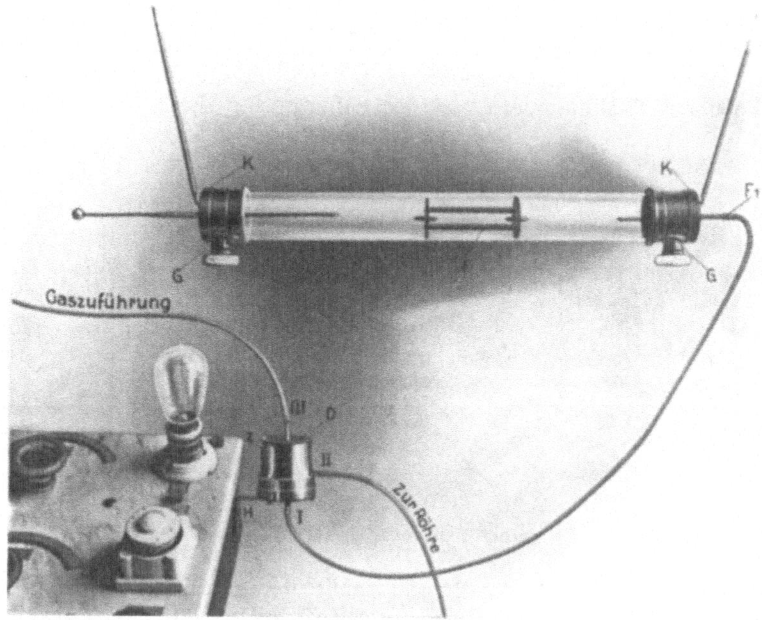

Abb. 7. Spannungshärteregler.

Kliniken erweisen sie sich aber auch schon aus Personalersparungs-
gründen als Erfordernis. Denn das gleichmäßige Arbeiten der Röhre
bei ihrer Anwendung gestattet unbeschadet die gleichzeitige Über-
wachung mehrerer Röhren durch eine Bedienungsperson. Derzeit werden hauptsächlich zwei Regenerierautomaten verwendet: 1. Der Regenerierautomat nach Wintz und 2. der Spannungshärteregler
nach Schreus.

Der erstere, welcher auf einer mechanischen Kuppelung des Gas-
hahnes mit dem Milliampèremeter beruht, kommt infolge seiner größeren Kompliziertheit und Empfindlichkeit gegen die Netzstromschwankungen sowie seiner höheren Gestehungskosten für dermatologische
Zwecke weniger in Betracht.

Dafür empfiehlt sich mehr der Schreus'sche Spannungshärte-regler. Seine einfache Konstruktion erleichtert seine Anbringung am Schrankumbau des Induktorapparates (Abb. 7). Wie schon sein Name besagt, erhält er, einmal auf eine gewisse Spannung richtig eingestellt, eine gleichmäßige Härte der Röhre, ziemlich unabhängig von Netz-schwankungen und anderweitigen Störungen in der Apparatur. Die automatische Regenerierung hängt bei ihm daher in erster Linie nicht von der Stromstärke, sondern von der Spannung ab. Denn in einem Glasrohr ist eine verstellbare parallele Funkenstrecke angebracht. Das Rohr wird von dem Leuchtgas für die Osmoregenerierung durchströmt. Bei richtigem Funktionieren der Röhre ist der Gaszustrom zu ihr durch ein Ventil gesperrt. Bei Härterwerden spricht die parallele Funkenstrecke im Glasrohr an. Beim Durchschlagen des Funkens wird das Gas er-wärmt und dehnt sich aus. Der entstehende Überdruck wird auf das Ventil übergeleitet, das seinerseits dem Gas den Weg zur Osmoregene-rierung freigibt, wo es entzündet wird. Dieser Vorgang wiederholt sich so lange, bis die Röhre die ursprüngliche Härte zurückgewonnen hat.

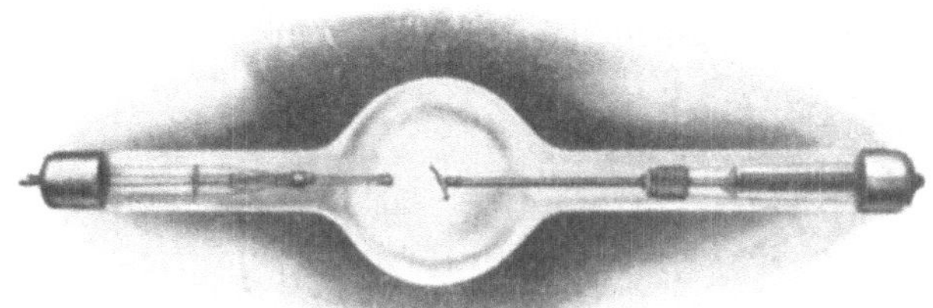

Abb. 8. Coolidgeröhre.

Gasfreie Röhren. Dieser neuere Röhrentypus enthält nur so ge-ringe Gasreste, daß er praktisch als gasfrei bezeichnet werden kann und für die Leitung des elektrischen Stromes nicht mehr geeignet ist. Die zur Entstehung der Röntgenstrahlen nötigen Elektronen wer-den durch einen glühenden Körper geliefert. Die meist ver-wendeten Modelle dieser Röhrengattung sind die Lilienfeld- und die Coolidgeröhre. Speziell die letztere Art von Glühkathodenröhren wird neuerdings in verschiedenen Variationen verwendet (Abb. 8). Die Coolidgeröhre hat statt der hohlspiegelförmigen Aluminiumkathode eine Wolframspirale, die durch den niedriggespannten Heizstrom eines Transformators oder einer Akkumulatorenbatterie zum Glühen gebracht wird. Sie liegt in einem Metallzylinder, der die entstehen-den Elektronen zusammenhält und auf die gegenüberliegende Anti-kathode richtet. Diese besteht aus einem massiven Wolframklotz, da jenes Metall einen hohen Schmelzpunkt besitzt und besonders gut ent-gasbar ist. Im Gegensatz zur Ionenröhre können die Qualität (Härte) und Quantität (Intensität) der Röntgenstrahlen bei der Glühkathoden-röhre unabhängig voneinander reguliert werden. Die Änderung der Elektronengeschwindigkeit und damit der Härte erfolgt durch Änderung der an die Röhre angelegten sekundären Spannung. Die Elektronenzahl und damit die Röntgenstrahlenmenge wächst mit der Temperatur der Wolframspirale. Der Wegfall der Regeneriervorrichtung, Wasserkühlung und Anode vereinfacht wesentlich die Gestalt der Coolidgeröhre gegenüber der Siederöhre. Trotz dem geringeren Wellenlängenbereich haben die Glühkathodenröhren eine gleich komplexe Strahlung aus härteren und weicheren Strahlen wie die Ionenröhren. Der konstante Gang der Coolidgeröhre, ihre große Strahlenausbeute sind gewisse Vorteile vor der Siederöhre. Dagegen erhöhen der unumgänglich erforderliche Zusatztransformator, der wesentlich höhere Preis der Röhren und die Kosten des Heizstromes nicht unerheblich die Auslagen für die übrige Apparatur und ihren Betrieb.

Lebensdauer der Röntgenröhren. Sowohl die gashaltigen als auch die gasfreien Röhren haben in ihren modernen Typen (Siederöhre und Coolidgeröhre) selbst bei mehrstündigem täglichem Betriebe mit der in der Röntgen-Hauttherapie gebräuchlichen Belastung eine Lebensdauer von vielen Monaten (etwa 1000 Arbeitsstunden). Ein großer Teil der Röhren findet jedoch viel früher, zumeist durch unvorsichtiges Vorgehen im Betriebe, sein Ende.

So werden nicht selten ungenügend von Staub und Feuchtigkeit befreite Röhren kurze Zeit nach Beginn des Stromdurchganges von Funken durchbohrt. Ein weiterer schädlicher Faktor sind verkehrte Stromimpulse, wenn die Vorrichtungen zur Unterdrückung des Schließungsinduktionstromes (Ventilröhren, Gasfunkenstrecke) nicht ordentlich funktionieren. Dabei wird nämlich die Kathode zur Anode und die Antikathode zur Kathode. Dadurch wird das Platin bzw. Wolfram des Antikathodenspiegels zerstäubt und bildet an der Glaswand einen bräunlichen Belag, wie man ihn auch in älteren Röhren findet. Dieser bindet bei den Ionenröhren Gas und macht sie dadurch härter. Außerdem aber wird durch die von der Antikathode nunmehr ausgehenden Kathodenstrahlen die gegenüberliegende Glaswand der Röhre so stark erhitzt, daß die Gefahr des Durchbrennens gegeben ist. Die rechtzeitige Erkennung des Schließungstromdurchganges an der Röhre ist nur bei der fluorescierenden Ionenröhre möglich, da das Glas der Glühkathodenröhre während des Betriebes keine Fluorescenzerscheinungen zeigt. Das sogenannte Schließungslicht wird bei der Ionenröhre in Form von konaxial zur Anode bzw. Antikathode auftretenden Flecken und Ringen sichtbar, während sie bei alleinigem Durchgang des Öffnungstromes in eine gleichmäßig grün aufleuchtende Hälfte vor und eine dunklere hinter dem Antikathodenspiegel zerfällt.

Die stark evakuierten Siederöhren sprechen selbst bei hohen angelegten Spannungen erst nach vorangegangener Regenerierung (Gaszufuhr) an. Wird diese versäumt, so ist infolge ihres großen Widerstandes für den Strom ein Durchschlagen der Röhrenwand durch aberrierende Funken bei Spannungsausgleich zwischen den Zuleitungsdrähten möglich. Eine parallel geschaltete sogenannte Schutzfunkenstrecke von einer etwas größeren Länge, als der für den normalen Betrieb verwendeten Spannung adäquat ist, tritt gegebenenfalls gleich nach Einschalten des Zentralenstromes in Tätigkeit. Sie lenkt vermöge ihres geringeren Widerstandes den Spannungsausgleich von der nicht regenerierten Röhre ab und macht auf die zu große Röhrenhärte aufmerksam. Nach erfolgter Regenerierung wird die Strecke wieder funkenlos, da der Strom nun durch die Röhre als Ort des kleineren Widerstandes geht. Der Schreus'sche Spannungshärteregler verbindet Röhrenschutz und Regenerierung automatisch miteinander.

Ende der Röntgenröhren. Die Verwendbarkeit einer Glühkathodenröhre hört gewöhnlich mit dem schließlichen Durchbrennen der Glühspirale nach etwa 1000 Aktionstunden auf. Die Ionenröhren verlieren nach ähnlich langer Tätigkeit durch Metallzerstäubung und gasbindenden braunen Belag an der Glaswand auch bei Regenerierung ihre Ansprechbarkeit auf hochgespannte Ströme.

Ein plötzliches Ende für beide Röhrentypen bilden der **Funkendurchschlag** und die **Implosion.**

Funkendurchschlag. Jener Vorgang, sein Zustandekommen und seine Verhütung wurden bereits besprochen. Rotviolette Lichtnebel bei kleiner, kaum sichtbarer Perforationsöffnung, ein Funkenband zwischen Anode und Kathode bei breiterem Durchschlag künden das Eindringen von Luft.

Implosion. Die pulverförmige Zerstäubung des Glases in ungezählte Splitter unter schußartigem Knall kennzeichnet die **Implosion.** Sie kommt relativ selten vor und erfolgt meistens spontan bei Röhren außer Betrieb. **Ihre Ursache ist nicht bekannt.** Da bisweilen leichtere (Blutungen aus der Conjunctiva), aber auch schwerere **Schädigungen der Augen** (Verletzung der Cornea, eventuell Verlust des Auges) sich ereignen können, sind bei Beschäftigung mit Röntgenröhren **Schutzbrillen** anzuraten.

c) Ergänzungseinrichtung des Behandlungsraumes.

Gleichviel, ob der Röntgendermatologe über einen eigenen Bestrahlungsraum verfügt oder die Bestrahlungen im Ordinations- und Behandlungszimmer vornimmt, benötigt er noch eine Reihe von **Hilfsapparaten und Utensilien** zur Ergänzung seines Instrumentariums.

Die Röhren werden außer Gebrauch in einem mit Ausschnitten versehenen **Wandbrett** oder besser in einem besonderen **Röhrenschranke** untergebracht.

Röhrenstative. Zur Aufnahme der Röhre im Betriebe sowie ihrer Einstellung in die für die therapeutische Bestrahlung jeweils erforderliche Lage dienen Vorrichtungen verschiedenster Konstruktion. Für den Hautarzt eignet sich nach unseren Erfahrungen am besten ein kleines, einfaches, handliches Modell, wie etwa das **Lambertzstativ** (Abb. 9). Dieses gestattet neben leichter Verschieblichkeit horizontale und vertikale Bewegung des verlängerbaren wagrechten Armes, an dem sich der Röhrenkasten befindet. Ein Kugelgelenk ermöglicht allseitige Verstellung des Röhrenkastens, so daß der Röhre jede gewünschte Position erteilt werden kann. Die Wände des Röhrenkastens sind zur Absorption der Röntgenstrahlen mit Bleigummi von solcher Dicke ausgekleidet, daß seine Schutzkraft 2 mm Bleiblech entspricht. Sie lassen seitlich nur an den Schlitzen, an denen die Anode bzw. Antikathode und Kathode herausragen, spärliche Strahlenbündel austreten. Der Boden des Röhrenkastens enthält eine zentrale, kreisförmige Öffnung (von etwa 12—14 cm Durchmesser), die durch eine darunter befindliche Schiebeblende beliebig verkleinert oder ganz verschlossen werden kann. Diese ist in dem unteren Fache eines rechteckigen Diaphragmas angebracht, dessen oberes Fach zur Aufnahme der Filter dient. Bei geschlossener Blende kann durch einen kurzen Stab (Zentralstrahlindex), der genau entsprechend der Mitte der Kästchenöffnung an dem einen Flügel der Schiebeblende befestigt ist, die Fokus-(Antikathoden-)Hautdistanz bestimmt werden. Bei exakter Fixation der Röhrenantikathode über dem Mittelpunkt des Ausschnittes bezeichnet das Ende des Stiftes eine Fokus-Hautdistanz von 20 cm. Doch auch jede größere Röhrenentfernung kann durch Anfügung eines Meßstreifens in Verlängerung des Zapfens einwandfrei bestimmt werden.

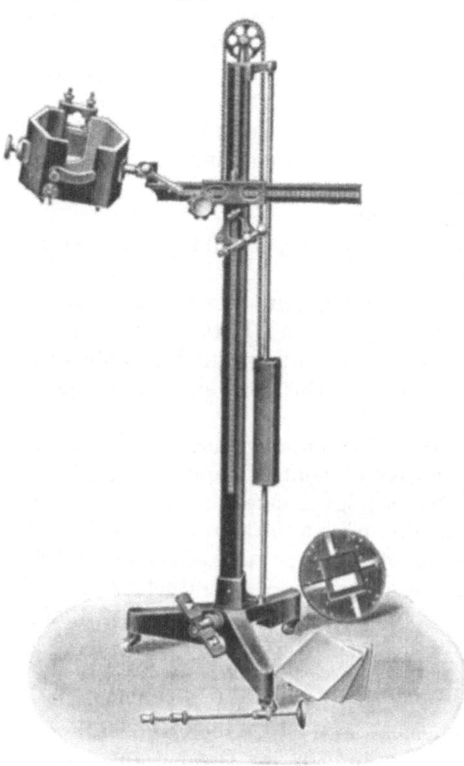

Abb. 9. Einfaches Röhrenstativ, rechts Schiebeblende.

Bestrahlungstisch. Zur Lagerung des Patienten wird zweckmäßig ein einfacher Holztisch verwendet, der eine gepolsterte Matratze mit wasserdichtem, waschbarem Überzug besitzt (Abb. 10). Ein verstellbares Kopfende und am Fußteile angebrachte Beinstützen sind zwar kein unbedingtes Erfordernis, doch erleichtern sie die Bestrahlung von bestimmten Körpergegenden (Gesicht, Kopf, Genitale, Analregion) recht wesentlich. Es kann aber auch der gewöhnliche, verstellbare, metallene Behandlungstisch des Hautarztes mit Polsterung oder Holzbelag bei gleichzeitiger Erdung Anwendung finden. Zur Unterstützung des Kopfes dient häufig ein Keilkissen, zu der von Nacken und Kreuzgegend bisweilen eine feste Rolle.

Sandsäcke. Weiter sind zur entsprechenden Lagerung und Fixation der zu bestrahlenden Körperteile des Patienten sowie zur Adaptierung des Schutzmateriales Sandsäcke mit Gummiüberzug oder Billrothbattisthüllen in Gebrauch. Gewöhnlich läßt sich mit zwei größeren, länglichen (etwa 40×20 cm) und vier bis fünf kleineren (etwa 12×15 cm), teils mit Hacken versehenen das Auslangen finden.

Schutz des Arztes. Sehr wichtig für den Arzt bzw. sein Personal und die Patienten ist ein geeigneter Strahlenschutz, da sie sonst Röntgenschädigungen erfahren können.

Als der einfachste und doch vollkommen ausreichende erweist sich für den Hautarzt und seine Assistenz eine verschiebliche Schutzwand von etwa 2 m Höhe und 1 m Breite, die mit 2 mm dickem Bleiblech ausgekleidet ist und in der Mitte ein Bleiglasfenster trägt[1]. Hinter ihr wird der Schalttisch aufgestellt, so daß die Wand sich zwischen der Röhre und dem Bestrahlenden befindet. Weiter soll der Antikathodenspiegel der Röhre und der Kästchenausschnitt für den

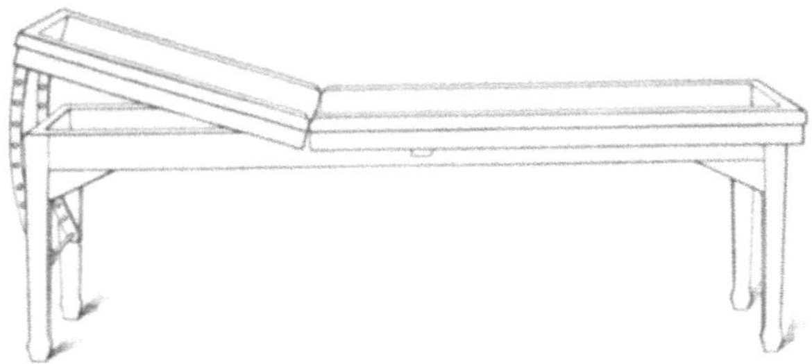

Abb. 10. Einfacher Bestrahlungstisch.

Kathodenhals, durch den Strahlen auch seitlich das Stativ verlassen, stets der Wand zugekehrt sein.

In jüngerer Zeit sind auch an Stelle des teueren Bleies nach den Angaben von Lorey und Kampe Schutzwände aus Barytmörtel (C. H. F. Müller-Hamburg) von 4—6 cm Dicke in Gebrauch. Dabei entspricht die Schutzkraft von 1 cm Schichte des Barytmörtels einem 0,6 mm dicken Bleiblech (v. Dechend).

Schutz des Patienten. Zum Schutze des Patienten dient zunächst die Auskleidung des Röhrenkastens mit Bleigummi. Die Abdeckung der nicht mitbestrahlten Umgebung der belichteten Hautpartie wird entweder durch flache Bleifolien von 2 mm Dicke in Leinenhüllen und mit Lacküberzug oder empfehlenswerter durch Bleischutzstoff erreicht, die aus Gründen der Hygiene bei Gebrauch mit Zellstoff unterlegt werden. Der Bleischutzstoff besteht entweder aus Bleifolien, die mit Kautschuk überzogen (Holzknecht) oder aus Gummistoffen, die mit Bleisalzen beschwert sind (Müller u. a.). Er knittert nicht, bleibt daher stets glatt und schmiegt sich der Körperoberfläche gut

---

[1] Ihr Strahlenschutz wird durch Sabouraud-Tabletten kontrolliert, die hinter Wand und Bleiglasfenster befestigt und mehrere Monate belassen werden.

an. Der Bleischutz wird in verschieden große Platten zugeschnitten. Und zwar raten wir 2—3 größere von etwa 30 × 30 cm Breite, mehrere längliche von 10 × 25 cm und zahlreiche kleine von 4 × 6 cm als Vorrat an. Diese Bleiplatten werden rings um das Bestrahlungsfeld angeordnet und durch hölzerne Filmklammern aneinander sowie, falls nötig, durch Binden und Heftpflasterstreifen am Körper fixiert. Kleine, entsprechend zugeschnittene Bleigummiplättchen werden zum Schutze des Zahnfleisches verwendet. Die Augengegend decken bei Bestrahlungen im Gesicht ovale Bleigummiplättchen, die mit Bindenstreifen befestigt werden. Bei Bestrahlungen der Augenlider besorgen Bleiglasschalen (MÜLLER), die eventuell unter örtlicher Cocainanästhesie in den Bindehautsack eingeführt werden, den Schutz der Bulbi.

Die Reinigung des genannten Materiales, speziell bei infektiösen Dermatosen, wird am besten durch Abwaschen mit Wasser und Seife sowie durch einstündiges Einlegen in 2 % wässerige Carbollösung und nachheriges Lufttrocknen besorgt.

Kleinere Hautpartien (Lippenrot) und solche, wo eine Abdeckung mit Bleiblech oder Bleigummi schwer durchführbar ist (unregelmäßige Flächen zwischen disseminierten Efflorescenzen) werden besser durch Wismut- oder Bariumbrei geschützt. Besonders das billigere Barium sulfuricum wird mit wenigen Tropfen Wasser zu einer Paste von festerer Konsistenz angerührt und in messerrückendicker Schichte auf die zu deckende Hautstelle aufgetragen. Es kann nach der Bestrahlung durch Wasser leicht entfernt werden. Bei sitzend an Händen und Vorderarmen bestrahlten Patienten empfiehlt sich außerdem die Anbringung einer etwa 3 mm dicken Bleiglasscheibe (HOLZKNECHT) zwischen Patienten und Röhre, um dessen Oberkörper und Kopf vor Strahlen, die über die Wände des Röhrenkastens hinaus gehen, zu schützen.

Zum Schutze vor überspringenden Funken bei größerer Nähe der Zuleitungsdrähte und Metallanteilen des Kastens und Röhrenstativs wird isolierendes Material, z. B. Preßspannplatten, zwischen Haut des Patienten und Bestrahlungsvorrichtung gebracht.

Kontrolle des Strahlenkegels. Zur Kontrolle der Abdeckung und der Reichweite des therapeutischen Strahlenkegels verwenden wir bei der Einstellung den sogenannten Grenzstrahlindex (HOLZKNECHT). Ein Stab wird mit seinem einen schalenförmig gehöhlten Ende in enger Verbindung mit der Röhrenwand entlang den Grenzen der Strahlenöffnung am Boden des Kästchens geführt. Seine jeweilige Richtung weist den Verlauf der Grenzstrahlen. Als weitere Kontrolle wird zu Beginn der Bestrahlung die Peripherie des Bestrahlungsfeldes mit einem Leuchtschirm abgefahren. Dieser besteht aus einem langen Stab, der an einem Ende eine Verstärkerschirmscheibe führt, die im Bereiche des Strahlenkegels in bläulichem Lichte erstrahlt. Die Ableuchtung kann bei entsprechender Länge des Schirmstabes vom strahlensicheren Ort aus vorgenommen werden.

Zeitkontrolle. Das Ende der Bestrahlungszeit wird im allgemeinen durch eine Läuteuhr, die darauf zu Beginn des Betriebes eingestellt wurde, angezeigt. Für kleine Bestrahlungszeiten von wenigen Minuten oder Bruchteilen dieser erscheint die Verwendung einer Stoppuhr empfehlenswert.

Ventilation. Ein kräftiger Ventilator in einem Fenster des Röntgenraumes nebst sonstiger reichlicher Lüftung sorgt für raschen Ersatz der verdorbenen Luft. Er beugt gewissen allgemeinen Vergiftungserscheinungen vor, die sich in Form von Kopfschmerzen, Übligkeiten, Erbrechen, Mattigkeit bei mehrstündigem Aufenthalt im schlecht ventilierten Bestrahlungsraume einstellen. Diese Symptome werden neuerlich mehr auf die Ozonbildung (GUTHMANN), weniger auf die spärlich entwickelte salpetrige Säure und andere nitrose Gase bezogen.

2. Dosierung.

Das komplexe Strahlenbündel einer Röhre kann nur dann erfolgreich therapeutisch verwendet werden, wenn wir, wie bei jedem anderen Medikament, zuvor seine Qualität und Quantität in einer für praktische Zwecke ausreichenden Weise ermitteln. Zur Orientierung über diese beiden Faktoren dienen zwei verschiedene Arten von Meßinstrumenten: 1. die Qualimeter (Härtemesser) und 2. die Quantimeter (Dosenmesser).

a) Qualimeter.

Die Qualimeter sind Apparate, die uns über die jeweilige Härte bzw. Penetrationsfähigkeit (Qualität) der Röntgenstrahlen unterrichten. Die Strahlung einer Röntgenröhre ist aber niemals nur aus Strahlen einer Art zusammengesetzt (homogen), sondern besteht aus einem Strahlengemisch von härteren und weicheren Strahlen, ist also komplexer Natur. Der Ausdruck harte oder weiche Röhre besagt nur, daß die harte oder weiche Strahlenkomponente in ihrem Spektrum überwiegt. Somit handelt es sich bei Prüfung der jeweiligen Qualität hauptsächlich um Bestimmung der durchschnittlichen Strahlenhärte einer Röhre. Vielfach wurde in der ersten Zeit der Röntgenära der Härtegrad der Röhren nur ganz approximativ aus dem Aussehen (Fluorescenz, Anodenlicht) und dem sonstigen Verhalten (Knistern, Funkenspringen) während des Betriebes sowie aus dem wechselnd kontrastreichen Bilde des Handskelettes auf dem Fluorescenzschirm erschlossen. Diese nur annähernde Abschätzung des therapeutischen Strahlenbündels aber erwies sich, wie mannigfache Schädigungen in der Folge ergaben, nicht als genügend. Es entstanden daher später eine Reihe von genaueren Meßverfahren (BENOIST, WALTER, WEHNELT, BAUER u. a.).

Uns an der Klinik haben sich für die Dermatotherapie folgende zwei einfachen Meßmethoden in gegenseitiger Überprüfung in jeder Hinsicht bewährt: 1. Der absolute Härtemesser nach CHRISTEN und 2. die parallele Funkenstrecke.

Härtemesser nach Christen. Als Maß für die Härte der Strahlung wird dabei die Halbwertschichte (H.W.S.) angenommen. Es ist dies jene Gewebschichte, die von einer einfallenden Strahlung bestimmter Qualität die Hälfte absorbiert. Je härter, d. h. penetrationsfähiger eine Strahlung ist, um so tiefer wird sie eindringen, bevor sie durch Absorption die Hälfte ihrer Intensität einbüßt. Bei weicher Strahlung ist es umgekehrt. Durch dieses Maß erscheint somit die mittlere Härte eines Strahlenbündels annähernd genau charakterisiert. Weiche Strahlen haben nun, gemessen nach CHRISTEN, eine Halbwertschicht von etwa 0,6—0,9 cm, mittelweiche von 1,0—1,2 cm, harte von 1,5—1,6 cm, sehr harte von 3,0—4,0 cm.

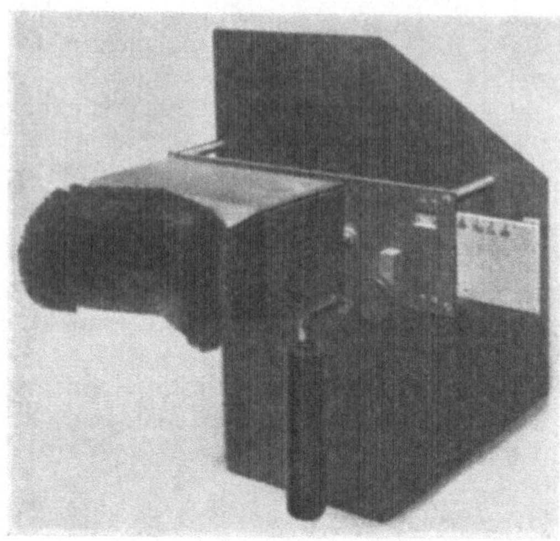

Abb. 11. Härtemesser (CHRISTEN).

Die Messung der Strahlenhärte wird erst vorgenommen, wenn die Röhre einige Minuten in Betrieb ist und bei einer bestimmten Belastung ruhig und gleichmäßig arbeitet. Die Röhre wird dabei im Kästchen so fixiert, daß der Ausschnitt des Kästchenboden sich vertikal befindet. Senkrecht zur Ausfallsrichtung der Strahlen, in geringer Entfernung von der Öffnung, wird vom Messenden der Bleischild des Apparates gehalten (Abb. 11, Abb. 12). Die auffallende Strahlung geht durch zwei Absorp-

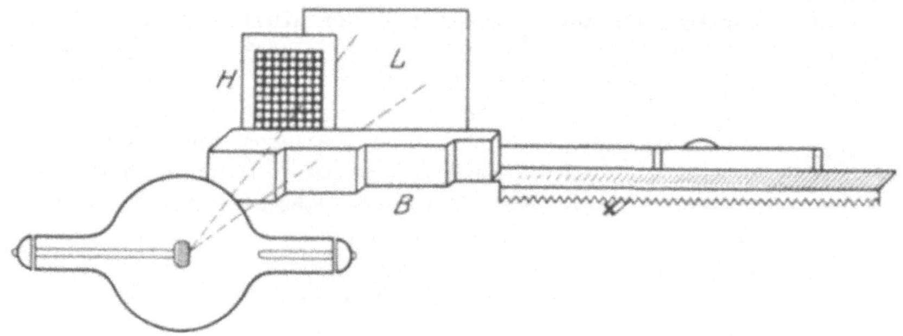

Abb. 12. Härtemesser (CHRISTEN).

tionskörper. Der obere (H) besteht aus einem Metallsieb, bei dem der Querschnitt der Löcher gleich dem Querschnitt des restlichen Metalles ist. Der untere treppenförmige (B) ist mittels einer Schraube verschiebbar. Auf einem Fluorescenzschirm (L) hinter den beiden Absorptionskörpern wird die Helligkeit des oberen Feldes mit der des unteren verglichen. Die Fluorescenzstärke des Feldes hinter dem Metallsieb entspricht naturgemäß dem Halbwerte der Strahlung. Wird nun der treppenförmige Absorptionskörper aus Bakelit (*B*), einem Harz von annähernd gleicher Absorptionskraft für X-Strahlen wie menschliches Gewebe bzw. destilliertes Wasser, solange verschoben, bis beide Felder in ihrer Fluorescenzhelligkeit übereinstimmen, so kann direkt an einer seitlichen Skala mit Zeiger die Halbwertschichte in Zentimetern abgelesen werden. Das Resultat, das von dem durch ein Kryptoskop gedeckten Auge abgelesen wird, ist nur dann verwertbar, wenn bei der Messung das Instrument senkrecht zur Strahlenrichtung gehalten wird. Es zeigen sodann die Fluorescenzfelder die größte Breite und stoßen ohne Trennungszone aneinander.

In der Röntgen-Hauttherapie hat sich uns wie zahlreichen anderen Autoren (HOLZKNECHT, WETTERER, H. MEYER, F. MEYER, SCHREUS u. a.) eine Strahlenqualität von etwa 1,5 CHRISTEN am besten bewährt. Eine ungefähre Gegenüberstellung der Angaben nach CHRISTEN mit jenen anderer Penetrometer, speziell für die erwähnte Gattung mäßig harter Strahlen, bietet die anschließende Tabelle. Sie ergab sich aus vergleichenden Messungen mit den verschiedenen darin genannten Qualimetern bei stets konstant bleibender Härte der gemessenen Strahlung von H.W.S. = 1,5 cm.

Tabelle.

Funkenstrecke in cm	Halbwertschicht in cm (Christen)	Bauer	Benoist-Walter	Wehnelt	Staunig, Fritz March in λ_0
25—27	1,5	9—10	6	10—11	0,16—0,15

Parallele Funkenstrecke. Das am wenigsten umständliche und einfachste Härtemaß, die parallele Funkenstrecke, ermöglicht jeden Augenblick die Überprüfung, ob die einmal für die Therapie fixierte Strahlenhärte noch vorhanden ist. Sie bestimmt die herrschende Strahlenqualität auf indirektem Wege. Denn mit dem gerade noch überwindbaren Widerstand mißt sie Spannung und Härte, da die Größen dieser drei Faktoren einander gerade proportioniert sind.

Man geht dabei folgendermaßen vor: Sobald auch die Röhre bereits länger tätig ist und sich konstant hält, wird die Spitze der parallelen Funkenstrecke solange der Platte genähert, bis ziemlich regelmäßig Funken übergehen. Die gemessene Luftstrecke in Zentimetern gilt als Härtemaß.

Spektrometer von March, Staunig und Fritz. Endlich sei noch ganz kurz der genauesten Art von Strahlenhärtemessung mittels der Spektrometrie gedacht. Dafür haben vor nicht langem MARCH, STAUNIG und FRITZ ein für die Praxis besonders handliches Instrument konstruiert. Dieses gibt die kürzeste Wellenlänge (Grenzwellenlänge = λ_0) der untersuchten komplexen Strahlung an dem deutlich begrenzten Ende des davon auf dem Fluorescenzschirm entworfenen Spektrums an. Durch die kürzeste Wellenlänge wird aber nach den eingehenden Untersuchungen genannter Autoren auch die relative Zusammensetzung des Strahlengemisches eindeutig bestimmt (Abb. 13). Im verdunkelten Zimmer wird das Instrument so in der Richtung der Strahlen eingestellt, daß diese durch die Eintrittsöffnung den Krystall und durch diesen den Leuchtschirm treffen. Statt des Ablenkungswinkels, unter dem ein Teil der Strahlen von der geraden Richtung abgelenkt wird und den Schirm seitlich der Mittelstellung zum Aufleuchten bringt, wird gleich die Wellenlänge der reflektierten Strahlen in Ångström-Einheiten abgelesen. Die Ångström-Einheit (Å.E.), das gebräuchliche Maß der Wellenlänge von Röntgenstrahlen, entspricht 10^{-7} mm. Beim Drehen des Krystalles leuchtet von den verschieden langen Strahlen des komplexen Bündels der Schirm an verschiedenen Stellen nacheinander in Form von vertikalen Fluorescenzstreifen auf.

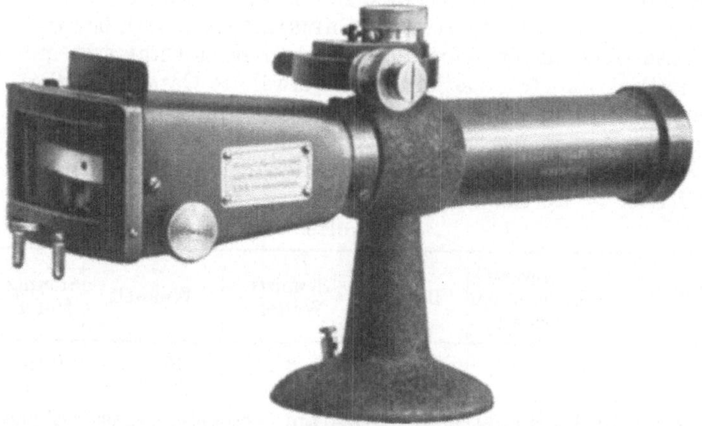

Abb. 13. Spektrometer (MARCH, STAUNIG u. FRITZ).

Dort, wo bei Verschiebung des Krystalles aus der Ruhelage zum erstenmal der Schirm eine fluorescierende Linie zeigt, ist an der Skala λ_0 abzulesen. Dieses Wellenlängenintervall kann auch auf einem Filmstreifen, der hinter dem Durchleuchtungschirm eingeschoben wird, in Form einer linienförmigen Schwärzung fixiert werden.

Bei stärkeren Schwankungen im Netze des Betriebstromes, nach Behebung von Störungen in der Apparatur, Reinigung des Unterbrechers, Einschaltung neuer Röhren u. a. m. wird man sich zunächst durch die parallele Funkenstrecke seines Apparates über das Vorhandensein oder Schwankungen der gewählten Spannung unterrichten. Ist danach eine Änderung der Regulierwiderstände an der Schalttafel notwendig geworden, um die frühere Funkenlänge wieder herzustellen, so wäre die Härte der erzeugten Strahlen am besten noch mit dem absoluten Härtemesser (CHRISTEN), eventuell dem Spektrometer von MARCH, STAUNIG und FRITZ nachzuprüfen.

b) Quantimeter.

Quantimeter (Dosimeter) sind Apparate zur Messung der applizierten Strahlendosis. Die indirekten dosimetrischen Methoden, die die elektrische Energie zur Erzeugung von Röntgenstrahlen maßen, sind nunmehr vielfach zugunsten der direkten verlassen worden. Bei diesen wird die Strahlendosis durch die Wirkung der Röntgenstrahlen, also durch die Röntgenenergie selbst gemessen. Je nach Art der gemessenen Wirkung unterscheiden wir elektrische und chemische Dosimeter. Erstere beruhen entweder auf der Ionisation der Luft durch Röntgenstrahlen (Iontoquantimeter) oder auf der Widerstandsveränderung einer Selenzelle für den elektrischen Strom (Intensimeter von FÜRSTENAU). Letztere schließen aus der chemischen Veränderung gewisser mitbestrahlter Reaktionskörper auf die Intensität der verabreichten Strahlenmenge. Unter den einschlägigen Quantimetern hat sich in der Röntgen-Hauttherapie das Verfahren nach SABOURAUD-NOIRÉ in seinen verschiedenen Modifikationen (HOLZKNECHT, H. MEYER, H. E. SCHMIDT u. a.) am besten bewährt. Es fußt auf dem von HOLZKNECHT angegebenen Chromoradiometer, das, wenn es sich auch in der Folge als unbrauchbar erwies, doch zum erstenmal eine direkte Messung der Röntgenstrahlendosis durch chemische Farbveränderungen ermöglichte.

Radiometer nach Sabouraud-Noiré. Das Radiometer nach SABOURAUD-NOIRÉ verdankt seine Konstruktion einem bestimmten Zwecke. Es wurde 1904 von SABOURAUD geschaffen, um eine exakte Röntgenepilation der Kopfhaut von mikrosporiekranken Kindern der Pariser Epidemie zu ermöglichen. Dies erklärt auch, warum das Radiometer ursprünglich nur auf Festsetzung einer Dosis gebaut wurde, der sogenannten Epilations- bzw. Erythemdosis mit den damals gebräuchlichen mittelharten, ungefilterten Röntgenstrahlen. Teinte A des Sabouraud'schen Dosimeters bezeichnet den hellgrünen Farbton eines unbestrahlten Reagenzblättchens aus Bariumplatincyanür. Teinte B stellt die dunkelgelbe Verfärbung einer gleichen Reagenztablette in halber Fokus-Hautdistanz nach Bestrahlung mit einer mittelharten Strahlenmenge dar, die auf der Haut ein leichtes Erythem und Haarausfall zur Folge hat (Erythem- bzw. Epilationsdosis = 1 S.N.). Zur Messung verschiedener Teildosen, die sich späterhin zur therapeutischen Bestrahlung zahlreicher weiterer Dermatosen und anderer Leiden als wünschenswert erwies, wurden verschiedene Änderungen des im großen beibehaltenen Verfahrens vorgenommen.

Unter diesen erscheint uns nach damit gesammelten Erfahrungen das Vorgehen von HOLZKNECHT mit seiner Skala zum Sabouraud als einfachste und doch dabei sicherste Form der Dosierung (Abb. 14). Bei diesem Dosimeter werden die in ganzer Fokus-Hautdistanz bestrahlten Reagenzkörper, Meßblättchen, die nur die Hälfte einer Bariumplatincyanürtablette bilden, mit der ergänzenden Hälfte einer unbestrahlten Tablette (Testblättchen) verglichen. Zu diesem Zwecke wird das durch die Bestrahlung verfärbte Meßblättchen in einem Schlitten mit dem unbestrahlten Testblättchen längs einer Skala verschoben. Dieses gleitet dabei unter einem abgestuften Farbband aus Celluloid dahin, das ihm die verschiedenen Farbtöne (hellgrün über resedafarben, lichtgelb, gelb bis rostbraun) verleiht. In dem Momente, wo beide Pastillen bei Verschiebung gleich getönt erscheinen, wird an der Skala mittels eines Zeigers die Dosis in Holzknecht-Einheiten (H) abgelesen.

Die H-Einheit entspricht für mittelharte Strahlen (etwa 0,9—1,2 Christen) $^1/_5$ der Erythemdosis (1 E.D. = 5 H = 1 S.N.). Diese Proportion gilt aber nur für diese ganz bestimmte Strahlenqualität. Das H bedeutet mehr, etwa $^1/_4$ E.D., wenn weichere Strahlen (etwa 0,6 —0,9 Christen), weniger, etwa $^1/_6$ E.D., wenn härtere Strahlen (etwa 1,5—1,6 Christen) zur Anwendung gelangen. Denn einerseits wirken äquivalente Mengen weicher Strahlen biologisch stärker, harter Strahlen schwächer als solche mittelharter (HOLTHUSEN). Andererseits besteht eine gewisse Unproportionalität der Absorption in Tablette und Organismus, indem außerhalb einer gewissen Wellenlänge das Bariumplatincyanür im Gegensatz zur Haut eine sprunghaft gesteigerte Absorption zeigt. Um daher den gleichen Effekt eines leichten Erythems zu erhalten, das bei ungefilterten Strahlen mit der Epilation zusammenfällt, wäre bei Applikation einer weichen Strahlenqualität 4 H = $\frac{4}{5}$ S.N., bei der einer harten 6 H = $\frac{6}{5}$ S.N. erforderlich.

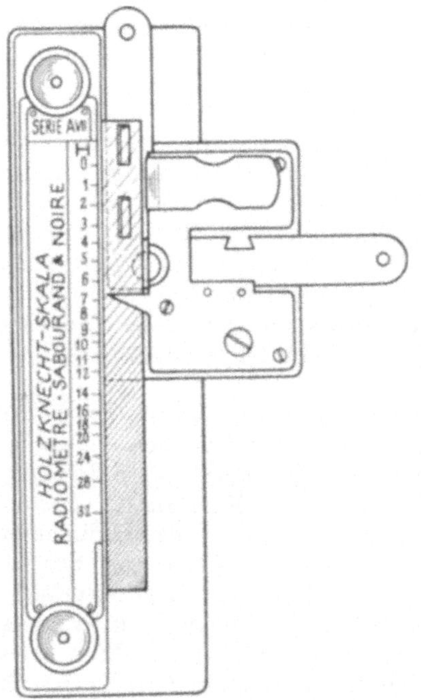

Abb. 14. HOLZKNECHT-Skala zum Sabouraud.

Die bestrahlten Tabletten können durchschnittlich dreimal zur Messung verwendet werden, wenn sie zuvor dem diffusen Tageslichte durch einen bis mehrere Tage ausgesetzt waren. Dadurch erfolgt zumeist eine Rückbildung der Verfärbung auf den ursprünglichen Farbenton (Regeneration). Bleibt dennoch bei wiederholter Regeneration eine Restfarbe zurück, so muß vor der Bestrahlung die Tablette an der Skala abgeschätzt und nach der Bestrahlung der gefundene Betrag von der erreichten Dosis abgezogen werden. Die Ablesung des Farbtones wird am besten beim Lichte einer nicht zu starken elektrischen Glühlampe mit Mattbirne vorgenommen, wobei selbst Farbdifferenzen von Bruchteilen einer H-Einheit zwischen Test- und Meßblättchen von einem nur halbwegs geübten Auge wahrgenommen werden können.

An Stelle der Dosenangaben in H-Einheiten treten bisweilen auch jene in X-Einheiten. Die X-Einheit bedeutet für mittelharte Strahlung $^1/_{10}$ der Erythemdosis. Sie wird mit einer Skala an dem Schwärzungsgrade eines Chlorbromsilbergelatinepapierstreifens von bestimmter Empfindlichkeit gemessen (Prinzip des Kienböck-Quantimeters). Die Entwicklung dieses Streifens ist aber ziemlich umständlich und seine Angaben selbst bei genannter Strahlenqualität nicht immer ganz verläßlich. Es wurden daher später vielfach gleich ohne Mitkontrolle des Kienböck-Streifens die Verfärbungsgrade der Sabouraud-Tablette in X-Einheiten, den Dezimalen der Sabouraud-Noiré-Einheit (S.N.) ausgedrückt (H. Meyer, E. Hoffmann, Schreus, Gunsett, Kuznitzky und Schaefer u. a.). Dabei gilt nach Vergleich mit den durchschnittlichen Angaben des Kienböck-Streifens für mittelharte Strahlen als ungefähres Übersetzungsverhältnis die relative Gleichung von $1 X = {}^1/_{10}$ S.N. $= {}^1/_2$ H. Dieser Befund ändert sich indes sofort bei vergleichenden Messungen von harten, gefilterten Strahlen. Denn da die selektive Absorption des Kienböck-Streifens im Bereiche der härteren X-Strahlen (etwa 2,0 Christen) liegt, zeigt die nach Kienböck gemessene Dosis in solchen Fällen stets viel zu hohe Werte. Das Übersetzungsverhältnis wäre dann etwa wie folgt: $1 X = {}^1/_{15} - {}^1/_{20}$ S.N. $= {}^1/_3 - {}^1/_4$ H. Für harte, ungefilterte Strahlen fällt daher nur das Sabouraud-Noiré X, die allein mit der Bariumplatincyanürtablette gemessene X-Einheit, unter die erstgenannte bequeme Umrechnungsformel. Wo daher nichts anderes vermerkt wird, soll stets diese Auffassung Geltung haben. Eine Verwechslung dieser X-Einheit mit der nach Kienböck gemessenen würde bei einer penetrierenden Strahlenqualität unweigerlich bisweilen recht verhängnisvolle Folgen unbewußt nach sich ziehen.

Andere Variationen der Strahlenmessung mit der Sabouraud'schen Tablette liegen in dem H. Meyer'schen und Schmidt'schen Dosierungssystem vor.

Meyersches Dosierungssystem. Ersteres gestattet mit einer einzigen Testfarbe (Teinte B) nicht nur die Sabouraud-Dosis (Erythem- bzw. Epilationsdosis für mittelharte Strahlen), sondern auch Bruchteile und ein Vielfaches der Sabouraud-Dosis zu applizieren. Das Prinzip dieser Dosierungsart beruht auf dem Gesetze von der Abnahme der Strahlenintensität mit dem Quadrate der Entfernung. Danach werden bei ungefilterter Strahlung durch Variation der Focus-Hautdistanz bei konstanter Fokus-Dosimeterdistanz mit Bestrahlung des Meßblättchens bis zur Teinte B beliebige Teildosen von 0,1—1,0 S.N. verabreicht und nach der Kienböckschen Nomenklatur als 1—10 X bezeichnet. Umgekehrt können speziell bei harten, gefilterten Strahlen größere Dosen als die Sabouraud-Dosis bei konstanter Fokus-Hautdistanz und wechselnder Fokus-Dosimeterdistanz mit der genannten einen Farbentönung der Bariumplatincyanürtablette appliziert werden. In genau berechneten Tabellen sind zu diesem Zwecke zu jeder in Betracht kommenden Dosis die zugehörige Fokus-Haut- und Fokus-Dosimeterdistanz abzulesen.

Das Meyer'sche Verfahren ist indes nur für Röhren kleineren Durchmessers (von höchstens 16 cm) brauchbar und fordert besondere Achtsamkeit bei Anbringung des Dosimeters in der entsprechenden Fokusdistanz, um schwerere Dosierungsfehler zu verhüten.

Schmidt'sches Dosierungssystem. Diese weitere Methode der Strahlenmessung vereinigt die direkte und indirekte Meßweise. Dabei wird jede Röhre einmal mit dem Sabouraud'schen Radiometer geeicht und in der Folge stets unter den gleichen Betriebsverhältnissen gehalten, die mittels Milliampèremeter und paralleler Funkenstrecke kontrolliert werden. Die Sabouraud-Dosis und Bruchteile bzw. ein Vielfaches davon werden später ohne Dosimeter einfach nach der darauf entfallenden Zeit bestimmt. Dabei wäre, wie auch SCHREUS betont, die Eichung auch ohne sonstige Änderung der Betriebsverhältnisse mehrmals wöchentlich zu kontrollieren und durch die biologische Probe auf ihre Richtigkeit zu prüfen. Desgleichen hätte sich nach jeder Reinigung des Unterbrechers sowie Reparatur vor neuerlicher Benützung des Apparates eine Kontrolle anzuschließen, ob die früheren Verhältnisse erhalten geblieben sind. Dieser Dosierungsmodus krankt an dem Umstande, daß selbst bei genauester Vermeidung aller Variationen in den vom Bestrahler abhängigen Teilen des Betriebes (Einhaltung der einmal gewählten Funkenstrecke und Milliampèrezahl, Regulierautomaten [WINTZ, SCHREUS] oder gasfreie Röhren u. a.) die bisweilen nicht unbedeutenden Schwankungen des Zentralenstromes kaum völlig kompensiert werden können. Zwar werden neuerdings durch komplizierte und umfangreiche automatische Spannungsregler diese Schwankungen des Betriebstromes einzudämmen gesucht. Sie sind ziemlich kostspielig und gewähren keine absolute Betriebskonstanz, sondern vermindern lediglich die Inkonstanz des Stromes. Die kombinierte Bestrahlungsmethode kann sich bei Vernachlässigung der Netzstromschwankungen durch bewußte Unterdosierung vor Überdosierung bewahren.

Wie aus allem ersichtlich ist, dürfte sich für die Röntgen-Hauttherapie am ehesten ein von HOLZKNECHT angegebenes und auch von uns in mehrjähriger Ausübung erprobtes Dosierungsverfahren, das sein Schöpfer als „Zeitdosierung mit Kontrolle der Oberflächendosis" bezeichnet, eignen. Dabei wird die Dosierung stets durch zwei voneinander unabhängige Methoden besorgt, von denen eine die andere kontrolliert. Bei jeder Bestrahlung wird direkt auf die zu bestrahlende Hautpartie, und zwar am günstigsten am Fußpunkte des senkrecht einfallenden Zentralstrahles, der Stelle des stärksten biologischen Effektes, ein frisches oder regeneriertes Meßblättchen des Sabouraud-Holzknecht-Radiometers aufgelegt. Die Läuteuhr wird auf einen entsprechenden Teil der Zeit ($^1/_2$ — $^3/_4$) eingestellt, die unter möglichst konstant erhaltenem Betrieb und bei bestimmter Strahlenhärte, Filterung und Fokus-Hautdistanz erfahrungsgemäß zur Erreichung der gewünschten Dosis erforderlich ist.

Größere Abweichungen von dem so festgelegten Verhältnis von Zeit- und Dosimeterangaben machen rechtzeitig auf etwaige Schwankungen in der Apparatur bzw. dem Stromnetz oder in der normalen Strahlenempfindlichkeit der Tablette aufmerksam und verhindern dadurch eher unbeabsichtigte Röntgenreaktionen.

3. Bestrahlungsmethode.

a) Oberflächengleichmäßigkeit.

Die Röntgen-Hauttherapie ist im wesentlichen eine Oberflächentherapie. Denn sie hat vor allem die Bestrahlung von Affektionen
an der Körperoberfläche zum Zwecke. Dabei handelt es sich aber nicht
nur um Behandlung kleinerer, umschriebener Krankheitsherde, sondern
vielfach auch ausgebreiteterer Dermatosen. In jedem Falle erfordert ein
gutes kosmetisches und therapeutisches Resultat neben exakter Dosierung eine möglichst gleichmäßige Verteilung der Strahlendosis
über die einzelnen Anteile der Bestrahlungsfelder. Wie schon Kienböck
und Bordier und danach auch Holzknecht zeigen konnten, werden
nicht alle Punkte eines größeren Bestrahlungsfeldes, mit Ausnahme
einer Kugelfläche mit dem Röhrenfokus als Mittelpunkt, von den Strahlen gleichmäßig getroffen. Im Zentrum der
meist vorliegenden, annähernd planen
Hautflächen, wo die Strahlen senkrecht auf-
fallen, ist der Ort der stärksten Wirkung.
Gegen die Peripherie zu nimmt die Strahlenintensität und damit die Stärke der erzielten
Reaktion mit dem Sinus des Einfallswinkels
ab. Die Gleichmäßigkeit der Strahlenwirkung an der Oberfläche wird mit zunehmender Entfernung der Strahlenquelle gesteigert,
da sich damit die Einfallswinkel auch der
peripheren Strahlen vergrößern und mehr
dem Optimum des Effektes bei 90° nähern.
Da nun der Abstand der Strahlenquelle
schon aus rein ökonomischen Gründen (Zeit-,
Röhren-, Stromvergeudung) nicht beliebig
groß gewählt werden kann, muß nach einem
möglichst kurzen Focus-Hautabstand
gesucht werden, bei dem noch eine für die
Praxis ausreichende Gleichmäßigkeit
der Bestrahlung erzielbar ist.

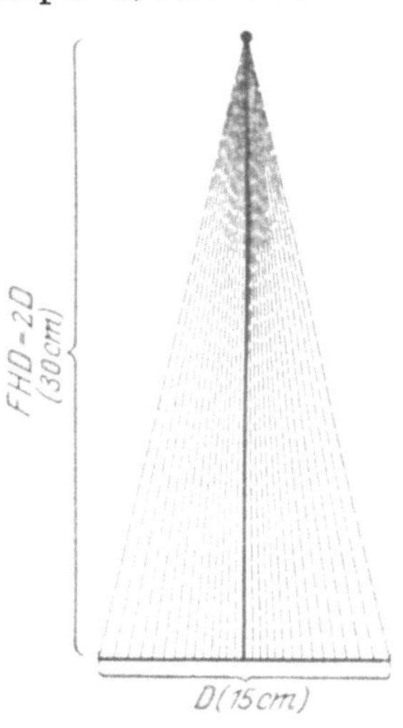

Abb. 15. Einstellige Bestrahlung eines planen Feldes.

Nach Holzknecht trifft dies für kleinere, ebene bzw. annähernd
plane Felder (D = 10—15 cm) zu, wenn der Fokus der Röhre in der
Höhe des doppelten längsten Durchmessers über dem Mittelpunkt
des zu bestrahlenden Feldes sich befindet (F.H.D. — 2 D., Abb. 15).
Eine analoge Wahl der Fokus-Hautdistanz bei größeren Bestrah-
lungsfeldern hätte eine unverhältnismäßige Verlängerung der Bestrahlungsdauer zur Folge und damit große Unwirtschaftlichkeit des Betriebes. Um dem abzuhelfen, werden solche Flächen in der Regel in
mehrere kleinere Felder (d = 30 cm) eingeteilt und die gewünschte
Dosis in sogenannter „mehrstelliger Totalbestrahlung" oder „Bestrahlung mit Überkreuzung der Einzelfelder" appliziert.
Mehrstellige Totalbestrahlung (Holzknecht). Dabei werden die
einzelnen Teilfelder für sich in einer Fokus-Hautdistanz, die gleich ihrem

Einzeldurchmesser ist (F.H.D. = D.), bestrahlt und die umgebenden, gesunden Hautbezirke nur an den Grenzen des großen Feldes abgedeckt, während die Randstrahlen benachbarter Teilfelder sich überkreuzen (Abb. 16). Auf diese Weise erhält man durch Summation der Wirkung an den zusammenstoßenden Randpartien zweier Teilfelder praktisch annähernd die gleiche Reaktion wie über deren Mitte. Dies gilt jedoch nur, falls die entsprechenden Röhrenfoci nicht genau über der Mitte der seitlichen Teilfelder eingestellt, sondern ein wenig nach außen davon (exzentrisch) in gleicher Röhren-Hautentfernung verschoben werden. Andernfalls würde im Vergleich zur Mitte an den inneren Randflächen der Teilfelder infolge zu starker Überstrahlung etwas überdosiert werden. Die äußere Peripherie der Grenzteilfelder dagegen würde durch eine einfache, nicht überkreuzte Strahlung von zu großer

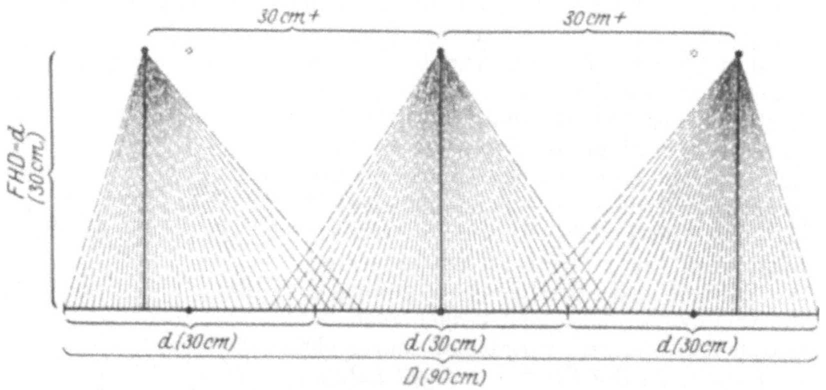

Abb. 16. Mehrstellige Totalbestrahlung eines planen Feldes.

Weglänge und kleinerem Einfallswinkel eine verhältnismäßig zu geringe Strahlendosis erhalten.

Für die Totalbestrahlung ausgedehnter Körperflächen hat übrigens HOLZKNECHT neuerlich eine bestimmte Standarddistanz von 30 cm anempfohlen. Die Einzelfelder werden dabei so gewählt, daß die Fußpunkte der Zentralstrahlen in gleicher Entfernung (ca. 30 cm) voneinander liegen. In jeder Röhrenstellung wird dann bei kleinen Dosen die ganze, bei mittleren und großen $^2/_3 - ^3/_4$ der beabsichtigten Dosis appliziert (HOLZKNECHT). Der geschilderte, überlegene Bestrahlungsmodus hat die früher übliche Partialbestrahlung nahezu ganz verdrängt. Denn mit der allseitigen Abdeckung jedes einzelnen Teilfeldes mit Schutzblenden wurden nicht selten schmale Grenzstreifen zwischen benachbarten Feldern doppelt oder gar nicht bestrahlt. Überdies hat die Totalbestrahlung neben einer gleichmäßigeren Strahlenverteilung noch eine achtfache Zeitersparnis pro Feld zu ihren Gunsten anzuführen.

Konkave Hautflächen werden durch geeignete Lagerung des Patienten in annähernd plane umgewandelt (Axilla, Submentalregion) und in der gleichen Weise wie die ebenen belichtet.

Konvexe Partien gelten als Teile einer Kugeloberfläche und werden zumeist in mehrstelliger Totalbestrahlung kleinerer Teilfelder aus einer Fokus-Hautdistanz, die gleich dem doppelten Radius der Kugel ist, bestrahlt (HOLZKNECHT). (Abb. 17).

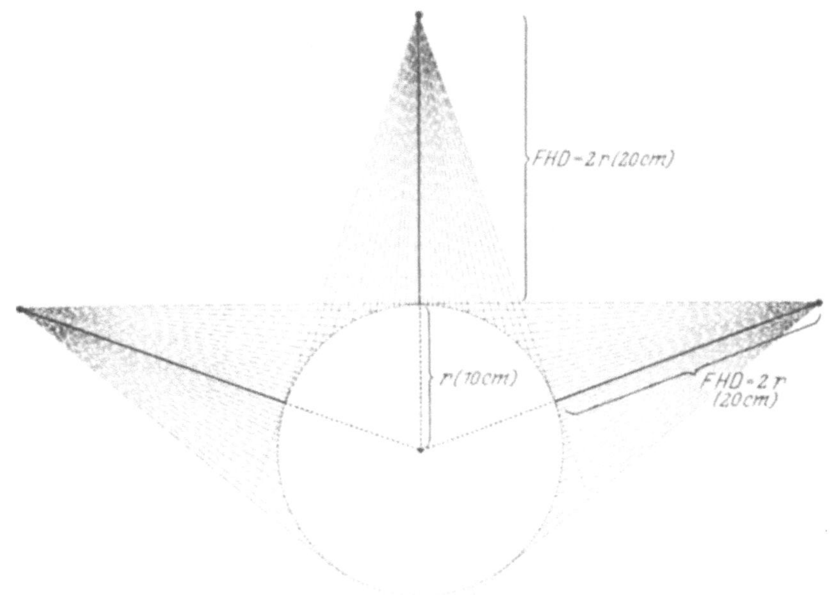

Abb. 17. Mehrstellige Bestrahlung einer konvexen Partie.

b) Felderwahl bei verschiedenen Körperregionen.

Nach den angegebenen Normen werden die Felder je nach Beschaffenheit der zu bestrahlenden Hautregion verschieden gewählt.

Kopfbestrahlung. Eine besondere Übung und Sorgfalt verlangt die therapeutische Bestrahlung des Capillitiums. Sie wird meist zur temporären Epilation (Hyphomykosen), seltener auch zur Beseitigung hartnäckiger ausgebreiteter Herde gewisser anderer Dermatosen (besonders Ekzem, Psoriasis) vorgenommen. Ohne eine genügende Gleichmäßigkeit der Oberflächenreaktion hat man gerade an der behaarten Kopfhaut bisweilen mit recht unliebsamen Mißerfolgen der Bestrahlung zu rechnen. So kann besonders im ersten Falle eine zu starke Strahlenüberkreuzung stellenweise Atrophie und dauernde Kahlheit, eine ungenügende Überstrahlung teilweises Ausbleiben des Haarausfalles mit Nachfolge von Rezidiven nach sich ziehen. Mit den kleinen Dosen im zweiten Falle wäre eine zu starke Strahlenüberkreuzung von einem hierbei unerwünschten, wenn auch nur temporären Haarausfall gefolgt.

Für eine gleißmäßige Strahlenreaktion an der konvexgekrümmten

Fläche des Kopfes hat sich uns eine 6 feldrige Einstellung mit einer Fokus-Hautdistanz der Röhre von 20 cm für die seitlichen und 25 cm für die sagittalen Teilfelder am vollkommensten bewährt. Die Fußpunkte der Zentralstrahlen der einzelnen Teilfelder werden links und rechts über dem Tuber frontale (frontal), links und rechts über dem Meatus auditorius (parieto-temporal), etwas unter dem Tuber occipitale (occipital), sämtlich an der Haargrenze, und endlich über dem Wirbel (bregmal) durch Marken (Carbolfuchsin) eingezeichnet.

Bei den kleinen Schädeln von Kindern unter 3 Jahren kommt man mit der zuerst von ADAMSON-KIENBÖCK angegebenen 5 stelligen überkreuzten Totalbestrahlung des Schädels zum Ziele; dabei werden Vorderkopf, Schädelmitte, Hinterkopf, rechte und linke Schädelseite nacheinander bestrahlt. Bei größeren Kindern und Erwachsenen ist von der letzterwähnten Bestrahlungsart entschieden abzuraten, da nach unseren Erfahrungen sowie jenen von SCHREUS u. a. einzelne Partien, wie z. B. die Randstreifen hinter den Ohren, nicht mehr genügend getroffen werden.

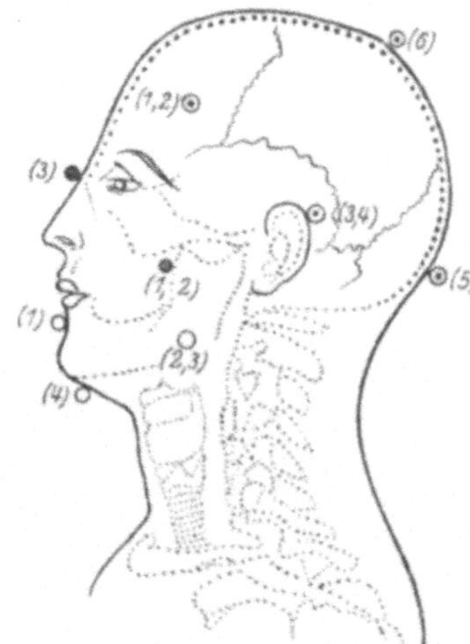

Abb. 18. Felderwahl bei Kopf- und Gesichtsbestrahlung. ⊙ 6 feldrige Einstellung des Capillitiums, ● 3 feldrige Gesichtsbestrahlung, ○ 4 feldrige Bartbestrahlung.

Aber auch die 7 stellige Bestrahlung mit überkreuzten Feldern (HOLZKNECHT, KIENBÖCK, WETTERER u. a.), die früher in der Felderanordnung: frontal, parieto-temporal und parieto-occipital links und rechts und bregmal auch von uns fast ausschließlich geübt wurde, haben wir in den letzten Jahren aufgegeben. Wir wurden dazu durch folgende Beobachtung veranlaßt: Bei allerdings nur ganz vereinzelten in der genannten Weise 7 stellig epilierten Patienten der Klinik sowie bei mehreren analogen Fällen von anderen Haut- und Röntgenabteilungen konnten wir nämlich nach Ersatz des Haarkleides eine Zone, besonders in der mittleren Hinterhauptgegend, beobachten, deren Haut kahl blieb und atrophisch war. Diese Störungen im Haarnachwuchs dürften am ehesten darauf zurückzuführen sein, daß bei den betreffenden Patienten die Fußpunkte der Zentralstrahlen in den beiden Parieto-occipitalfeldern zu nahe aneinander verlegt wurden und so eine zu starke Überstrahlung der zentralen Partien zustande kam. Auch wäre denkbar, daß bei unruhigen Kindern trotz Fixation des Kopfes in der überstreckten Kinnlage bei Bregmaleinstellung mit dem Fußpunkt des Zentralstrahles über dem Wirbel eine leichte Verschiebung des Strahlenkegels nach hinten durch Bewegung des Kopfes erfolgte. Auf diese Weise hätte die geschilderte, streifenförmige Zone im mittleren Anteil der Hinterhauptschuppe durch stärkere Überkreuzung von drei Seiten eine Überdosierung erfahren, die wahrscheinlich die Dauerepilation und Hautatrophie an dieser Stelle zur Folge hatte. Bei der nunmehr von uns durchwegs bevorzugten 6 stelligen Bestrahlung dürfte eine zu intensive Strahlenüberkreuzung über einer Stelle des Haarbodens weniger leicht möglich sein. Wir haben wenigstens bisher bei keinem der zahlreichen, derart epilierten Fälle eine ähnliche Schädigung der Kopfhaut und des Haarnachwuchses mehr beobachtet. Der Wegfall eines Teilfeldes bedeutet zudem auch eine ökonomische Verbesserung.

Gesichtsbestrahlung. Die Einstellung bei gleichmäßiger Bestrahlung des Gesichtes mit überkreuzten Feldern richtet sich im allgemeinen nach der Ausbreitung und Art der Dermatose. Zwei Arten der Einstellung kommen dabei vor allem in Betracht:

1. eine dreifeldrige Gesichtsbestrahlung (Typus der Aknebestrahlung).

2. eine vierfeldrige Bartbestrahlung (Typus der Bartepilation).

Bei der ersteren findet sich im Abstand von der Haut von 30 cm ein Fokus über dem Nasenrücken, ein zweiter und dritter über der linken und rechten Wange im Mittelpunkte einer Linie vom Mundwinkel zum oberen Ansatz der Ohrmuschel.

Die Einstellung zur temporären Epilation des Bartes (Sycosis) bzw. zur Dauerentfernung der Barthaare (Hypertrichosis-Frauenbart) hat ihre Fußpunkte: 1. median über dem Kinn knapp am Ansatz des Unterlippenrotes, 2. und 3. über dem linken und rechten Angulus mandibulae, 4. Median unter dem Kinn nahe dem unteren Margo mandibulae bei maximal retroflektiertem Kopfe. Die F.H.D. wird nach dem längsten, doppelten Durchmesser der einzelnen Felder bestimmt.

Wichtig erscheint vielleicht noch die Kenntnis der Einstellung von Nase oder Ohr für sich, wie es z. B. bei Lupus, Rhinosklerom der Fall sein kann. Die Nase wird von rechts, links und unten, dabei auch das Naseninnere bestrahlt. Auf die Ohrmuschel wird gleichfalls von zwei Seiten (Vorder- und Rückenfläche) die Strahlung appliziert. Infolge des geringen Durchmessers der erwähnten Felder genügt eine F.H.D. von 20 cm.

Durchbestrahlung des ganzen Körpers. Für die in praxi nicht übermäßig häufige und auch für den Organismus nicht immer ganz unbedenkliche Totalbestrahlung der Haut des ganzen Körpers (Schädigung des hämatopoetischen Systems) werden an Vorder- und Rückseite sowie den Seitenflächen von Stamm und Extremitäten in annähernd gleichen Abständen eine Reihe von Fußpunkten markiert (Abb. 19 und 20). Der Fokus-Hautabstand der diesen zahlreichen Einzelfeldern zugehörigen Röhrenpositionen wurde gewöhnlich nicht größer als 30 cm gewählt, was in den meisten Fällen ungefähr dem Abstand der Fußpunkte voneinander d. h. dem Durchmesser der Teilfelder entspricht. Aber auch auf größeren Teilflächen mit längerem Durchmesser können ohne weitere komplizierte, zeitraubende Unterteilung der Felder durch Verschiebung der Röhre während der Bestrahlung in Anbetracht der meist nur ganz kleinen verwendeten Strahlenmengen noch ziemlich gleichmäßige Reaktionen erreicht werden.

Achselhöhle. Durch Erhebung des Armes und maximale Rückwärtsführung hinter den Kopf des liegenden Patienten und durch Erhöhung der betreffenden Seite wird die konkave Axilla in eine annähernd

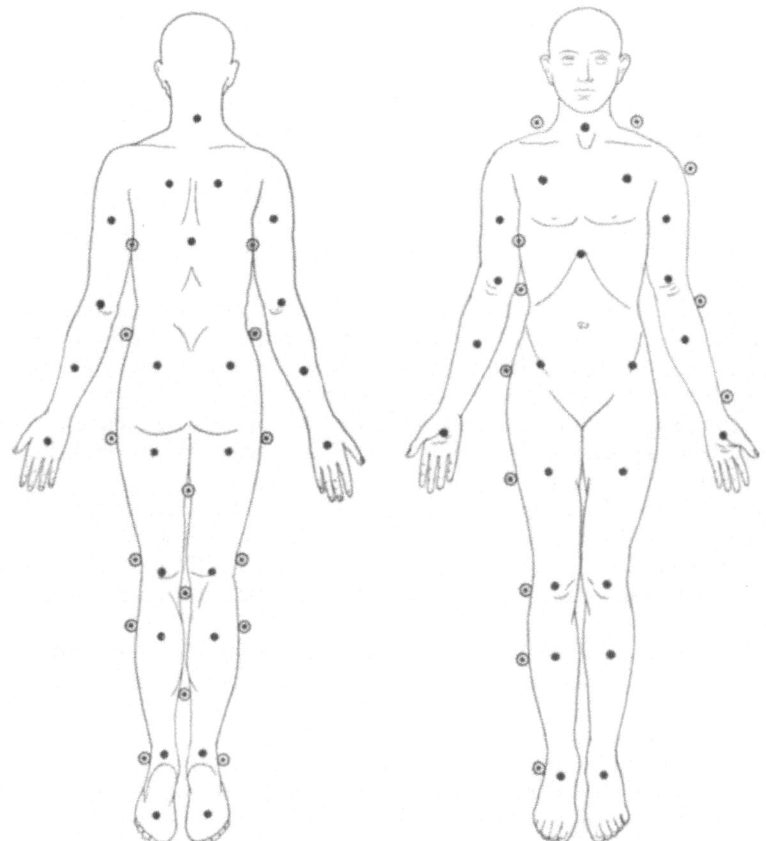

Abb. 19 u. 20. Felderwahl bei Durchbestrahlung des Körpers.

ebene Fläche umgewandelt. Diese wird dann wie eine solche aus der Fokus-Hautdistanz des doppelten Durchmessers bestrahlt.

Genitalgegend. Die Bestrahlung des Genitales, vor allem der weiblichen Vulva, wird in Rückenlage unter maximaler Abduktion der Oberschenkel und Erhöhung des Beckens durch Sandsäcke vorgenommen. Dabei wird die Röhre parallel zur bestrahlten Fläche leicht geneigt. Die F.H.D. beträgt ca. 25 – 30 cm. Eine Fixierung der Beine in gynäkologischen Hältern erleichtert zwar die Einstellung, doch erscheint sie nicht unbedingt notwendig. Bei alleiniger Bestrahlung der vorderen Dammgegend männlicher Individuen in der gleichen Haltung werden die Testes von den Händen des Patienten nach oben gezogen und abgedeckt.

Analgegend. In Bauchlage bei gespreizten Oberschenkeln und erschlafftem Sphincter ani sowie erhöhtem Becken werden die Nates entweder von den Händen des Patienten oder durch breite Heftpflasterstreifen, die mit Sandsäcken beschwert sind, auseinandergezogen. Die Bestrahlung des Anus und Umgebung erfolgt mit geneigter Röhre (Kästchenboden parallel zur bestrahlten Fläche) in einer durchschnittlichen Fokus-Hautdistanz von 20—25 cm.

Extremitäten. Die Fokus-Hautdistanz und die Zahl der Röhrenstellungen richtet sich bei der walzenförmigen Oberfläche der Extremitäten nach dem längsten, axialen, ebenen Durchmesser der jeweiligen Felder. Hat die Dermatose die ganze oder einen Großteil der Zirkumferenz eines Extremitätenabschnittes befallen, so werden ringsum pro Teilfeld 2 (Vorderarm), 3 (Unterschenkel, Oberarm) bzw. 4 (Oberschenkel) Felder gewählt.

Planta. Die gewünschte Strahlendosis auf die Plantae wird in Bauchlage des Patienten mit leicht erhöhten Füßen durch eine schräge Röhrenstellung (Kästchenboden parallel zu den Sohlen) in einer Fokus-Hautdistanz von etwa 40 cm über der Mitte der eng aneinander geschlossenen Fußsohlen appliziert.

Palma. Eine etwas kleinere Fokus-Hautdistanz (30—40 cm) eignet sich am besten bei leichter Hohlhandbildung für die gleichmäßige Bestrahlung beider Volae von einer Röhrenposition über der Mitte des dabei gebildeten konkaven Feldes.

4. Vorgang einer Teilfeldbestrahlung.

Lagerung des Patienten. Die Vorderarme, Hände und Schulterwölbungen des Patienten werden im Sitzen, alle übrigen Hautpartien im Liegen (Bauch-, Rücken- oder Seitenlage) bestrahlt. Bei Bestrahlung des Kopfes dienen Keilpolster, für die anderen Körperregionen verschieden große Sandsäcke zur Unterstützung. Im allgemeinen wird eine horizontale Lage der zu bestrahlenden Körperpartien angestrebt, wobei der Fußpunkt des Zentralstrahles nach oben liegen soll. Nur wo dies aus äußeren Gründen nicht gut durchführbar erscheint (Genital-, Anal-, Plantargegend), wird dem Röhrenkästchen eine entsprechende Neigung erteilt. Eine weitere Art der Fixation, speziell für die Köpfe von Kindern bei der Epilation, stellt die Robinsohn'sche Schlitzbinde dar. Ein Stück einer Kaliko- oder Mullbilde wird um den Kopf geführt und zu beiden Seiten durch Sandsäcke, die in ihre geschlitzten Enden eingehängt werden, gestrafft. Dadurch wird der Kopf oder irgendein anderer ruhig zu stellender Körperteil in der gewünschten Position fest an die Unterlage angedrückt. Auf diese Weise werden beabsichtigte oder unbeabsichtigte Verschiebungen der eingestellten Körperpartie, die das Bestrahlungsresultat gefährden könnten, leichter vermieden. Nach der richtigen Einstellung des zu bestrahlenden

Krankheitsherdes werden die umgebenden Hautpartien durch strahlenabsorbierende Stoffe (Schutzblenden) geschützt.

Abdeckung. Je nachdem es sich um Bestrahlung eines kleineren circumscripten Herdes mit höheren Dosen oder von Teilfeldern größerer Hautflächen mit kleineren Dosen handelt, wird die Umgebung allseits oder nur teilweise abgedeckt, damit die Randstrahlen benachbarter Einzelfelder sich überkreuzen können. Dazu werden die erwähnten Bleiblech- bzw. Bleigummiblenden verwendet. An horizontalen Körperpartien wird das Schutzmaterial ohne weitere Befestigung rings um das Feld aufgelegt. Die einzelnen Platten und kleineren Stücke werden durch hölzerne Filmklammern aneinander fixiert. An leicht abhängigen und konvex gekrümmten Körperstellen werden die Schutzblenden durch Bindenstreifen oder durch Sandsäcke in der benötigten Lage erhalten.

An manchen Stellen (Lippenrot, Oberlippe, Hautbrücken zwischen disseminierten Herden) ist Bariumbrei zur Abdeckung besser geeignet.

In sitzender Stellung werden Kopf und Oberkörper durch eine vertikalgestellte Bleiglasscheibe geschützt. Bei Bestrahlungen im weiteren Umkreis der Testes und Ovarien sollen auch bei Verwendung kleinster Dosen, wo irgend möglich, die für X-Strahlen empfindlichen Keimdrüsen genauestens durch Bleischutzblenden abgedeckt werden.

Zur Hintanhaltung von Schädigungen der Augen werden bei Bestrahlung des Gesichts die Augengegend durch Bleiplättchen, bei Einbeziehung der Augenlider und Konjunktiven in den Strahlenbereich die Bulbi durch die erwähnten Bleiglasschalen geschützt.

Meßblättchen. Auf die Haut des zu bestrahlenden Feldes wird am Orte der Fußpunktmarke die Sabouraud-Tablette aufgelegt und, wo notwendig, mit einem dünnen Leukoplaststreifen fixiert.

Röhreneinstellung. Die Röhre wird mit ihrem Schutzkästchen derart über dem Bestrahlungsfelde angebracht, daß der Boden des Kästchens parallel zu der Oberfläche des Feldes und der Endpunkt des Zentralstrahlindex in der gewählten Fokus-Hautdistanz über der Fußpunktmarke sich befindet. Dabei soll die Kathodenachse der Röhre womöglich parallel zur Längsrichtung des zu bestrahlenden Körperteiles verlaufen. Nach Entfernung des Zentralstrahlzeigers, Einstellung der Schiebeblende auf die gewünschte Weite und Kontrolle der Feldgrenzen mit dem Grenzstrahlindex wird die Röhre in Betrieb gesetzt.

Röhrenbetrieb. Nach Einschalten des Motors für den Gasunterbrecher wird der Primärstrom geschlossen und unter mäßigem Anweichen der zu Beginn der Bestrahlung meist zu stark evakuierten und daher nicht ansprechenden Siederöhre der Hebel des Primärstromrheostaten auf die einmal gewählte Belastung eingestellt. Die Läuteuhr wird sodann auf etwas weniger (etwa $^3/_4$) als die erfahrungsgemäß für die Verabreichung der benötigten Dosis erforderliche Zeit gerichtet. Die zum Härterwerden neigende Siederöhre ist ab und zu (i < 2 Milliampère) entweder mittels Handregulierung oder Regulierautomaten anzuweichen, um stets unter gleichen Betriebsverhältnissen zu arbeiten. Wenn die

Röhre richtig im Gange ist und bei einer sekundären Stromintensität von 2 Milliampère die durch die parallele Funkenstrecke kontrollierbare Spannung zeigt, wird mit dem Leuchtschirm das Feld abgesucht. Im Falle nicht ganz einwandfreier Einstellung ist die Bestrahlung zu unterbrechen und erst nach Neueinstellung des Feldes fortzusetzen. Nach Ablauf der durch die Kontrolluhr fixierten Zeit wird das Meßblättchen abgelesen und nach dem Ergebnis entweder die Bestrahlung abgebrochen oder um den noch fehlenden Bruchteil der bisherigen Bestrahlungsdauer verlängert.

a) Ermittlung der Bestrahlungsdauer.

Beim Arbeiten mit einem unbekannten Instrumentarium wäre zunächst in einer konstanten Fokus-Hautdistanz (z. B. = 20 cm) die Bestrahlungsdauer zur Erreichung einer bestimmten Dosis (z. B. 5 H gefiltert durch 0,5, 1, 2, 3, 4 mm Aluminium) empirisch zu ermitteln. Liegt diese für eine in der Folge stets beibehaltene Betriebsweise einmal fest, so können Bruchteile und ein Vielfaches der Dosis durch eine einfache Multiplikation bzw. Division leicht ermittelt werden. Bei Veränderung der F.H.D. nach den Normen für die Oberflächengleichmäßigkeit kann die Dauer der Bestrahlung nach folgender Proportion leicht errechnet werden: $d_{20}^2 : d_{30}^2 = t_{20} : t_{30}$. Gemäß dem Gesetze von der Abnahme der Intensität (Strahlenmenge) mit dem Quadrate der Entfernung (F.H.D. = d) müssen umgekehrt die Bestrahlungszeiten (t) in dem gleichen Maße zunehmen. Wird z. B. in der F.H.D. = 20 cm (d_{20}) die Epilationsdosis von 6 H gefiltert durch 2 mm Aluminium in 8 Minuten (t_{20}) erreicht, so wird zur Erreichung der gleichen Dosis in einer F.H.D. = 30 cm (d_{30}) eine Bestrahlungszeit:

$$x = t_{30} = \frac{d_{30}^2 (900) \times t_{20} (8)}{d_{20}^2 (400)} = 18 \text{ Minuten}$$

benötigt.

b) Wahl der Strahlenqualität (Härte).

Eine einheitliche Strahlenqualität von nicht übermäßiger Härte ($\lambda_0 = 0,16—0,15$ Å.E., etwa 25—27 cm parallele Funkenstrecke, etwa entsprechend einer H.W.S. = 1,5 cm (CHRISTEN) in abgestufter Filterung (0,5—4 mm Aluminium) je nach Sitz, Ausdehnung und Empfindlichkeit der bestrahlten Affektion hat sich an der Klinik RIEHL für die Behandlung sämtlicher röntgenindizierten Dermatosen bestens bewährt. Bei der Wahl einer für die Röntgen-Hauttherapie geeigneten Strahlenqualität sind vor allem zwei Momente zu berücksichtigen:

1. Der Härtegrad der Röhre an sich und 2. Die Filterung ihres komplexen Strahlenbündels.

Wahl des Härtegrades der Röhre. Die Verlängerung des Strahlenspektrums nach der harten Seite wird bei entsprechendem Instrumentarium in erster Linie durch eine genügende Belastung der Röhre erzielt. Dabei werden nicht nur Strahlen kürzerer Wellenlänge produziert, sondern auch das Gesamtspektrum der Strahlung erfährt eine Änderung. Denn bei höherer Belastung wird der Anteil des komplexen

Röhrenstrahlenbündels an härteren Strahlen gegenüber dem an weichen und weichsten Strahlen, welche in jeder, auch der härtesten Röhre, vorhanden sind, bei weitem überwiegen.

Die im Beginn der Röntgenära und in den folgenden Jahren zunächst übliche Behandlung auch von Hautleiden mit weichen und mittelweichen Strahlen wurde sehr bald ziemlich allgemein verlassen und zur Applikation von mittelharten und in der letzten Zeit auch ausgesprochen harten Strahlen übergangen. Denn die weiche, langwellige Strahlung bewirkt durch ihre hauptsächliche Absorption in der Epidermis und den obersten Schichten der Cutis (Papillarkörper) selbst schon in verhältnismäßig geringen Dosen schwere und schwerste degenerativ-entzündliche Veränderungen im Gewebe der Haut, die den Nutzeffekt bei weitem überwiegen. Die zunehmende Bereicherung des Röhrenstrahlenbündels nach der harten Seite brachte in dieser Hinsicht einen Umschwung hervor. Es wurden nicht nur die für die oberflächlichsten Hautschichten gefährlichsten, weichen Strahlenanteile vermindert, sondern die in größerer Zahl erzeugten, penetrierenderen, härteren Strahlen erfuhren eine viel gleichmäßigere Absorption auch in den tieferen Schichten der Haut. Dies ist für die Röntgen-Hauttherapie um so wichtiger, als nur die wenigsten Dermatosen sich auf einen ganz oberflächlichen Krankheitsprozeß beschränken. Die Mehrheit erfordert durch Mitbeteiligung auch tieferer Anteile der Cutis und Subcutis an den pathologischen Vorgängen doch eine gewisse Tiefenwirkung der verwendeten Strahlung. Daher läßt sich mit harten Strahlen in den tieferen Hautpartien infolge der gesteigerten Absorption schon mit einer relativ kleinen Dosis eine elektive Wirkung auf das kranke, röntgenempfindlichere Gewebe ausüben. Es rücken somit bei zunehmender Härtung der Strahlung die therapeutische und die toxische (Erythem) Dosis auseinander (H. MEYER). Häufig nämlich wird mit einer harten Strahlung eine günstige Beeinflussung des Krankheitsprozesses bereits zu bemerken sein, wenn die in den oberflächlichen Partien der Haut absorbierten geringen Anteile weichen Röntgenlichtes noch nicht genügen, um intensivere entzündliche Veränderungen (Erythem) hervorzurufen. Neben einer ausreichenden Schonung der Haut und besonders ihrer oberflächlichsten Schichten (Stratum basilare und Papillarkörper) bei annähernd gleichem biologischem Effekt, muß aber auch auf die Verhütung schädigender Einflüsse auf tiefer gelegene wichtige Organe, vor allem auf das so empfindliche hämo- und lymphopoetische System Rücksicht genommen werden. Auch nach unseren Erfahrungen empfiehlt es sich daher aus besagten Gründen dringend, bei Erkrankungen der Haut und ihrer Anhangsgebilde die Anwendung unnötig tief penetrierender Strahlen womöglich zu vermeiden (E. HOFFMANN). Eine Strahlenhärte, die den Forderungen möglichster Schonung des gesunden Hautgewebes bei nicht übermäßiger Tiefenwirkung gerecht zu werden scheint, ist die von uns empfohlene von einer Grenzwellenlänge (kürzeste Welle) von $\lambda_0 =$ etwa 0,16—0,15 A.E., wie sie auch von WETTERER, SCHREUS, H. MEYER, GUNSETT u. a. mit Erfolg verwendet wird. Damit scheint uns nach dem kurzwelligen (harten Strahlenende) zu dem Spektrum des Röntgenstrahlenbündels eine ungefähre Grenze, zumindest für die praktischen Bedürfnisse der Röntgen-Hauttherapie gezogen. Sie läßt sich bei einem entsprechenden Instrumentarium einfach durch eine bestimmte Belastung der Röhre erzielen. Aber auch eine annähernde Beschränkung des Strahlenspektrums nach der anderen, langwelligen (weichen) Seite zu erweist sich als notwendig, um die nicht ganz unbeträchtlichen Anteile an weichen und weichsten Strahlen zu entfernen, die auch noch in den Strahlenbündeln harter Röhren anzutreffen sind. Dies besorgt eine zweckgemäße Filterung des aus dem Kästchenausschnitt austretenden Röntgenlichtes.

Filter. Filter sind absorbierende Stoffe, die aus dem Strahlengemisch einer Röhre in erhöhtem Maße die weicheren Anteile zurückhalten und somit die Strahlung härten. Das Härten der Strahlung ist jedoch nicht so zu verstehen, als ob in dem Strahlenbündel hinter dem Filter nun kurzwelligere Strahlen als vorher enthalten wären. Der Strahlenkopf (die kürzeste Wellenlänge) einer Röhre hängt einzig von der an der Röhre liegenden sekundären Spannung ab. Die Filterung hat lediglich eine Verkürzung des komplexen Röhrenstrahlenbündels auf der Seite der langwelligeren (weicheren) Strahlen zur Folge (Abb. 21). Durch die Absorption werden vor allem die weicheren Anteile aus dem Strahlengemisch der Röhre entfernt. Durch diesen Läuterungsvorgang wird die Zusammensetzung des Strahlenbündels

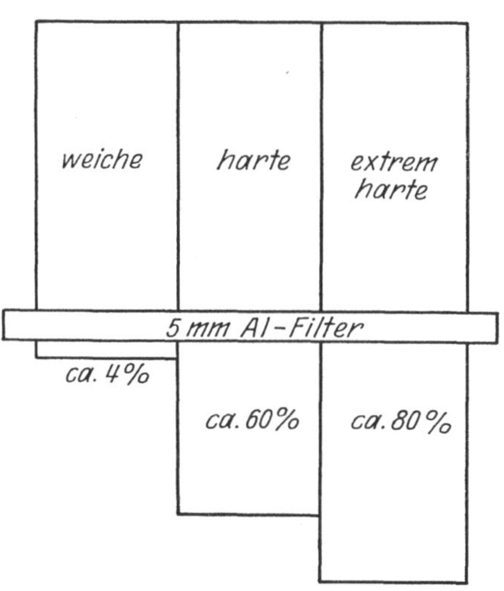

Abb. 21. Strahlengemisch nach Filterung (DESSAUER). Primärstrahlung H.W.S. = 1,5 cm (CHRISTEN), gefilterte Strahlung H.W.S = 2,5 cm (CHRISTEN).

einheitlicher, die Strahlung homogener. Nur in dem Sinne, daß eine Strahlung nach der Filterung fast nur noch relativ kurzwellige, penetrierendere Strahlen enthält, erscheint sie härter als früher. Mit zunehmender Dicke des Filters und steigender Absorption der weichen Strahlen sowie zum kleineren Teil auch der weniger harten wird dieser durchschnittliche Härtegrad der Strahlung bis zu einem gewissen Grade zunehmen. Dies ist am besten an den steigenden Werten bei Messung der Halbwertschichte einer Strahlung von H.W.S. — 1,5 cm nach Durchgang durch verschieden dicke Aluminiumfilter ersichtlich (Tabelle). Wie die meisten gebräuchlichen Härteskalen bringt das Qualimeter von CHRISTEN ausschließlich den mittleren Härtegrad einer Röhrenstrahlung und nicht wie die genaueren, spektrometrischen Instrumente die Wellenlänge der einzelnen Strahlen zum Ausdruck.

Tabelle.

Filter	H.W.S. (Christen)
0 mm Al.	1,5 cm
0,5 „ „	1,8 „
1 „ „	2,0 „
2 „ „	2,25 „
3 „ „	2,5 „
4 „ „	2.5 „
5 „ „	2,5 „
6 „ „	2,5 „
7 „ „	2,5 „
8 „ „	2,5—3 cm
11 „ „ (etwa 0,5 Zn)	3,5—4 „

Nach dem verwendeten Material unterscheidet man: 1. Leichtfilter und 2. Schwerfilter.

Schwerfilter. Diese werden speziell in der eigentlichen Tiefentherapie verwendet. Ihre Hauptvertreter sind das Zink-, Kupfer-
oder Messingfilter in Schichtdicken von 0,25 — 0,5 — 1,0 mm, entsprechend 5,5 — 11 — 22 mm Aluminium. Sie absorbieren die weicheren
Anteile des Strahlenbündels in bedeutend stärkerem Maße als die Leichtfilter. Doch werden auch nicht unerhebliche Mengen weniger stark
penetrierender, harter Strahlen von ihnen zurückgehalten, so daß nach
der Filterung das Strahlenbündel nur härteste Reststrahlung enthält.
Dieser Umstand erscheint für die Röntgenbehandlung der Dermatosen
nicht besonders vorteilhaft. Denn abgesehen von der durch diese weitgehende Reduktion des therapeutischen Strahlenbündels bedingten Zunahme der Bestrahlungsdauer würde bei gleichbleibender Oberflächendosis die Tiefenwirkung dieser besonders stark penetrierenden, homogeneren Strahlung im Verhältnis zur Oberflächenwirkung eine unerwünscht
große werden. Zur Verhütung des bisweilen schädigenden Einflusses
einer zu intensiven Einwirkung harter Strahlen auf tiefere Organe
hat daher die Röntgen-Hauttherapie sich nicht nur in der Wahl der
primären Strahlenhärte, sondern auch der Filterung eine gewisse Beschränkung aufzuerlegen.

Leichtfilter. Für den Dermatologen eignen sich mit wenigen Ausnahmen (maligne Tumoren, Lymphome usw.) zur ausreichenden Läuterung des Strahlenbündels von den weicheren Strahlenkomponenten
Leichtfilter am besten. Ihr bekanntester und häufigst gebrauchter
Vertreter ist das Aluminiumfilter. Dieses wird in der Hauttherapie
meist in Dicken von 0,5, 1, 2, 3, 4 mm verwendet. Es vereinigt folgende
Vorteile: Es absorbiert die weichen Strahlen für praktische Zwecke in
genügend starkem Maße. Durch die gleichzeitige bedeutend geringere
Zurückhaltung von härteren Strahlenanteilen lassen sich auch mit der
reduzierten, gefilterten Strahlung nahezu sämtliche für die Therapie in
Betracht kommenden Dosen in relativ annehmbaren Zeiten und mit
nicht übermäßigem Strom- und Röhrenverbrauch mit der Apparatur
des Röntgen-Dermatologen applizieren. Schließlich erreicht die Kon-

zentration der Strahlen in größeren Tiefen, selbst mit den höchsten in der Hauttherapie verwendeten Dosen von Röntgenlicht, bei nicht zu großer Ausdehnung der zu bestrahlenden Fläche kaum solche Werte, daß eine dauernde oder auch nur vorübergehende Schädigung tieferer Organe zu besorgen wäre. Während in den letzten Jahren die Anwendung einer harten, gefilterten Strahlung auch in der Röntgenbehandlung von Dermatosen sich immer allgemeiner durchzusetzen beginnt, gehen die Ansichten der Autoren über Anwendung und Grad der Filterung noch vielfach auseinander.

Anwendung der Filterung. Die meisten empfehlen die Filterung der therapeutischen Strahlung nur bei tiefergreifenden Hautaffektionen (WETTERER, SCHREUS, GUNSETT, STÜMPKE, RITTER, E. HOFFMANN u. a.) und halten sie bei den kleinen, für oberflächliche Dermatosen verwendeten Strahlenmengen zumindest nicht für notwendig. Dagegen setzen sich neuerlich HOLZKNECHT, KUZNITZKY und SCHAEFER, F. M. MEYER u. a. für Anwendung schwach gefilterter Strahlen auch bei oberflächlichsten Hautleiden ein.

Die eigenen, mehrjährigen Erfahrungen an der Klinik lassen auch uns die ausschließliche Applikation einer gefilterten Strahlung zur sichereren Verhütung ungewollter Nebenwirkungen und Erzielung eines einwandfreien therapeutischen Resultates am empfehlenswertesten erscheinen. Denn in dem Spektrum der in der Röntgen-Hauttherapie verwendeten harten Röhren sind noch relativ große Mengen weichen und allerweichsten Lichtes enthalten. Geringe Teildosen davon, wie sie auch von älteren Röhren mit verstäubtem Metallbelag der Wände als Sekundärstrahlung ausgesandt werden, sind schon imstande, Erytheme hervorzurufen (KUZNITZKY und SCHAEFER, FRANK-SCHULTZ und ZEHDEN). Für die ganz oberflächlich sitzenden Dermatosen (Ekzem, Psoriasis u. a.) wird übrigens durch die schwache Filterung mit 0,5 mm Aluminium, das zur Eliminierung der für die Haut gefährlichsten, weichen Strahlen des Röntgenlichtes genügt, die Gesamtdosis und damit die Bestrahlungsdauer nicht wesentlich erhöht.

Grad der Filterung. Auch über den Grad der Filterung krankhafter Prozesse, die sich in verschiedenen Tiefen der Haut abspielen, sind die Ansichten nicht immer einheitlich.

Der Gebrauch von Schwermetallfiltern (spez. 0,5 mm Zn) bei einer Reihe tiefer sitzender Dermatosen (WETTERER, SCHREUS u. a.) erscheint uns aus bereits erwähnten Gründen kaum am Platze.

Manche Autoren, die bei oberflächlichen Hautaffektionen ohne Filter arbeiten, suchen hingegen bei tiefer sitzenden Dermatosen mit Leichtfiltern und zwar mit einer einzigen Filterstärke (3 mm Al-SCHMIDT) oder auch mit zwei verschiedenen Filterdicken (1 und 4 mm Al-GUNSETT) das Auslangen zu finden. Uns dagegen hat sich, wie HOLZKNECHT, in der Praxis eine abgestufte Filterung mit sämtlichen erwähnten Aluminiumdicken (0,5, 1, 2, 3, 4) vor allem bewährt. Die einzelnen Filter werden je nach der hauptsächlichen Lage der Hautaffektionen (Papillarkörper, obere und tiefere Cutispartien, Subcutis) und der Art der erwünschten Beeinflussung (starke, mittelstarke, schwache) sowie dem Grade der zu erzielenden Hautschonung bzw. des kosmetischen Endeffektes gewählt. Wo, wie zwar relativ selten im Röntgen-Hautbetrieb, die **Bestrahlung tiefergreifender maligner Hauttumoren**, ihrer **regionären Drüsenmetastasen** und anderer dermatologisch wichtiger **Drüsenaffektionen** (**Bubonen, tuberkulöse, leukämische und aleukämische Lymphome**) bisweilen nicht zu umgehen ist, treten neben stärkster Filterung (4 mm Al, eventuell auch 0,5 mm Zn) der gebräuchlichen Strahlung bisweilen noch gewisse Forderungen der Tiefentherapie in ihre Rechte.

Um die Tiefenwirkung der harten, gefilterten Strahlen noch besser zu gestalten, wäre daher gegebenenfalls, wo angängig, **Vergrößerung des Bestrahlungsfeldes** und der **Fokus-Hautdistanz**, Bestrahlung von mehreren Eintrittspforten (**Kreuzfeuer**) zu empfehlen. Jedoch erfahren vielfach bei der therapeutischen Bestrahlung diese unterstützenden Maßnahmen gar bald eine Einschränkung. So kann schon aus ökonomischen Gründen die Fokus-Hautdistanz über eine gewisse Entfernung (etwa 30 cm) berechtigterweise kaum erhöht werden. Zudem scheitert die Erweiterung der Feldgrenzen auf höhere Werte (etwa 10—15 cm), wobei der Streustrahlenzusatz die Wirkung der primären Strahlung erhöht, nicht selten an der Größe und Lage des Herdes sowie an kosmetischen Gründen. Aber auch die Bestrahlung des Krankheitsherdes von mehreren Eintrittspforten, die neben weitgehender Schonung der Haut eine Summation der Tiefenwirkung durch Strahlenbündelkreuzung erreichen will, dürfte nach Art und Sitz der in Betracht kommenden Affektionen nur in bescheidenem Maße durchführbar sein.

c) Wahl der Strahlenquantität.

Nicht minder große Vorsicht wie in der Wahl einer entsprechenden Strahlenqualität hat auch bei Bestimmung der **Quantität** (**Dosis**) zu walten. Für die Haut gilt mehr als für ein anderes Organ der Grundsatz, womöglich stets bei der Bestrahlung **unter der Erythemdosis** zu bleiben. Lediglich bei Hautprozessen, die mit Narbenbildung auszuheilen pflegen (wie z. B. gewisse Formen der Hauttuberkulose) oder die wegen ihrer Bösartigkeit (z. B. maligne Tumoren) die rasche Applikation höherer Dosen erfordern, mag hin und wieder vielleicht eine sonst gerne vermiedene, lebhaftere Reaktion (Erythem bzw. sogar Dermatitis bullosa [MIESCHER]) angezeigt erscheinen. Die Dosierung der Röntgenstrahlen kann in zweierlei Weise erfolgen: 1. nach der sogenannten Primitivmethode und 2. nach der Expeditivmethode.

Primitivmethode. Die erstere verwendet tägliche Bestrahlungen mit einer harten, schwach belasteten Röhre unter annähernd gleichen Betriebsverhältnissen (Fokus-Hautdistanz, Milliampèremeter, primäre Stromstärke). Diese täglichen Bestrahlungen in der Dauer von etwa 5—10 Minuten werden solange fortgesetzt, bis der gewünschte Erfolg oder eine leichte Hautreaktion (Pigmentation) eingetreten ist. Die Behandlung wird sodann je nach Bedarf in Intervallen von 4 bis 6 Wochen wiederholt. L. FREUND, der Begründer dieser Art von Röntgentherapie mit wiederholten kleinsten Dosen, hat damit bei den verschiedensten Hautaffektionen und anderweitigen, für Röntgentherapie indizierten Krankheitsprozessen fast durchwegs befriedigende Resultate erzielt. Der meist bedeutenden Zahl der notwendigen Bestrahlungen sowie dem Umstande, daß dieser Bestrahlungsvorgang bei der nie völlig konstant bleibenden Strahlenemission der Röntgenröhren größte Umsicht und Erfahrung des sie übenden Radiotherapeuten erfordert, ist es wohl zuzuschreiben, wenn nunmehr eine andere Dosierungsmethode ziemlich allgemein bevorzugt wird.

Expeditivmethode. Bei dem von KIENBÖCK angegebenen und von HOLZKNECHT weiter ausgebauten Verfahren wird entweder unter Kontrolle eines direkten Dosimeters (Sabouraudtablette, Kienböckstreifen) eine größere Strahlenmenge auf einmal (in dosi plena) oder auf mehrere mittlere oder kleine Quanten verteilt (in dosi refracta) appliziert. Sie kann, wo erforderlich, in verschieden großen Zeitintervallen (etwa 1—8 Wochen u. m.) ein- oder mehrmals wiederholt werden. Auch in der Röntgen-Hauttherapie werden je nach der zu beeinflussenden Affektion größere und kleinere Strahlenquantitäten verabreicht und zwar: 1. Erythemdosen, 2. Epilations- oder Normaldosen, 3. Teildosen der letzteren.

Die **Erythemdosis** (Haut-Einheitsdosis = H.E.D.) ist jene Strahlenmenge, die auf normaler Haut zwei Wochen nach der Bestrahlung eine leichte Rötung verursacht, die unter Hinterlassung einer Pigmentierung verschwindet. Da sie bei mehrfacher Wiederholung, ja sogar schon bei einmaliger Applikation von Atrophie und Teleangiektasiebildung gefolgt sein kann, wird sie aus kosmetischen Gründen relativ selten angewandt (maligne Tumoren u. a.).

Epilationsdosis (Normal-, Haut-, Toleranz-, suberythematöse Dosis) wird jene Strahlenquantität bezeichnet, die durchschnittlich nach drei Wochen von Haarausfall und Pigmentation an der behaarten, von Bräunung ohne entzündliche Reaktion an der sogenannten unbehaarten, normalen Haut gefolgt ist. Diese stellt mit wenigen Ausnahmen die Maximaldosis in der Röntgen-Hauttherapie dar, die ohne Gefahr einer Schädigung auf einmal verabreicht werden darf. Sie wird vor allem bei tiefer sitzenden Prozessen (Haarerkrankungen, Hyperhydrosis, Geschwülsten, gewissen Tuberkuloseformen u. a. m.) auch heute noch mit Vorliebe verwendet. Im übrigen haben wieder die von L. FREUND seit jeher postulierten fraktionierten oder Teildosen, wenn auch in etwas modifizierter Form allmählich ausgedehntere Anwendung gefunden (HOLZKNECHT, WETTERER, SCHMIDT, SCHREUS, H. MEYER u. a.). Sie werden zum Teil in Perzenten, Zehnteln und Bruchteilen ($^1/_3$, $^1/_2$, $^1/_4$) der E.D. bzw. H.E.D. ausgedrückt.

Wir haben, dem Beispiel von HOLZKNECHT, WETTERER u. a. folgend, gemäß dem von uns verwendeten Dosierungssystem die ent-

sprechenden Angaben in H gemacht. Bei Kenntnis von Epilations-
und Erythemdosis für die jeweils verwendete Härte (H.W.S. = 1,5—2,5 cm
[CHRISTEN]) und Filterung (0,5—4 mm Al) läßt sich eine allerdings
nur ganz ungefähre Umrechnung in obige Dosenangaben unschwer
vornehmen. Die ihnen entsprechenden Werte, ausgedrückt in X-Ein-
heiten $\left(\text{Sabouraud-Noiré-X} = \dfrac{H}{2}\right)$, sind in der folgenden, nach
RITTER, ROST und KRÜGER zitierten Tabelle niedergelegt.

Tabelle.

Strahlenhärte in H.W.S.	Filter (Al.)	Epilations-dosis	Erythem-dosis
1,0 cm	0 mm	10 X	10 X
1,6 „	0 „	12 X	12 X
1,8 „	0,5 „	14 X	20 X
2,0 „	1 „	16 X	23 X
2,25 „	2 „	18 X	26 X
2,5 „	4 „	20 X	30 X

Diese Dosen stellen die biologischen Äquivalente für den Epila-
tionseffekt und den Erythemeffekt (beginnendes Erythem-Follikel-
schwellung) auf der Bauchhaut Erwachsener dar. Aus den Zahlen
geht neuerlich zur Genüge deutlich hervor, wie mit steigender Tiefenwirkung und durchschnittlicher Härtung der Strahlung durch Vor-
schaltung von Filtern die Toleranzgrenzen der Haut mit vorwiegen-
dem Wegfall der weicheren, oberflächlich absorbierten Strahlen zu-
nimmt und Dosis therapeutica (Epilationsdosis) und toxica
(Erythemdosis) immer mehr auseinanderrücken. Damit ist aber eine
immer weitergehende Schonung des Gewebes gewährleistet. Für dermatologische Zwecke dürfte, wie aus dem früher Erörterten hervorgeht, das Optimum dieser Wirkung unter 4 mm Aluminium bei der
von uns empfohlenen Strahlenhärte (1,5 H.W.S.) gelegen sein.

Wie noch später zu erwähnen sein wird, schwanken die erhobenen
Epilations-(Haut-, Normal-)dosen infolge individueller und regionärer
Verschiedenheit in der Empfindlichkeit der Haut auch bei gleichbleibender Strahlenqualität und Filterung bisweilen nicht unbeträchtlich,
so daß trotz einwandfreier Messung der Strahlendosis leicht unerwünschte Folgen der Bestrahlung auftreten können. Wir empfehlen
daher für die gleiche, auch von uns zur Röntgen-Hauttherapie verwendete, mäßig harte Strahlung eine etwas kleinere Epilations- bzw.
suberythematöse Dosis je nach der Stärke der Filterung. Es sind
dies Strahlenmengen, die trotz hinreichend promptem, adäquatem biologischem Effekt uns in jahrelanger Erfahrung auch bei Personen mit
zarter Haut (jugendliche weibliche Individuen) und an erwiesenermaßen
besonders empfindlichen Körperstellen (Hals-, Gesichtshaut, Haut der
Beugeseiten der Extremitäten) im allgemeinen keine ausgesprochen
höhergradige Reaktion (Erythem) ergeben haben. Sie sind in der folgenden Tabelle (in H-Einheiten) zusammengestellt.

Tabelle.

Strahlenhärte in H.W.S.	Filter (Al.)	Epilations-dosis
1,8	0,5 mm	5 H
2	1 „	6 H
2,25	2 „	7 H
2,5	3 „	8 H
2,5	4 „	9 H

Für die besonders empfindliche Haut von Kindern, speziell unter 6 Jahren, werden auch diese Strahlenmengen je nach Art der Affektion entsprechend reduziert (etwa um 1—3 H).

Die günstige therapeutische Wirkung einer bestimmten Strahlendosis ist ferner in nicht geringem Grade von der geeigneten Wahl: 1. der Bestrahlungspausen und 2. der Serienzahl abhängig. Mit HOLZKNECHT unterscheiden auch wir zwischen einer Felderpause und Serienpause.

Bestrahlungspause. Die Felderpause bezeichnet das Intervall zwischen den Einzelbestrahlungen einer Serie. Unter Serie versteht man die Summe der einmaligen Teilfeldbestrahlungen einer röntgentherapeutisch zu beeinflussenden Hautpartie. Sie beabsichtigt lediglich die Einschränkung der Allgemeinreaktion und der tiefen Frühreaktion; daher wird sie auch Tiefenpause genannt. Für die Röntgen-Hauttherapie kommen z. B. die Einschaltung solcher Felderpausen bei der Epilationsbestrahlung des Capillitiums und der Bartgegend bzw. der mehrstelligen Halsbestrahlung in Betracht, um die unangenehmen Erscheinungen eines Röntgenkaters oder einer heftigen Stomatitis infolge temporärer Lähmung der Speicheldrüsen, eventuell Ödem der Larynxschleimhaut und Suffokationsbeschwerden hintanzuhalten. Auch bei Hautaffektionen von bisweilen größerer Ausdehnung (Ekzem, Psoriasis, Mycosis fungoides) sollten daher nicht zu viele Felder (6—8) zur möglichsten Vermeidung unangenehmer subjektiver Allgemeinstörungen des Organismus auf einmal bestrahlt werden.

Weit bedeutungsvoller für das spätere Bestrahlungsresultat als die Felder-(Tiefen-)pause ist die Serienpause. Wenn auch bei zu geringer Berücksichtigung der Tiefenpause in der Röntgen-Hauttherapie bisweilen recht beängstigende und ungemütliche Frühreaktionen eintreten können, so sind sie doch meist vorübergehender und harmloser Natur. Dagegen kann eine Nachlässigkeit in der Bemessung der Serienpausen schon schwerere Reaktionen und eventuell dauernde Spätschädigungen nach sich ziehen. Die Serienpause bedeutet das Zeitintervall zwischen zwei Serien. Da sie in erster Linie die Erholung des normalen, röntgenbestrahlten Hautgewebes, besonders der für die Ernährung so wichtigen Capillaren, von der hemmenden und degenerierenden Wirkung der Röntgenbestrahlung bezweckt, wird sie auch als Oberflächenpause bezeichnet.

Zur Verminderung eines kumulierenden Effektes der wiederholten Röntgendosen und damit größtmöglichster Schonung der Haut ist eine strenge Einhaltung dieser Erholungspausen erforderlich. Von einer Reihe von Autoren (WETTERER, H. MEYER, GUNSETT, HOFFMANN, SCHREUS) wird nach Applikation von Epilationsdosen, auch mit stark gefilterten Strahlen, eine Serienpause von 3—4 Wochen, bei Teildosen eine entsprechend kleinere von 1—2 als praktisch genügend erachtet. Doch auch bei letzteren wäre nach 2—3 maliger Wiederholung der fraktionierten Dosis eine größere Pause von 4 Wochen einzuhalten. HOLZKNECHT und seine Schule fordern neuerdings viel größere Oberflächenpausen, nahezu das doppelte Intervall. Danach werden zwischen zwei Serienbestrahlungen im Durchschnitt soviel Wochen Oberflächenpause eingeschaltet, als die verabreichte Einzeldosis H beträgt. Dieses Intervall wird verringert bei malignen Tumoren, wo die Schonung der Haut gegenüber der Raschheit des zu erzielenden therapeutischen Effektes in den Hintergrund tritt. Die Serienpause wird erhöht bei Bestrahlungen (Hypertrichosis), wo es in erster Linie auf den späteren, kosmetischen Effekt, weniger auf seine Erreichung in einer relativ kurzen Zeitspanne ankommt. Im Falle der Wiederholung von Serien (über zwei) wird bei höheren Dosen (8—10 H) eine Erholungspause von mindestens 3 Monaten für die Kapillaren zur Vermeidung von Atrophien, Teleangiektasien und Spätnekrosen empfohlen, während bei leichtem Erythem als zureichende Erholungspause für das Epithel 6 Wochen angenommen werden. Beobachtungen, daß die Latenz, d. h. die Zeit bis zum Eintritt der reaktiven Entzündung, nach einer Bestrahlung oft viel länger als 4 Wochen dauern kann (RITTER, ROST, KRÜGER u. a.), scheinen für die Berechtigung dieser langen Erholungspausen zu sprechen, da sie die schädigende Kumulation durch Summation der Wirkung mehrerer Einzelbestrahlungen sicher eher vermeiden lassen.

Im Verlaufe unserer dermato-therapeutischen Tätigkeit mit Röntgenstrahlen sind daher auch wir vorsichtshalber von den erst erörterten, kürzeren Oberflächenpausen zu den von HOLZKNECHT angeratenen langen übergegangen. Doch möchten wir betonen, daß wir auch an Patienten aus der früheren Bestrahlungsära mit kürzeren Serienintervallen in nunmehr bereits mehrjähriger wiederholter Kontrolle Spätschädigungen, allerdings bei einer meist beschränkten Zahl von Bestrahlungsserien (4—6), nicht beobachten konnten.

Mit dieser ziemlich in die Länge gezogenen Bestrahlungsweise haben wir in den letzten 2—3 Jahren im allgemeinen viel günstigere, praktische Heilerfolge wie früher nicht erzielt. Auch konnte eine ausgesprochene bessere Hautschonung, zumindest bei der in der Röntgen-Hauttherapie üblichen Strahlenqualität und -quantität, erfahrungsgemäß nicht festgestellt werden. Dagegen wurde die Protahierung der Strahlenbehandlung infolge der langen Serienpausen von meist 6—12 Wochen von uns und noch mehr vom Patienten recht unangenehm empfunden. Zudem hatten wir den Eindruck, als ob bei gewissen Hautleiden, wie z. B. bei der Hyperhidrosis u. a., durch die langen Erholungspausen zwischen den einzelnen Serien ein Aufflackern des bereits teilweise bewältigten Erkrankungsprozesses begünstigt würde.

Wir sind durch die gemachten Erfahrungen daher in allerletzter Zeit von dem andern Extrem zu langer Serienpausen abgekommen und halten derzeit etwa den Mittelweg in der Wahl der Oberflächenpausen ein. Wir machen durchschnittlich zwischen Epilations- bzw. Volldosen Oberflächenpausen von 4—6 Wochen. Bruchteile dieser Strahlenquantitäten, in H-Einheiten ausgedrückt, werden in Intervallen wiederholt, die analogen Bruchteilen der oben genannten Serienpause entsprechen. Doch tritt zur Verhütung von Strahlenkumulation nach einem Zyklus von Einzelbestrahlungen des gleichen Feldes, der in seiner Gesamtdosis ungefähr die jeweilige Epilationsdosis erreicht, vor etwaiger Wiederholung die größere, 4—6wöchige Serienpause wieder in ihr Recht. Nur nach mehrmaliger Wiederholung solcher Zyklen und ganzer Epilationsdosen (über drei bis vier) in den erwähnten Intervallen sollte bei einer allenfalls notwendigen und erwünschten Fortsetzung der Bestrahlung eine Verdoppelung der Serienpausen (8—12 Wochen) eintreten. Eine Ausnahme bilden kosmetisch besonders heikle, strahlentherapeutische Aufgaben (Hypertrichosis u. a.). Bei diesen hätten die Bestrahlungen von vornherein in möglichst langen Serienintervallen (12 Wochen) stattzufinden. Das gleiche gilt an Stellen, wo die Haut nach früheren Bestrahlungen noch stärkere Pigmentierung oder sonstige Zeichen von intensiverer Rötung zeigt oder durch ihre Lage (über Knochen) schlechtere Ernährungsverhältnisse bietet. Die bisherige Beobachtungszeit der in dem letzten Jahr mit diesen mittleren Oberflächenpausen bestrahlten Patienten ist vielfach noch zu kurz, um schon jetzt ein sicheres Urteil über die Bewährung unserer neueren Applikationsweise abgeben zu können. Die bisherigen Behandlungsresultate bei Hautaffektionen sind in gleicher Weise befriedigend. Die Behandlungsdauer erscheint wesentlich reduziert, ohne daß der raschere Eintritt der Heilung oder überhaupt jeweils erzielbaren Besserung durch das spätere Auftreten von unangenehmen anderweitigen Folgeerscheinungen bisher beeinträchtigt worden wäre. Die Erfahrungen von E. HOFFMANN, SCHREUS, GUNSETT, H. MEYER u. a. mit ähnlich gewählten, mittellangen Serienpausen scheinen im gleichen Sinne zu sprechen.

Serienzahl. Um die Kumulationschädigungen mehrfacher Bestrahlungen zu vermeiden, die vor allem auf degenerativen Veränderungen der Capillarendothelien beruhen, ist außer geeigneten Bestrahlungsintervallen auch die Zahl der Wiederholungen der Einzelserie (Serienzahl) wohl zu berücksichtigen. Zwar wird bei einer Reihe von Dermatosen schon durch eine einzige oder doch ganz wenige Bestrahlungen das therapeutische Ziel erreicht. Doch gibt es immerhin andere Hautaffektionen, bei denen vielfach erst eine Reihe kleinerer (Akne, Ekzem, Lichen ruber) und mittlerer (Hauttuberkulose), eventuell sogar auch größerer Strahlendosen (Hauttumoren) die erwünschte Beeinflussung bringen. Allerdings soll man sich vor Augen halten, daß in der Mehrheit der Fälle wiederholte Serien nur dann einen Vorteil versprechen, wenn die ersten zwei bereits eine deutliche, wenn vielleicht auch langsame Beeinflussung des Leidens zeigten. Bei refraktärem Verhalten der Affektion (z. B. mancher maligner Hauttumoren) gegen die ersten Bestrahlungen erscheint eher ein Abbruch der Röntgenbehandlung als eine Fortsetzung empfehlenswert. Denn eine häufige Wiederholung der dabei meist verwendeten Serien würde nicht nur keinen weiteren Nutzen bringen, sondern durch kumulierte Strahlenwirkung auch das normale Gewebe dauernd schädigen und so das Leiden für jede andere, vielleicht noch aussichtsreiche Behandlung (chirurgischer Eingriff, Radium u. a.) unzugänglich machen. Im allgemeinen wird mit fraktionierten und Volldosen über eine kleinere Zahl von Wiederholungen (5—6) nicht häufig hinausgegangen. Doch konnten wir, wie WETTERER, auch bei 6—8maliger Applikation der zumeist in der Hauttherapie gebrauchten, mäßig hohen Strahlendosen von 6—8 H in der Folge eine nennenswerte Beeinträchtigung des kosmetischen Resultates nicht bemerken.

Bestrahlungsprotokoll. Wichtiger als bei jedem anderen dermatotherapeutischen Verfahren ist bei der so differenten Röntgen-Hauttherapie die Führung genauer Aufzeichnungen über die Art und Weise der Bestrahlungen und den Verlauf der Behandlung. An der Klinik finden zu diesem Behufe einfache Formulare von Krankengeschichten Verwendung. Für die Zwecke der Privatpraxis empfiehlt sich zur besseren Übersicht die Anlage von Kartothekblättern etwa in folgender Weise (Beispiel):

Name:	Basching, Franz.
Alter, Beschäftigung:	10 Jahre, Schüler.
Wohnung:	VIII., Albertgasse 57, I/6.
Klin. Diagnose:	Microsporia capitis atypica.
Mikr.:	Pilzbefund: positiv.
Kultur:	Mikr. Audouini.
Anamnese:	Infektionsquelle unbekannt; keine Geschwister; Krankheitsdauer mehrere Wochen; unbehandelt; bisher niemals am Kopfe mit Röntgen bestrahlt.
St. pr. (13. XI. 1922):	Münzengroßer Herd in der Hinterhauptsgegend auf geröteter Basis mit Schüppchen und Krüstchen sowie weißumscheideten Haarstümpfchen (Herpes tonsurans).
Decursus:	$6\,(3\times 2)\,\mathrm{f}\,\mathrm{p_1}\uparrow\,{}^{20-25}\left(\dfrac{6}{2}\,\mathrm{P}\,{}_{3\,\mathrm{w}}\right)1.$
13. XI. 1922:	Frontal links und rechts 6 H, Kind ruhig, nachher wohlauf.
14. XI. 1922:	Parieto-temp. links und rechts 6 H, Kind ruhig, nachher wohlauf.
15. XI. 1922:	Occipital und Bregmal 6 H, Kind etwas unruhig, nachher wohlauf.
4. XII. 1922:	Haare durchwegs leicht ausziehbar, Kopfherd stärker entzündlich verändert, gesunde Kopfhaut leicht pigmentiert.
11. XII. 1922—13. I. 1923:	5 Zyklen Jodtinkturschälung des Capillitiums.
8. II. 1923:	Vollkommen normaler Haarnachwuchs.
8. V. 1923:	Rezidivfrei.

Eine kurze Anamnese soll außer der Dauer der Affektion vor allem die vorangegangene Behandlung, speziell Bestrahlungen und etwaige sonstige sensibilisierende Maßnahmen erheben. Nach einem kurzen

Status praesens folgen unter Decursus die genauen Angaben über Strahlenqualität und -quantität, Filterung, Tiefen- und Serienpausen, Serienzahl sowie sonstige Vermerkungen über die Reaktion der Dermatosen auf die Bestrahlung. Die speziellen technischen Daten notieren wir in der Behandlungsformel nach Holzknecht und Pordes, die sich uns als besonders übersichtlich erwiesen hat. Da wir ständig mit einer bestimmten Strahlenqualität (H.W.S. = 1,5 cm Christen) arbeiten, haben wir die andernfalls nötigen Härteangaben daraus weggelassen und setzen sie als bekannt voraus.

An einem Beispiel sei der Gebrauch der Formel kurz erörtert. So lautet das Strahlenrezept für die in unserem Fache so häufig geübte und wichtige, temporäre Epilation des Capillitiums:

$$6\,(3 \times 2)\,\mathrm{f}\,\mathrm{p_1} \uparrow^{20-25} \left(\frac{6}{2}\,\mathrm{P_{3w}}\right) 1.$$

Darin bedeutet 6 die Anzahl der in einer Serie zu bestrahlenden Hautfelder (f); p die Felder, (Tiefen)pause zwischen je zwei Feldern beträgt 1 Tag, um ungünstige Nachwirkungen der Bestrahlung wie Kopfschmerz, Übelkeit usw. infolge meningealer und cerebraler Reizung nach Tunlichkeit auszuschalten. Der Zähler des Bruches innerhalb der Klammer gibt die Dosis in Holzknecht-Einheiten (6 H), der Nenner die Dicke des Filters in Millimetern Aluminium (2 mm) an. Als Kontrollpause (P) werden 3 Wochen genommen, nach welchen Patient neuerlich zu erscheinen hat. Die Ziffer hinter der Klammer (1) weist die Serienzahl. In Fällen, wo mehrere Bestrahlungen sich als notwendig erweisen, bedeutet P das Intervall in Wochen, nach dem die einzelnen Serien je nach Notwendigkeit wiederholt werden sollen (Serienpause). Der aufrechte Pfeil zwischen p und der Klammer zeigt an seinem oberen Ende die empfehlenswerte Fokus-Hautdistanz in Zentimetern, in unserem speziellen Falle 20—25 cm, an. Einige kurze Bemerkungen unter dem Datum der Bestrahlung über die Lokalisation der bestrahlten Einzelfelder, die mit dem Radiometer gemessene applizierte Strahlenmenge, eventuell beobachtete Reaktionen auf die frühere Bestrahlung sowie störende Schwankungen in Stromnetz und Apparatur ergänzen die oben gemachten Angaben.

III. Biologie.

1. Allgemeines.

Wie in jedem lebenden Gewebe rufen die Röntgenstrahlen auch in der Haut, wenn absorbiert, charakteristische Veränderungen hervor. Diese biochemischen Vorgänge in bestrahlten Partien sollen der Hauptsache nach auf einer molekularen Dissoziation kolloidaler Eiweißkörper analog der Gasionenbildung durch die beim Auftreffen der primären Röntgenstrahlen in den Zellen entstandenen sekundären Elektronen-(β-, Kathoden-)strahlen beruhen. Dabei bilden in erster Linie die Zellkerne und innerhalb der Kerne das Chromatin den Angriffspunkt für die Strahlen (Hertwig). Der biologische Einfluß auf das bestrahlte

Gewebe ist nach KIENBÖCK im wesentlichen von zwei Momenten abhängig: 1. der absorbierten Röntgenstrahlenmenge und 2. der Radiosensibilität des Gewebes.

Strahlenmenge. Bis vor kurzem galt für die biologische Wirkung der Röntgenstrahlen sowie für die meisten anderen physikalischen und chemischen Agentien allgemein das Arndt-Schultzsche biologische Grundgesetz: kleine Mengen regen an, größere lähmen und ganz große zerstören das Gewebe. In letzter Zeit wird die direkte Reizwirkung der Röntgenstrahlen von einer Reihe von Autoren abgelehnt (HOLZKNECHT, PORDES, HOLTHUSEN, CASPARI u. a.). Die beobachteten Reizeffekte wären danach teils als Scheinförderung vor Schädigung, teils als indirekte Wirkungen durch Ausschaltung von Hemmungsvorgängen oder Abbau empfindlicherer Elemente und dadurch freigewordene Stoffe (Nekrohormone) im Sinne der Reizkörpertheorie bedingt. Wie schon L. FREUND betont, scheint aber für die praktische Röntgentherapie im allgemeinen und der Haut im besonderen die Frage, ob eine etwa erzielte Funktions- und Proliferationserhöhung durch direkte oder indirekte Anreize auf die Zelltätigkeit ausgelöst wird, wenig belangreich. Von Bedeutung ist einzig und allein das Faktum, daß durch kleine Röntgenstrahlendosen eine stimulierende Wirkung auf gewisse Affektionen vielfach unverkennbar ist (schlecht heilende Wunden, torpide Ulcera u. a.). Allerdings kann durch Summation der Strahlenwirkung infolge zu häufiger Wiederholung kleiner Dosen in kurzen Intervallen sowie durch Kumulation mit anderweitigen physikalischen und chemischen Reizen auch nun eine Umwandlung der anscheinenden Reizeffekte in Degeneration mit Lähmung und schließlich Nekrose eintreten. Eine ausgesprochene Funktions- und Wachstumshemmung sowie Zerstörung der Zellen bewirken meistens höhere Strahlendosen, selbst bei einmaliger Applikation. Die Latenzzeit, nach der Veränderungen des Gewebes klinisch in Erscheinung treten, ist der Größe der verabreichten Strahlendosis verkehrt proportioniert.

Radiosensibilität. Wird ein Gewebe aus Zellen verschiedener Röntgenempfindlichkeit von einer gewissen Strahlenmenge getroffen, so zeigt sich, daß die einzelnen Gewebsbestandteile je nach dem Grade ihrer Empfindlichkeit verschieden beeinflußt werden. Hochsensible Zellen lassen danach bereits Erscheinungen von Zerfall erkennen, wenn andere durch die gleiche Dosis noch nicht oder kaum affiziert sind. Dieser Gegensatz in der Empfindlichkeit einzelner 'Gewebe ermöglicht bei geeigneter Technik eine elektive Wirkung der Röntgenstrahlen speziell auf krankhaft verändertes Gewebe und damit ihre therapeutische Verwendbarkeit.

Nach dem Grade ihrer Röntgensensibilität werden die Gewebe in hochempfindliche, überempfindliche, mittelempfindliche und unterempfindliche eingeteilt (HOLZKNECHT). Zu den hochempfindlichen zählen u. a. die meisten Formen der psoriatisch und ekzematös veränderten Haut, das Gewebe der Mycosis fungoides, die leukämisch infiltrierten Gewebe, gewisse rasch wachsende Lymphome und Lymphosarkome, die normalen Keimdrüsen (Hoden und Ovarien). Überempfindlich ist vor allem die entzündlich veränderte Haut mit ihren pathologischen Zellinfiltraten, Akne, Sycosis, tuberkulöse und die übrigen chronischen infektiösen Granulationsgewebe, wie Aktinomykose, Rhinosklerom sowie manche Epitheliome u. a. Einen mittleren Grad von Empfindlichkeit zeigt das gesunde Epithel sowie seine Abkömmlinge, die Epithelien von Schweiß- und Talgdrüsen, Haarpapillen, endlich die Endothelien der Capillaren und Blutgefäße und die fixen Bindegewebszellen. Dagegen können gewisse Gewebe wie Knochen, Knorpel, zellarmes Binde-, Fett- und Muskelgewebe und die daraus gebildeten Tumoren als unterempfindlich bezeichnet werden. Im ganzen genommen sind die Zellen mit dem lebhaftesten Stoffwechsel und reger Proliferation und unter diesen vor allem die eben in Teilung begriffenen besonders radiosensibel (Stadium der Äquatorialplatte [HOLTHUSEN]). Da dies hauptsächlich für pathologische Infiltrate, Tumorzellen, lymphoides Gewebe u. a. zuzutreffen pflegt, erklärt sich die elektive Wirkung der Röntgenstrahlen auf verschiedenste Krankheitsprozesse.

Auch zur Behandlung von Hautleiden werden deshalb die X-Strahlen mit Vorteil nutzbar gemacht. Denn die fast durchwegs vorhandene größere Empfindlichkeit des pathologischen Gewebes erlaubt bei geeigneter Technik vielfach eine Schädigung der kranken Zellen ohne nennenswerte Veränderung der umgebenden gesunden Haut, abgesehen vielleicht von einem gar nicht unerwünschten, leistungssteigernden und umstimmenden Anreiz darauf. Die sogenannte elektive Wirkung der Strahlen wird somit nicht durch eine ausschließliche Beeinflussung bestimmter Zellarten bedingt, sondern durch die erwähnte verschiedene Radiosensibilität der einzelnen Gewebe. Da bei der Haut diese Sensibilitätsdifferenz zwischen kranken und gesunden Zellen sowie zwischen den einzelnen Bestandteilen von Epidermis und Cutis in einer Reihe von Hautleiden keine übermäßig große ist, scheint eine besondere Sorgfalt bei der Bestrahlung am Platze, um auch kosmetisch einwandfreie Resultate zu erhalten.

Die nicht immer leichte Aufgabe des Röntgen-Hauttherapeuten wird es also sein, durch geeignete Wahl von Strahlenqualität und -quantität auch diese kleinen Empfindlichkeitsunterschiede voll und ganz auszunützen.

Wie in früherem schon erwähnt wurde, hat sich eine mäßig harte Strahlung (H.W.S. = 1,5 cm CHRISTEN) nach entsprechend abgestufter Filterung (0,5 — 4 mm Al) für die Röntgen-Hauttherapie in dieser Hinsicht uns bestens bewährt. Dabei scheint die Forderung einer möglichsten Auseinanderrückung der kurativen und schädigenden Dosis entsprechend gewährleistet, ohne daß ein nachteiliger Einfluß auf tiefer liegende Organe, auch bei Bestrahlung etwas ausgedehnterer Hautpartien zu befürchten wäre.

Die Frage, ob weichen oder harten Strahlen eine verschiedene biologische Wirkung zukommt, ist gegenwärtig noch nicht eindeutig beantwortbar. So wird einerseits auf Grund von Versuchen behauptet, daß bei gleicher absorbierter Dosis die biologische Wirkung verschieden harter Strahlen die gleiche ist (ROST, KRÖNIG und FRIEDRICH u. a.). Diesem Standpunkt stehen aber die Forschungsergebnisse von HOLTHUSEN, MARTIUS u. a. entgegen, die fanden, daß bei gleicher absorbierter Energie die weichen Strahlen biologisch wirksamer sind als die harten.

Nach diesen letzteren neueren Untersuchungsresultaten scheint der fast allseits vollzogene Übergang von der weichen bzw. mittelharten, ungefilterten zur harten, teilweise oder durchwegs gefilterten Strahlung auch in der Röntgen-Hauttherapie im ersten Momente vielleicht etwas befremdlich.

Die obige Forderung einer Erzielung des therapeutischen Optimums bei dem geringsten Risiko von Schädigung des gesunden Gewebes entscheidet aber trotzdem zugunsten der harten, gefilterten Strahlung.

Da die Mehrheit der Dermatosen auch eine gewisse Tiefenwirkung der Strahlung erfordert, müßten bei Verwendung weicherer Strahlen mit ihrer relativ geringen Penetrationsfähigkeit größere Dosen verwendet werden. Wegen der starken Absorption der langwelligen, weichen Strahlen in den obersten Hautanteilen würde die Erreichung der nötigen Strahlenkonzentration in etwas tiefer gelegenen Partien vielfach nur mit unerwünschten, später zumindest kosmetisch störenden, oberflächlichen Hautveränderungen (Atrophien, Teleangiektasien) erlangt werden können. Die erst in größerer Tiefe und gleichmäßiger absorbierten Anteile des harten Strahlenbündels führen in einer relativ kleineren Dosis zu gleichem therapeutischem Erfolg. Sie enthalten aber nur geringe Mengen weicheren Röntgenlichtes, die sie beim Durchgang durch die oberflächlichsten Hautschichten durch Absorption verlieren. Diese reichen zumeist nicht hin, um auch nur passagere, unbeabsichtigte Reaktionen (Erythem usw.) zu veranlassen. Der viel schonendere Einfluß der Hartstrahlen auf das gesunde Gewebe der Haut dürfte daher, wenigstens unserer Meinung nach, die immerhin nicht so bedeutende biologische Überlegenheit der Weichstrahlen wettzumachen geeignet sein.

Der Umstand einer abnehmenden biologischen Wirkung der Strahlen bei zunehmender Härte wird anderseits, abgesehen von dem dadurch bewirkten Zeitverlust und eventueller ungünstigerer Einwirkung zu harter Strahlen auf tiefere Organe, für den Röntgen-Hauttherapeuten ein weiterer gewichtiger Grund sein, über ein gewisses Maß von Strahlenhärte und Filterung trotz aller neuerdings dahingehenden Bestrebungen nicht hinaus zu gehen.

Im Verein mit der erwähnten, bestgeeigneten Strahlenhärte werden Strahlenmengen wie die früher erhobenen in ganzen oder Bruchteilen der Epilations-(Normal)dosen bei nicht zu häufiger Wiederholung, in mittleren Serienintervallen der zweiten Forderung einer weitgehenden Hautschonung am ehesten gerecht.

Idiosynkrasie. In der Annahme einer Idiosynkrasie (abnormen Überempfindlichkeit) gegen Röntgenstrahlen wurde in früherer Zeit vielfach eine Probebestrahlung (Bruchteil der normalerweise wirksamen

Dosis) der therapeutischen Bestrahlung vorausgeschickt und nach deren
Effekt die folgenden Dosen bemessen. Dies hat sich aber in der Folge
als unnötig erwiesen, da nach zahlreichen Versuchen und Beobachtungen
eine spezielle Idiosynkrasie gegen Röntgenstrahlen nicht zu bestehen
scheint (HOLZKNECHT, KIENBÖCK, WETTERER, HESS u. a). Dagegen sind
individuelle Schwankungen der Röntgenempfindlichkeit sowie
solche nach der Körperregion unleugbar vorhanden.

Eine individuelle Disposition in Form einer Hypersensibilität
gegen Röntgenstrahlen ist normalerweise vor allem bei wenig pigmentierten, blonden oder rothaarigen Individuen mit zarter
Haut zu konstatieren. Des weiteren können Ernährungsstörungen
und Krankheitsprozesse verschiedener Art (Lues, Nephritis, Diabetes und vor allem Morbus Basedow u. a.) bisweilen nicht unerhebliche
Empfindlichkeitsdifferenzen des gleichen Gewebes auf gleiche Dosen
ergeben. Dazu gesellen sich die Unterschiede in der Röntgenresistenz
der Haut bei verschiedenen Altersklassen (Kindern, Erwachsenen
und Greisen). Im allgemeinen dürfte unter sonst gleichen Bedingungen
die Radiosensibilität der Gewebe Erwachsener am geringsten, von Kindern am größten sein.

Die regionäre Disposition äußert sich in einer erhöhten Röntgensensibilität der Haut gewisser Körperpartien (Hals, Gesicht, Beugeseiten
der Extremitäten) gegenüber jener der übrigen Körperregionen (Capillitium, Streckseiten der Extremitäten, Rumpf).

Trotz dieser individuellen und regionären Verschiedenheit der
Röntgenempfindlichkeit der Gewebe können bei nur einiger Übung in
der Variation der gegebenen Strahlenrezepte fast mit Sicherheit
Schädigungen auf Grundlage einer individuellen und regionären
Überempfindlichkeit gegen sonst gut vertragene Dosen vermieden werden.

Sensibilisierung. Bei der Mehrheit der röntgenindizierten Dermatosen wird zur Erzielung eines auch kosmetisch einwandfreien
Resultates das beschriebene Verfahren vollkommen genügend sein. Jedoch
gibt es noch eine Reihe von an sich ziemlich refraktären Hautleiden, bei denen bisweilen durch künstliche Erhöhung der Radiosensibilität (Sensibilisierung) mit der von uns angegebenen Strahlenhärte und -menge noch Erfolge erzielt werden, die andernfalls nur durch
viel höhere, bereits hautschädigende Dosen und auch damit nicht immer
möglich wären. So erweist sich bei manchen Epitheliomen, Naevis,
Keratosen, bei Granulosis rubra nasi, Rosacea u. a., Vereisung
mit Kohlensäureschnee (30″) mit folgender Röntgenbestrahlung ab und
zu recht wirksam (E. HOFFMANN). Bei gewissen Formen der Hauttuberkulose wird eine Sensibilisierung durch innere Verabreichung
von Jod, das in statu nascendi im Gewebe zur Wirkung gelangt
(RIEHL-SCHRAMEK) sowie durch vorausgehende Bestrahlungen mit
Höhensonne (ROST-SCHREUS), Verätzung mit Pyrogallus und
Galvanokaustik u. a. zu erzielen gesucht. Andere torpide Affektionen (Lichen ruber, inveterierte Psoriasis, Verrucae) werden
nicht selten durch gleichzeitige Arsenzufuhr und die damit bewirkte
Stoffwechselhebung und bessere Durchblutung der Haut röntgenempfind-

licher gemacht. Eine Steigerung der Röntgenstrahlenwirkung, die wahrscheinlich auf vermehrter Elektronenemission beruht, konnte ferner durch Infiltration und Umspritzung des kranken Gewebes mit 10 % Thoriumnitratlösung speziell bei Tumoren (ELLINGER und GANS, SIEDAMGROTZKY und PICARD) bewirkt werden. Überhaupt gelingt es durch alle physikalischen und chemischen Maßnahmen, die eine Steigerung des Stoffwechsels zur Folge haben, die Strahlenempfindlichkeit zu heben, d. h. zu sensibilisieren. Insbesondere gilt dies für hyperämisierende Verfahren. Die stärkere Durchblutung erhöht recht beträchtlich die Röntgenempfindlichkeit der betreffenden Gewebe. Damit kann auch zum Teil die nicht selten außerordentlich starke Reaktion speziell akut entzündeter Haut in Zusammenhang gebracht werden. Der Zustand einer künstlich erhöhten Hyperämie wird zum Teil durch obzitierte Verfahren, vielfach auch durch Wärmestrahlung (Glühlicht), Ultraviolett-Strahlen (Kohlenbogen-, Quecksilberlicht) und Diathermie (MÜLLER) oder durch äußere Applikation hyperämisierender, chemischer Mittel wie z. B. Jod und Teerpinselungen hervorgerufen.

Die Sensibilisierungsmethoden bei Hautleiden sind aber mit größter Vorsicht zu handhaben, um nicht durch unzweckmäßig starke Irritation der Haut einen etwa dadurch erzielten, lokalen Behandlungserfolg mit irreparablen Veränderungen des umgebenden gesunden Hautgewebes zu erkaufen.

2. Röntgenreaktionen.

Bei der Bestrahlung der Haut lassen sich im allgemeinen dreierlei Formen von Reaktionen unterscheiden. 1. Die Vor- oder Frühreaktion. 2. Die eigentliche Röntgenreaktion. 3. Die Spätreaktion.

Vor-(Früh)reaktion. Die Vorreaktion (HOLZKNECHT) oder Frühreaktion (H. E. SCHMIDT) tritt meistens kurze Zeit nach der Bestrahlung auf und dauert wenige Stunden bis Tage. Trotz ihren für den Patienten bisweilen recht unangenehmen Begleiterscheinungen ist sie an sich bedeutungslos und verschwindet bald vollständig. Nach der Lokalisation und Ausdehnung können die Erscheinungen deutlich in Lokal- und Allgemeinreaktion eingeteilt werden.

Die Vorgänge am Orte der Bestrahlung (Lokalreaktion) bestehen in einer vorübergehenden Rötung (Früherythem, eventuell Schwellung) der gesunden Hautpartien sowie in einem lebhaften Aufflackern entzündlich veränderter Herde (oberflächliche Frühreaktion). Eine besondere Therapie scheint kaum erforderlich, eventuell können bei Rötung Puder, bei Schwellung Antiphlogose empfohlen werden. Die tiefe Frühreaktion kommt speziell bei Anwendung harter Strahlen in Form von passagerer Größenzunahme von Drüsenpaketen und Tumoren zum Ausdruck, die nur ganz vereinzelt ernstere Komplikationen (Kompression der Trachea, Glottisödem) verursachen. Im allgemeinen ist auch die tiefe Frühreaktion belanglos und höchstens geeignet, durch ihr plötzliches, unerwartetes Auftreten (z. B. Parotisschwellung nach Gesichtsbestrahlung etwa wegen Ekzem, Lupus, Sycosis u. a.) den Patienten und ab und zu auch den damit nicht vertrauten Arzt zu beunruhigen. Allerdings kann die gleichzeitige, beiderseitige Bestrahlung der Gegend der großen Speicheldrüsen eine vorübergehende Sekretionseinstellung für Tage und Wochen und damit eine Stomatitis und Schluckbeschwerden zur Folge haben. Richtige Wahl der Tiefenpause läßt übrigens jene unangenehme Nachwirkung der Bestrahlung ohne weiteres vermeiden. Die lokale Vorreaktion stellt sich bisweilen schon auf kleinere Dosen bei Individuen mit labilem Gefäßsystem (Morbus Basedow) ein (H. E. Schmidt), im übrigen wird sie, auch ohne individuelle Disposition, bei Applikation höherer Strahlendosen hervorgerufen (Brauer). Sie stellt eine vorübergehende, initiale, meist bedeutungslose Reizwirkung der Röntgenstrahlen auf die Gewebszellen mit sekundärer Hyperämie dar (Kienböck).

Außerdem werden bisweilen bald nach der Bestrahlung umschriebener Hautpartien gewisse Allgemeinreaktionen beobachtet. Rasch abklingende, scarlatiniforme und kleinpapulöse Exantheme, Fieberattacken (wie z. B. bei manchen Formen der Tuberkulose, Leukämie u. a.) dürften auf Intoxikationsvorgänge durch resorbierte Zerfalls- und Abbauprodukte (Röntgentoxine) zurückzuführen sein. Bettruhe und Puderverbände empfehlen sich, soweit eine Behandlung überhaupt nötig erscheint.

Eine um vieles unangenehmere Störung des Allgemeinbefindens stellt der Röntgenkater (Gauss) dar, obgleich auch er ohne weitere Schädigung meist schnell vorübergeht. Seine klinischen Symptome sind Übelkeit, Erbrechen, Kopfschmerzen, Schwindel, Benommenheit, allgemeine Mattigkeit, Schlaflosigkeit oder förmliche Schlafsucht, Geruchshalluzinationen u. a.

Leichtere Vergiftungserscheinungen ziemlich ähnlicher Art entwickeln sich nicht selten bei längerem Aufenthalt in schlecht ventilierten Röntgenzimmern (Ärzte, Röntgenpersonal). Sie werden neuerlich hauptsächlich wieder auf Ozonvergiftung zurückgeführt (Gutmann, Kirstein). Gute Lüftung der Räume (Ventilator), Vermeidung offener Funkenstrecken und Ausstrahlungsstellen durch entsprechende Anlage von Apparatur und Hochspannungsleitungen sind prophylaktisch anzuraten. Die vorteilhafte Trennung des Maschinen- und Bestrahlungsraumes vom Bedienungsraum dürfte aus äußeren Gründen beim Dermatologen kaum durchführbar sein.

Der eigentliche Röntgenkater tritt beim Patienten entweder schon während oder bald nach der Bestrahlung auf und dauert nur wenige Stunden, seltener Tage. Er zeigt eine individuell ziemlich wechselnde Häufigkeit und Stärke, zumeist bei Intensiv-Tiefenbestrahlungen (Chirurgie, Gynäkologie, besonders häufig von Thorax und Abdomen).

Bei dermato-therapeutischen Bestrahlungen wird er seltener beobachtet. Einmal findet er sich öfters, besonders bei Kindern, deren Schädel mehr als zwei Felder einer Epilationsdosis mit schwach und mittelstark gefilterten, harten Strahlen in einer Sitzung erhält. Ferner klagen nicht selten Patienten mit einem ausgebreiteteren

Hautleiden (Ekzem, Psoriasis, Mycosis fungoides) darüber, bei denen bei der Durchbestrahlung des Körpers mehr als 8—10 Einzelfelder in einer Sitzung appliziert werden.

Die Entstehungsursache des Röntgenkaters kann im ersteren Falle wohl am ehesten in einer vorübergehenden meningealen und cerebralen Reizung durch die summierten Strahlendosen gesucht werden. Im übrigen liegt die Pathogenese dieser Beschwerden trotz oder gerade vermöge der vielen, widersprechenden Erklärungsversuche noch arg im Dunkeln. Schädliche Gase, elektrische Aufladung (WINTZ, RIEDER), die früher vielfach als auslösende Ursache angenommen wurden, genügen nach den heutigen Anschauungen kaum für die Erklärung des Röntgenkaters. Eine Schädigung des Magen- und Darmtraktes (H. E. SCHMIDT, MIESCHER), der Leber (CZEPA und HÖGLER) kommen vielleicht in einem Teil der Fälle in Erwägung. Auch eine Störung endokriner Drüsen (HIRSCH) und des vegetativen Nervensystems (NEVERMANN) wird in ursächlicher Hinsicht beschuldigt.

Die größte Wahrscheinlichkeit hat die Annahme einer Intoxikation durch Zellzerfallsprodukte für sich (BEHNE). Über die Art dieser Röntgentoxine (H. E. SCHMIDT) und ihre Entstehung steht aber noch nichts Sicheres fest. Teilweise liefern vielleicht Abbauprodukte weißer Blutkörperchen die Grundlage (HALBERSTÄDTER, HEINECKE, ARNOLD). In letzter Zeit sind auch Änderungen im Kochsalzstoffwechsel mit für den Röntgenkater verantwortlich gemacht worden (SCHLAGINTWEIT und SIELMANN).

Ebenso zahlreich und problematisch wie die Entstehungstheorien des Röntgenkaters sind die dafür vorgeschlagenen therapeutischen Mittel. Neben Sedativis (Chloralhydrat, Bromnatrium, Baldrian) werden Injektionen von Kalkpräparaten (Afenil, Chlorcalcium), 25 proz. Traubenzuckerlösung, 10 proz. Kochsalzlösung, Milch (Aolan), Organextrakten (Hypophysenvorderlappen und Nebennierenrinde), Aderlaß, Anregen der Diurese u. v. a. empfohlen.

Für die Behandlung der meist leichteren Grade von Röntgenkater, wie sie dem Dermatologen in der Praxis hauptsächlich begegnen, genügt, wenigstens nach unseren Erfahrungen, einfache Bettruhe, eventuell Zufuhr von Kochsalz per os (in Gelatinkapseln je dreimal 1,0 g), Klysma oder Injektion (10 ccm 10 proz. Lösung intravenös). Speziell letzteres u. a. von HOLZKNECHT, SCHLAGINTWEIT und SIELMANN angeratene Verfahren soll, vor der Bestrahlung angewandt, Intoxikationserscheinungen überhaupt zu verhindern imstande sein.

In prophylaktischer Hinsicht scheint uns dagegen in der Röntgen-Hauttherapie die Herabsetzung der Zahl der in einer Sitzung bestrahlten Teilfelder als geeignetste und fast stets bewährte Verhütungsmaßnahme.

Die eigentliche Röntgenreaktion. Die eigentliche Röntgenreaktion tritt an der Haut nach einer mehr weniger langen Latenzperiode in Erscheinung. Es ist dies das Intervall zwischen der Bestrahlung und dem klinischen Sichtbarwerden der ersten Veränderungen. Die Latenzzeit der Röntgenreaktion steht in verkehrtem Verhältnis zur verabreichten Strahlendosis.

Man unterscheidet vier Grade der typischen Reaktionen (HOLZ-KNECHT): 1. Den suberythematösen Effekt. 2. Das Erythem. 3. Die bullöse Dermatitis. 4. Das Röntgenulcus.

Der sogenannte suberythematöse Effekt, der schwächste Reaktionsgrad, führt nach etwa drei Wochen Inkubation zu einer von individuellen Momenten abhängigen, verschieden starken Pigmentierung der bestrahlten Haut, zu der sich an behaarten Stellen noch ein vorübergehender Haarausfall hinzugesellt. Rötung und anderweitige mit freiem

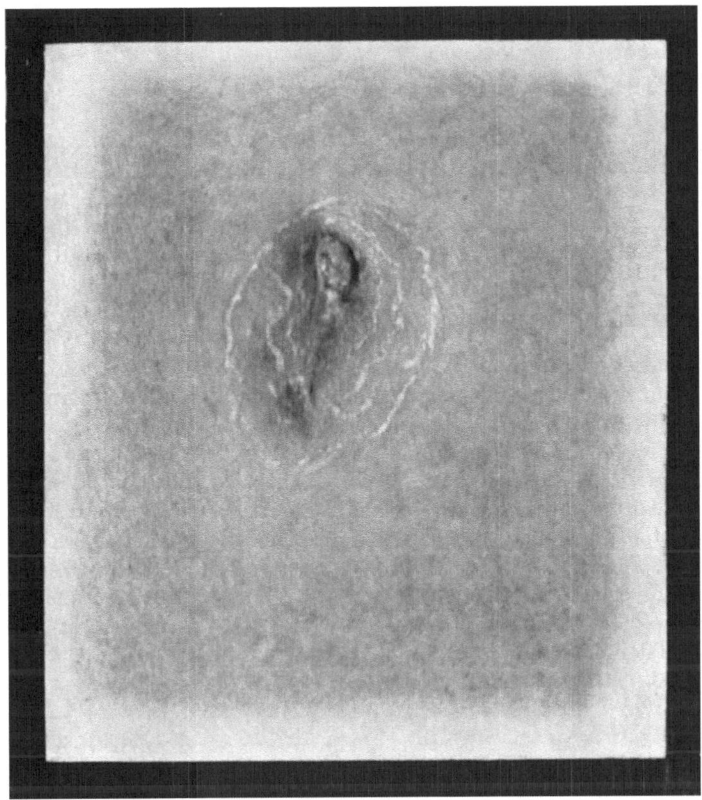

Abb. 22. Pigmentierung nach Röntgenbestrahlung wegen Skrofuloderm
(suberythematöser Effekt).

Auge sichtbare entzündliche Erscheinungen fehlen dabei in gesunder Haut. Ein Aufflackern der Entzündungserscheinungen am kranken Gewebe sowie Degeneration, Resorption und Abbau pathologischer Infiltrate, vorübergehende Lähmung der Haarpapillen deuten darauf hin, daß auch dieser leichteste Reaktionsgrad bereits von ausgesprochenen histologischen Veränderungen begleitet ist. Jedoch erfolgt zumeist schon innerhalb weniger Wochen Restitutio ad integrum. Eine Therapie ist nicht nötig. Eine vielleicht kosmetisch störende, scharfrandige

Abgrenzung der Pigmentation an den Rändern unbekleideter Hautpartien kann bei einiger Übung durch entsprechende Wahl der Felder, geeignete Abdeckung sowie mehrfaches Verschieben der Schutzblenden während der Bestrahlung vermieden werden. Nachträgliche Applikation depigmentierender Mittel (Wasserstoffsuperoxyd und Präcipitatsalben) erweist sich, abgesehen von einer etwaigen kumulierenden Reizwirkung auf die bestrahlte Haut, wenig erfolgreich und ist daher lieber davon Abstand zu nehmen. Die Röntgenreaktion I. Grades erscheint, wie schon früher betont, für die Mehrheit aller Indikationen der Röntgen-Hauttherapie als eben noch erlaubte Grenzreaktion. Denn bis auf behaarte Hautpartien (dauernde Alopecie) pflegt Erzielung einer Reaktion I. Grades selbst bei mehrmaliger (nicht zu häufiger) Hervorrufung an der gleichen Stelle keine bleibende Schädigung nach sich zu ziehen. Der suberythematöse Effekt (HOLZKNECHT) bildet eigentlich nur eine Vorstufe zur akuten Röntgendermatitis sensu proprio, die als Radiodermatitis hyperaemica sive erythematosa, bullosa sive excoriativa, necroticans sive ulcerosa (KIENBÖCK) dem 2.—4. Grad der obgegebenen Einteilung entspricht. Mit ihr beginnen die eigentlichen Röntgenschädigungen der Haut.

3. Röntgenschädigungen.

Sie sind fast durchwegs verschieden schwere, kosmetische, funktionelle und organische Folgeerscheinungen einer einmaligen zu intensiven oder mehrerer in zu kurzen Intervallen applizierter, schwächerer Röntgenstrahlendosen. Bei ganz vereinzelten Krankheitsprozessen der Haut (malignen Tumoren usw.), die an und für sich unter Narbenbildung zur Abheilung gelangen, mögen vielleicht leichtere Grade der Röntgendermatitis (Erythem, eventuell sogar Dermatitis excoriativa) nach Maßgabe der Umstände sogar erwünscht erscheinen. Im großen und ganzen aber muß schon das nachträgliche Auftreten von auch nur leichteren (kosmetischen) Röntgenschädigungen (Teleangiektasien, Atrophien) als Kunstfehler bezeichnet werden, der ab und zu für den Arzt auch noch mit einem gerichtlichen Nachspiel abschließen kann.

Zu Röntgenschädigungen der Haut führen also: 1. die akute Röntgendermatitis in ihren verschiedenen Graden, 2. die Spätreaktionen, denen wir die chronische Röntgendermatitis und Folgezustände nach örtlich wiederholten Reaktionen 1. und 2. Grades zuzählen.

Akute Röntgendermatitis. Die leichteste Form der akuten Röntgendermatitis (Radiodermatitis erythematosa) beginnt nach einer Latenzzeit von etwa zwei Wochen unter Jucken und Brennen mit einer hellen, später mehr cyanotischen Rötung und ödematösen Schwellung der Haut, die an behaarten Stellen von Haarausfall gefolgt sind. Über Desquamation und Pigmentation bilden sich sämtliche Erscheinungen binnen wenigen (3—6) Wochen wieder völlig zurück. Es können aber an einer Hautpartie, die öfter Erytheme, ja bisweilen sogar nur ein einziges überstanden hat, noch nach Jahren bleibende Veränderungen (Teleangiektasien, Atrophien, Pigmentverschiebungen) auftreten.

Ausgeprägtere Störungen zeigt die **Radiodermatitis bullosa sive excoriativa**, die nach etwa 1 Woche vom Zeitpunkt der Bestrahlung unter heftigen Schmerzen zur Rötung, Schwellung, Blasenbildung mit folgender Exfoliation und Nässen führt. Die Überhäutung der torpiden Erosionen erfordert gegen 1—3 Monate. Die Haut hebt sich nach der Heilung zunächst bis auf leichte, rosaweiße Dekoloration wenig von der Umgebung ab, wird aber bald atrophisch und narbig. An den so veränderten Bezirken entwickeln sich weiterhin vielfach noch Tele-angiektasien und Pigmentflecke. An behaarten Partien bleibt totale oder partielle Alopecie zurück, wobei die erhaltenen spärlichen Haare dünn, brüchig und trokken erscheinen.

Das **Röntgen-ulcus** oder die **Radiodermatitis ulcerosa** tritt meist schon nach wenigen (2—3) Tagen bis längstens 1 Woche in Erscheinung. Unter starken Schmerzen entwickelt sich an der bestrahlten Stelle eine düster-rote Schwellung, der bald Blasenbildung, Nekrose und Entstehung einer verschieden tiefen Ulceration folgen. Bisweilen geht auch der zentrale, nicht überhäutende, excori-

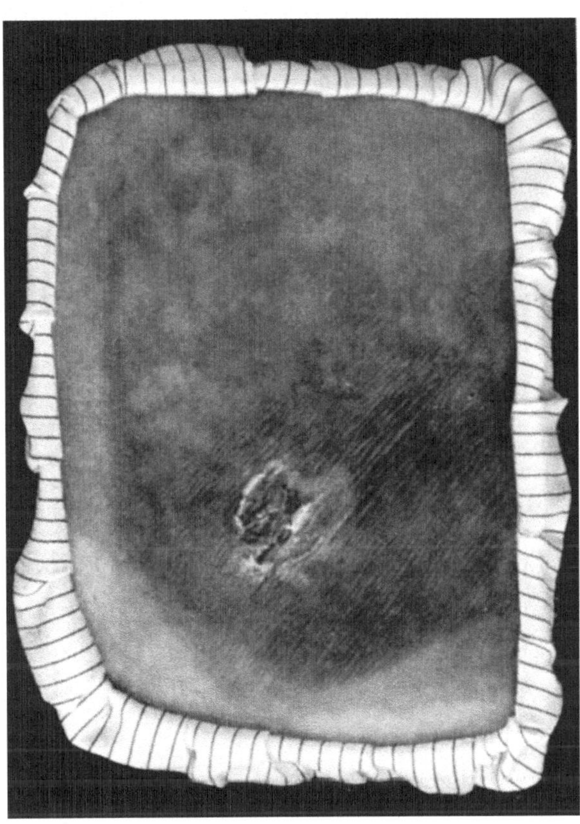

Abb. 23. Radiodermatitis erythematosa und bullosa nach Tiefenbestrahlung.

ierte Rest einer länger bestehenden Radiodermatitis excoriativa in das Ulcus über. Der Substanzverlust zeigt vielfach einen schmutzig gelb-grauen, speckigen, an der Unterlage festhaftenden Schorf. Erst im Verlaufe von Wochen, ja Monaten und selbst Jahren, während denen der Patient von sehr heftigen, oft auch anfallsweise auftretenden Schmerzen gequält ist, kommt es zu allmählicher Lösung der Schorfe. Trotzdem können in den nächsten Wochen wieder neue Nekrosen und Beläge ent-

stehen, bis endlich nach Monaten, ja sogar Jahren doch die Vernarbung
eintritt. Die krankhaften, glasigen Granulationen nehmen sodann ein
frischeres Aussehen an und von den Ulcusrändern schiebt sich zentral-
wärts der Epithelsaum fort, der noch die letzten Reste der Beläge
zum Abbröckeln bringt. Die in der ersten Zeit noch glatte, alabaster-
weiße Narbe nimmt bald eine Sprenkelung durch zahlreiche, oft rand-
wärts radiär ausstrahlende Teleangiektasien und Pigmentflecke an,

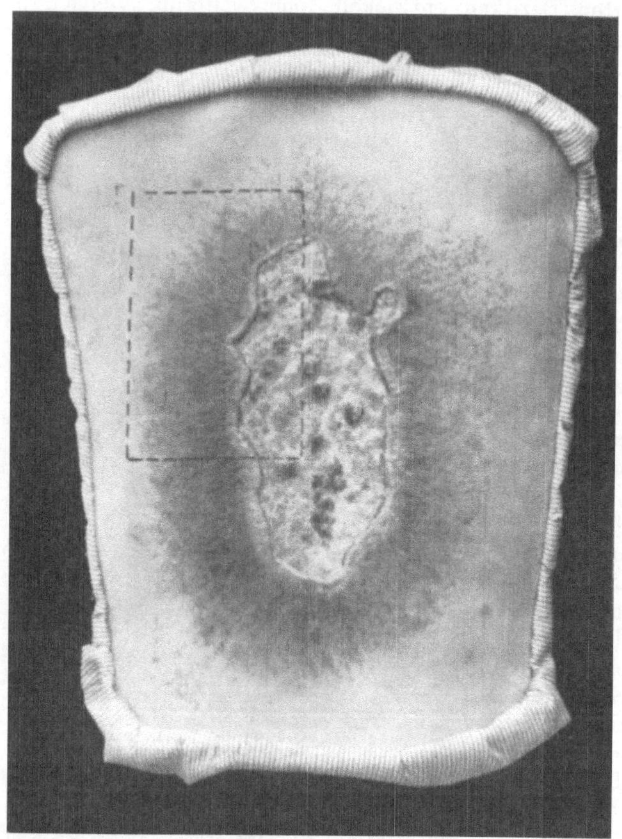

Abb. 24. Röntgenulcus am Rücken nach diagnostischer Durchleuchtung.
(Radiodermatitis ulcerosa.)

während die Umgebung dunkler pigmentiert erscheint. Ähnlich wie
z. B. in Brandnarben kann es späterhin noch zu entstellenden und
funktionshemmenden Kontrakturen sowie selbst zu Spätnekrosen und
neuerlichem Aufbrechen des bereits vernarbten Ulcus kommen.

Histologie. Den beschriebenen klinischen Reaktionserscheinungen
an der röntgenbestrahlten Haut liegen auch mehr mindere schwere,
strukturelle Gewebsveränderungen teils degenerativer, teils entzündlicher Natur zugrunde (UNNA, SCHOLTZ, FREUND und OPPENHEIM,

Rost, Gassmann, Krause und Ziegler u. a.). Vor allem wird von den X-Strahlen die Epidermis getroffen und hat sich gerade die Basalzellenschichte als höchst strahlenempfindlich erwiesen. Aufquellung der Kerne, Schwellung derselben, Schrumpfung, Vakuolisierung und Kernzerfall in fleckweiser Anordnung finden sich im histologischen Bild.

Im Corium sind vorwiegend die empfindlichen Endothelien der Capillaren, bei harten Strahlen auch noch tieferer Gefäße ge-

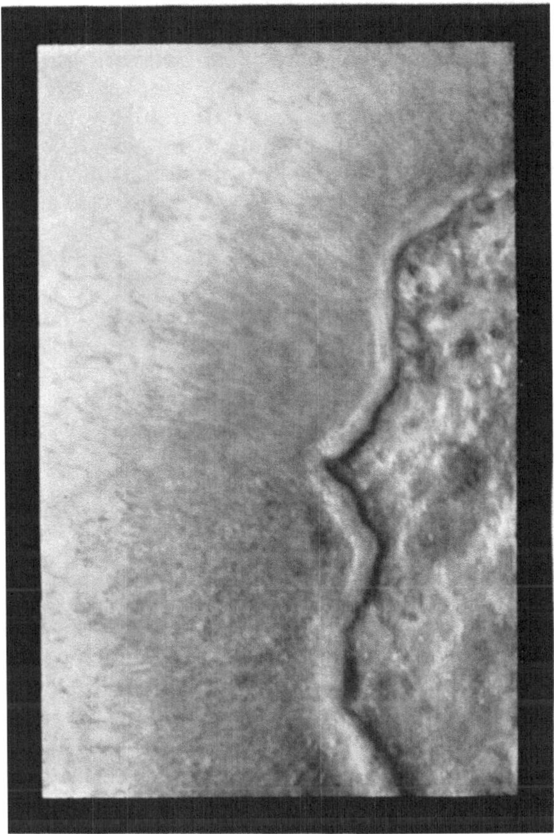

Abb. 25. Vergrößerter Ausschnitt aus Abb. 24. Röntgenulcus am Rücken nach diagnostischer Durchleuchtung. (Radiodermatitis ulcerosa.)

schädigt. Diese Veränderungen an den kleinen Gefäßen entstehen schon nach schwachen Dosen und dürften die noch zu besprechenden Spätschädigungen verursachen, die trotz Fehlen klinisch sichtbarer Erscheinungen oft erst lange Zeit nach der Bestrahlung sich einstellen können. Quellung der Endothelzellen der Capillaren mit teilweisem Verschluß des Lumens, außerdem Degeneration der Elastica und „vakuolisierende Degeneration" der Muscularis mit späterer Atrophie charakterisieren den histologischen Gefäßprozeß. Schwächere Strahlen-

mengen bedingen ferner bereits eine Quellung und wabenartige Um-
bildung der Kerne der fixen Bindegewebszellen. Das kernlose
und daher wenig sensible kollagene und elastische Gewebe reagiert
nur auf sehr hohe Dosen mit Zerbröckelung, Klumpung und stellen-
weisen Schwund. Ebenso zeigen die wenig strahlenempfindlichen
Muskel- und Nervenzellen kaum irgendwelche Veränderungen auf
die Bestrahlung. Immerhin läßt die analgetische Wirkung der Röntgenstrahlen auf juckende Dermatosen feinere Vorgänge an den Hautnerven
vermuten, trotzdem strukturell bisher keine Anhaltspunkte dafür vorliegen. — Ausgesprochene Veränderungen erleiden aber durch die Bestrahlung die Haare und Hautdrüsen. Intensivere Strahlenmengen
haben Degeneration, Schrumpfung der Haarfollikelzellen, Umwandlung in homogene Massen und eine sie begleitende reaktive Entzündung (Gefäßerweiterung, kleinzellige und polynucleäre Leukocyten-
infiltrate) zur Folge. Der Prozeß ist makroskopisch durch starke
Rötung der Haut und reichlichen Haarausfall mit späterem Ausbleiben
des Haarnachwuchses durch Verödung der Haarpapillen und Follikel
gekennzeichnet.

Infolge ihrer lebhaften sekretorischen und Zellteilungstätigkeit sind
ferner die Hautdrüsen gegen eine Bestrahlung recht sensibel. Bei
geringgradiger Schädigung lassen die Schweißdrüsenepithelien zunächst nur Hemmung der Sekretion ohne nachweisbare histologische
Veränderungen erkennen. Höhere Dosen rufen Vakuolisation und
Schrumpfung in den Knäuelzellen mit schließlich völliger Atrophie hervor, während die Schweißdrüsenausführungsgänge nur selten affiziert
werden. Wegen gleichzeitig konstatierbarer Schwellung der Endothel-
kerne des Capillarnetzes der Drüsenknäuel ist es aber nicht ausgeschlossen, daß sich die Röntgenstrahlenwirkung auf die Schweißdrüsen aus einer Summierung von direkter Wirkung auf die
Epithelzellen und indirekter über die ernährenden Capillaren erklärt. Analog den Schweißdrüsenveränderungen gehen jene
an den Talgdrüsen mit Abnahme, Schwund der lipoiden Kügelchen
bis zur Atrophie einher.

Neben den primären, durch die X-Strahlen direkt bewirkten
degenerativen Prozessen, bestehen noch sekundäre, entzündliche
Vorgänge im bestrahlten Gewebe. Sie treten besonders bei den höheren
Graden der Röntgenreaktion stärker in Erscheinung. So finden sich
bei der Radiodermatitis erythematosa neben der Gefäßerweiterung Ödem und perivaskuläre Zellinfiltrate in der Cutis. Zu diesen
Gewebsveränderungen gesellen sich bei der Radiodermatitis bullosa
noch Spongiose der Epidermis, inter- und subepitheliale Bläschen- und
Pustelbildung, schließlich Zerstörung der Epidermis und obersten Pa-
pillenspitzen. Im höchsten Maße weist das Röntgenulcus in seinem
histologischen Bilde die erwähnten degenerativen und entzündlichen
Erscheinungen auf, die dabei mehr minder der Fläche und Tiefe nach
ausgedehnte Nekrose von Epidermis und Cutis bedingen. Dabei sind
vor allem die überaus schweren Veränderungen der Hautgefäße bemerkenswert, die von den oberflächlichen Capillaren nur langsam gegen

die tieferen Gefäße fortschreiten und so das Auftreten und den torpiden Verlauf der zweiten Form des Röntgengeschwüres, des Röntgen-Spätulcus, erklären. Neben der „vakuolisierenden Degeneration" und starken Verdickung der Intima mit Obliteration der meisten Gefäße sind vor allem noch die hochgradige Vakuolisierung und Auffaserung der im allgemeinen nicht besonders strahlenempfindlichen Muscularis, Elastica und des Bindegewebes von Media und Adventitia der größeren Gefäße bemerkenswert (GASSMANN).

Therapie. Erste Bedingung einer auch vom dermatologischen Standpunkte zweckentsprechenden Behandlung der akuten Röntgendermatitis ist möglichst schonendes Vorgehen. Denn die durch die Röntgenstrahlen mehr minder schwer geschädigten Hautelemente reagieren nicht selten auf nur einigermaßen reizende Mittel schon mit einer Steigerung der Beschwerden und Entzündung sowie der Degenerationsvorgänge. Aus den sehr zahlreichen Behandlungsverfahren, wie sie speziell für die Therapie des Röntgenulcus angegeben sind (siehe GOTTHARDT), möchten wir daher nur einige wenige anführen, die sich uns wenigstens bei der Mehrheit einschlägiger Fälle bewährten.

Die Radiodermatitis erythematosa klingt, soweit eine Therapie überhaupt gewünscht wird, unter einfachen Puder- und Zinksalbenverbänden ab.

Bei der Radiodermatitis bullosa werden zunächst Bäder und Umschläge mit milden, reizlosen Dekokten von Pflanzenblüten und Blättern oder 1—2 proz. Borlösung reiz- und schmerzlindernd wirken. Die Abheilung von Erosionen kann sodann unter Applikation möglichst indifferenter Salben (Borparaffin, Kühlsalben mit Burow u. a.) vor sich gehen. Anästhesierende Zusätze zu den Salben sind lieber zu meiden, da sie entweder erschlaffende Wirkungen auf die an sich schon geschädigten Gefäße hervorrufen (Cocain) oder ihnen teilweise ein leicht ätzender Einfluß zuzuschreiben ist (Anästhesin, Orthoform, Cycloform u. a.).

Während auch die bullöse Röntgendermatitis auf diese Weise noch in ziemlich absehbarer Zeit zur Abheilung gelangt, bedeutet die Behandlung des akuten Röntgenulcus (Radiodermatitis ulcerosa) vielfach ein rechtes crux medicorum. Zweierlei therapeutische Möglichkeiten kommen dabei vorwiegend in Betracht: 1. ein radikales, chirurgisches und 2. ein konservatives, physikalisch-chemisches Vorgehen.

Der chirurgische Eingriff ist als rascheste und geeignetste Therapie bei kleinen, günstig lokalisierten Ulceris, wenn sie sich einmal demarkiert haben, weitaus zu bevorzugen. Das Geschwür wird weit und tief im Gesunden umschnitten und das ganze geschädigte Gewebe exzidiert. Der Defekt wird entweder durch direkte Naht geschlossen oder bei zu großer Ausdehnung durch Transplantation gestielter Hautlappen ausgefüllt.

Der recht langwierigen und manchmal unbefriedigenden, konservativen Therapie bleiben in erster Linie alle ausgedehnteren und ungünstig gelegenen Röntgenulcera vorbehalten, bei denen eine chirurgische Entfernung unmöglich oder nur mit schwerster kosmetischer und funktioneller Beeinträchtigung durchführbar erscheint.

Allerdings konnten wir auch bei diesen durch längeren Aufenthalt der Patienten im Wasserbett noch relativ gute Erfolge durch raschere Reinigung der Geschwüre und Abstoßung der Schorfe, sowie allmähliche Epithelisation vom Rande erzielen (KUMER). Auch die sehr lebhaften Schmerzen schwinden im Wasserbett vollständig oder werden auch ohne Narcotica auf ein erträgliches Maß reduziert. Leider ist diese segensreiche Einrichtung in nur wenigen größeren Krankenanstalten bisnun zugängig. Doch können im Notfall ein Wasserbett aus einer einfachen Badewanne improvisiert oder partielle Dauerbäder (Arm- oder Fußwannen) versucht werden. Anderenfalls müssen zunächst blande Umschläge und Salbenverbände allein oder in Kombination, als sogenannte fettfeuchte Verbände, wie bei der Dermatitis excoriativa herhalten. Der Anwendung von granulationsanregenden Salben, besonders der so beliebten Lapis- und Scharlachrotsalben, die nach Abstoßung der Nekrosen zur Förderung der Epithelisation des Substanzverlustes empfohlen werden, möchten wir nicht gern das Wort reden. Nach unserer Erfahrung verursachen sie infolge ihrer leichtätzenden Nebenwirkung mehrfach direkt eine Verzögerung des Heilverlaufes durch neuerliche Verschorfung der an sich so wenig resistenten Ulcusfläche. Am ehesten käme noch die milde, 2 proz. Pellidolsalbe, eine modifizierte Scharlachrotsalbe, in Erwägung.

Die vielfach angeratene Behandlung des Röntgenulcus mit strahlender Wärme (Glühlichtbädern) und Ultraviolettlicht (Sonne, Finsen, Höhensonne) sowie kleinen Radiummmengen scheint in gewissen Fällen die Vernarbung zu befördern. Andererseits bleibt zu bedenken, ob nicht bisweilen der schädigende Einfluß dieser Strahlenarten auf das überempfindliche Ulcusgewebe die beabsichtigte, regenerationssteigernde Wirkung überwiegt. Am harmlosesten wären noch kurze Allgemeinbelichtungen des Körpers unter Ausschluß der Geschwürsgegend. Denn eine damit erzielte allgemeine Leistungssteigerung des Organismus käme immerhin auch dem Heilungsverlauf des Ulcus zugute.

In der erst in letzter Zeit verschiedentlich geübten und zum Teil sehr gelobten, wiederholten, anästhesierenden Um- und Unterspritzung des Ulcus mit $^1/_2-2$ proz. Novocain-(Pepsin-)lösung (PAYR, JERUSALEM, HOLZKNECHT) können wir nach unseren vorläufigen Erfahrungen damit keinen überzeugenden therapeutischen Fortschritt erblicken. Allerdings erstrecken sich unsere Beobachtungen bisher nur auf wenige und schwere Fälle. Neben der lokalen und einer allgemeinen, roborierenden Behandlung des Röntgenulcus (Diät, As usw.) erfordern die oft unerträglichen Schmerzen entsprechende Bekämpfung, zumal dann, wenn die lokale Therapie, wie meistens, keine Beseitigung oder selbst nur Linderung auf ein erträgliches Maß mit sich bringt. Neben den gewöhnlichen Sedativis wird bisweilen das Morphium selbst in höheren Dosen kaum zu entbehren sein. Dagegen ist von der örtlichen Anwendung von Anästheticis (Cocain-Anästhesin, Orthoform, Cykloform) aus bereits erörterten Gründen entschieden abzuraten.

Spätreaktionen. Unter dem Begriff Spätreaktion wird mehrfach nur eine krankhafte Veränderung der Haut verstanden, die erst mehrere Monate nach der Bestrahlung auftritt, ohne daß sich eine Radiodermatitis hat nachweisen lassen (F. M. Meyer u. a.). Wir wollen die Bezeichnung etwas weiter fassen. Danach reihen wir darunter ein: 1. die chronische Radiodermatitis und 2. Spätschädigungen nach Reaktionen 1.—4. Grades.

Chronische Radiodermatitis. Ärzte, Laboranten, Physiker, Techniker und sonstige Personen, die ohne entsprechenden Schutz häufig ihre Haut kleinsten Röntgenstrahlenmengen aussetzen, erleiden ganz allmählich im Verlaufe der Jahre bleibende Veränderungen dadurch. Diese gehen unter der Bezeichnung der chronischen Radiodermatitis oder Röntgendystrophie, die u. a. speziell von Kienböck und Unna von der klinischen bzw. histologischen Seite eingehender studiert wurden.

Am häufigsten werden die Hände und da wieder vor allem der Handrücken und das Dorsum der Finger sowie die Fingerkuppen, selten andere Körperregionen (wie Gesicht, Brust) betroffen. Deren Haut wird trocken, spröde und rissig. Sie nimmt vielfach eine diffuse oder auch fleckige Rötung an. Dazu gesellen sich im weiteren Verlaufe des Prozesses Haarausfall und später dauernde Alopecie an den behaarten Stellen, ferner Atrophie und Auftreten fleckiger Pigmentation. Die atrophischen Partien sind vielfach von verästelten Teleangiektasien durchzogen. Die Nägel der Hände werden brüchig und gerifft, zeigen Neigung zum Einreißen und Abbröckeln, teils Verdünnung, teilweise auch onychogryphotische Verdickung. Ein weiteres, hauptsächliches Charakteristikum der chronischen Radiodermatitis bilden endlich ausgedehntere, diffuse und circumscripte, warzige Hyperkeratosen, an denen es durch die Unnachgiebigkeit der Hornschichte bald da, bald dort zu schmerzhaften Rhagaden kommt. Andererseits können tiefgehende Ernährungsstörungen des Gewebes mit Hyperämie und Ödem zu Verdickung und sklerodermatischer Beschaffenheit an den Phalangen führen. Nicht verheilte Rhagaden werden manchmal auch Ausgangspunkte torpider Ulcerationen, für deren Entwicklung bei der schlechten Heilungstendenz des durch die Strahlen schwer geschädigten Gewebes schon unbedeutende Traumen und Reize genügen. Durch die Progredienz der nekrotischen Vorgänge kann es in der Folge, so besonders an den Fingern, zu förmlichen Verstümmolungen kommen. Die Vernarbung geht nur allmählich vor sich und führt bisweilen zu nicht unbeträchtlichen Contracturen (Klauenhand). Durch die erwähnten klinischen Erscheinungen sowie durch den Umstand, daß die warzenartigen Wucherungen nicht selten malign degenerieren, zeigt die chronische Radiodermatitis manche Analogie mit dem Xeroderma pigmentosum (Lichtschrumpfhaut), das gleichfalls, wenn auch durch die Wirkung andersartiger Lichtstrahlen, auf eine allerdings von Geburt dazu disponierte Haut bedingt erscheint.

Dem klinischen Bilde der chronischen Röntgendermatitis entspricht histologisch eine starke Alteration der gesamten Struktur der Cutis. Neben einer Atrophie der epidermoidalen Anhangsgebilde (Haare, Talg- und Schweißdrüsen), die auch vollständig fehlen können, findet sich in der Lederhaut ein chronisches, interstitielles Ödem, Atrophie der elastischen Fasern, dagegen Verdickung der glatten Muskulatur. Die Blutgefäße der Cutis weisen annähernd intakte Wandungen auf und bieten nur als auffallend eine veränderte Blutverteilung.

Die Epidermis ist entweder mächtig verdickt, von einer breiten Hornschicht bedeckt, hyperkeratotisch oder zeigt die Zeichen einer Atrophie. So kann denn der epitheliale Anteil der Haut, auf wenige Zellagen reduziert, außerordentlich schmächtig erscheinen.

Eine weitere Polymorphie kommt dadurch zustande, daß wieder stellenweise der Charakter der Epithelzellen sich ändert, die Form der Zellen und der Kerne sehr verschiedenartig wird, daneben auch die Tinktion mit Kernfarbstoffen keine gleichmäßige ist. Daraus resultiert besonders bei Wucherungsvorgängen einzelner Zellzüge in die Cutis ein Bild, dessen Beurteilung oft auf große Schwierigkeiten stoßen kann. Mit der Bezeichnung präcanceröse Epithelwucherung scheint wohl ein zutreffender Name gefunden, der jedoch in der Erkenntnis dieser Vorgänge keineswegs einen Fortschritt bedeutet.

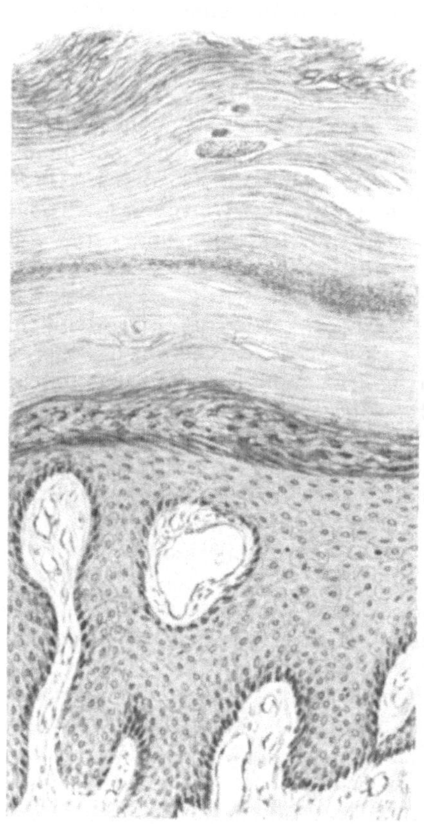

Abb. 26. Hyperkeratose bei chronischer Röntgendermatitis.

Am auffallendsten ist somit der Gegensatz zwischen den schweren Gefäßwandveränderungen bei der akuten Röntgendermatitis, und zwar vor allem dem Röntgenulcus und den annähernd intakten Gefäßen der chronischen Röntgendermatitis. Es erscheint dadurch mehr als wahrscheinlich, daß für die Röntgenschädigungen in erster Linie die primäre Degeneration des Gewebes durch direkte Strahlenwirkung in Betracht zu ziehen sein dürfte. Dabei soll der allerdings nur sekundäre, unterstützende Einfluß der schlechteren Ernährung einer außerdem gefäßgeschädigten Hautpartie keineswegs in Abrede gestellt werden.

Spätschädigungen nach Reaktionen 1.—4. Grades. Bereits auf wiederholte Reaktionen ersten Grades (einfache Pigmentation), wie sie auch in der Röntgen-Hauttherapie bisweilen zur Erreichung gewisser therapeutischer Effekte notwendig werden, können hin und wieder nach monatelanger Latenzzeit leichte Veränderungen an der Haut auftreten. Dies gilt übrigens sogar für zu häufige und zu rasch einander folgende, kleinere Strahlendosen, die an sich von keinerlei sichtbarer Reaktion der Haut begleitet waren. Diese äußern sich zumeist in ähnlicher Weise wie Spätreaktionen nach wiederholten oder sogar nur einmaligen Erythemdosen als verschieden stark ausgeprägte Atrophie der Haut, die bald von Teleangiektasien durchsetzt erscheint. Diese geringen Grade von Spätschädigungen wirken vielfach nur kosmetisch störend (Atrophien nach Hypertrichosis- und Acnebestrahlung des Gesichtes, von Lymphomen am Halse usw.), bisweilen aber können sie zur Entwicklung von schwereren Prozessen Anlaß geben. Derartig geschädigte Stellen bleiben im allgemeinen gegen Reize aller Art weit empfindlicher als das übrige Gewebe. Wird nun eine solche Hautpartie oder eine, die einmal eine Röntgenreaktion höheren Grades überstanden hat, von stärkeren oder auch geringfügigeren, aber wiederholten Traumen mechanischer oder auch physikalisch-chemischer Natur getroffen, so tritt bisweilen unter fortschreitendem Gewebszerfall ein mehr weniger ausgedehnter Substanzverlust in der atrophisch-narbigen Haut auf.

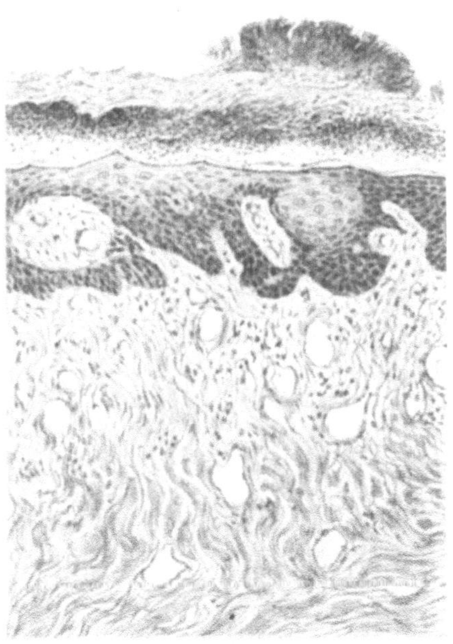

Abb. 27. Epithelwucherung bei chronischer Röntgendermatitis.

Diese sekundären Spätnekrosen und Röntgenulcera unterscheiden sich klinisch wenig von einem akuten Röntgenulcus und nehmen einen ähnlich torpiden Heilungsverlauf.

In gleicher Weise wie die Entstehung besagter Spätulcerationen ist auch der Zerfall und die schlechte oder gänzlich mangelnde Heilungstendenz von operativ gesetzten Wunden in einem so veränderten Gebiete zu erklären. Es kann daher nicht eindringlich genug vor nachträglicher, chirurgischer Entfernung von mehrfach mit größeren Dosen bestrahlten, aber dagegen refraktären Hautaffektionen (Tumoren, Lymphomen, Lupus, Keloiden u. a. m.) gewarnt werden.

Erwähnenswert wären ferner noch gewisse sklerodermieähnliche Veränderungen der Haut, die sich noch bisweilen einige Monate nach mehrmaligen Reaktionen 1. und 2. Grades mit harten, stark gefilterten Strahlen einstellen. Sie sind weniger bei der Behandlung von

Hautleiden, als bei der Tiefentherapie chirurgischer und gynäko-
logischer Leiden zu beobachten (SEITZ und WINTZ, JÜNGLING). Dabei entwickelt sich ein chronisches Ödem und derbe cutan-subcutane
Infiltrationen in der Haut, besonders an Stellen mit gut ent-
wickeltem Panniculus adiposus (wie Abdomen). Die indu-
rierten, mattglänzenden Hautpartien fühlen sich derb an
und sind von der Unterlage nicht abhebbar. Subjektive
Empfindungen (wie Schmerzen, Spannungsgefühl) sind in
wechselndem Maße vorhanden.

Die Erscheinungen lassen sich in erster Linie auf eine
Schädigung der tiefen Gefäße und Gewebe zurück-
führen, da bei der genannten Strahlenqualität die Tiefenwirkung ungleich stärker ist.

Als auslösender Faktor spielt dabei wohl vornehmlich
die schlechtere Ernährung der Haut durch die schwer geschädigten, tieferen

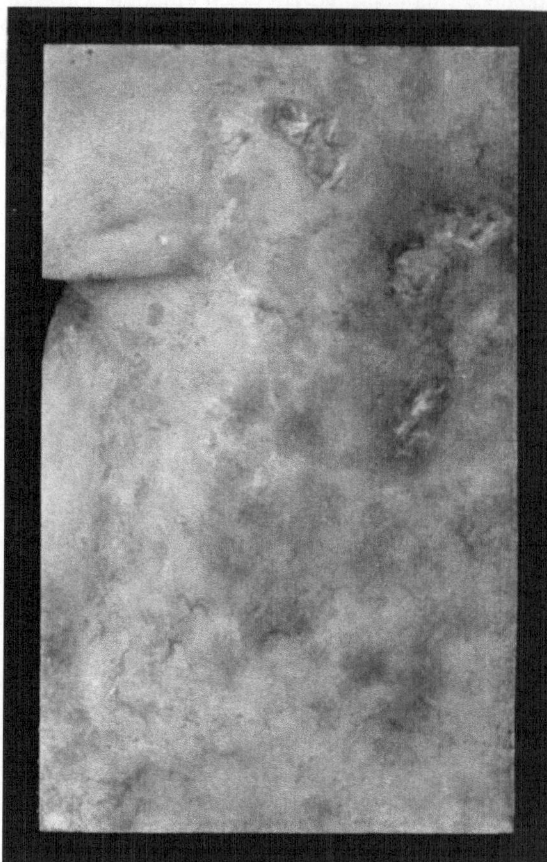

Abb. 28. Röntgenspätschädigungen. (Teleangiektasien,
Atrophien, Pigmentverschiebung, Nekrosen und Ulcerationen.

Hautgefäße mit, der ein auch sonst nur leicht röntgenverändertes
Gewebe auf die Dauer nicht gewachsen ist.

Röntgencarcinome. Eine der bedrohlichsten Spätreaktionen
bildet die maligne Entartung von Röntgenulceris, Keratosen und
röntgenatrophischen Partien einer chronischen Radiodermatitis. Unter
den malignen Tumoren wurden nur ganz selten Sarkome nach
Röntgenbestrahlung beobachtet (PELS-LEUSDEN, BECK). Diese dürfen
keineswegs mit nur sarkomverdächtigen, atypischen Granula-
tionswucherungen von geschwulstartigem Charakter verwech-
selt werden, die später mehrfach spontan zur Heilung kommen (BRANDT).

Eine derartige Granulationswucherung auf Basis eines torpiden Röntgenulcus nach wiederholter Röntgenbestrahlung wegen eines Fungus des linken Kniegelenkes konnten auch wir bei einer Patientin der Klinik RIEHL beobachten.

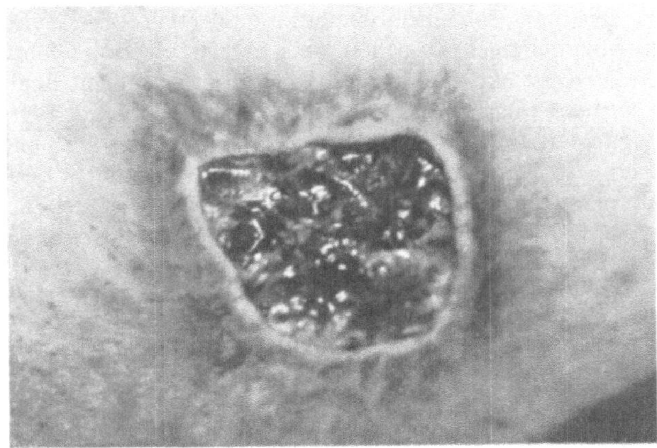

Abb. 29. Spätulcus nach vorangegangener Myombestrahlung.

Die Hauptmasse aller einschlägigen Tumoren stellen jedoch die Carcinome dar (HESSE). Diese sogenannten Röntgencarcinome finden sich in erster Linie an Fingern und Händen von Röntgenärzten, -assistenten und -technikern. Sie treten aber auch an anderen Körperstellen auf, die nach Einwirkung von Röntgenstrahlen die beschriebenen Hautschädigungen durchgemacht haben (z. B. Gesicht). Diese Tumoren dürften nach allem kaum für die Röntgenwirkung spezifisch sein (H. E. SCHMIDT). Denn das durch die Bestrahlung chronisch entzündlich, hyperkeratotisch und narbig veränderte Gewebe gibt an und für sich einen geeigneten Boden für diese malignen Epithelneubildungen ab. So entwickeln sich ja bekanntlich bisweilen Hautkrebse in gleicher Weise im Gewebe, das aus anderen Ursachen chronisch entzündlich und narbig verändert ist, wie Lupus,

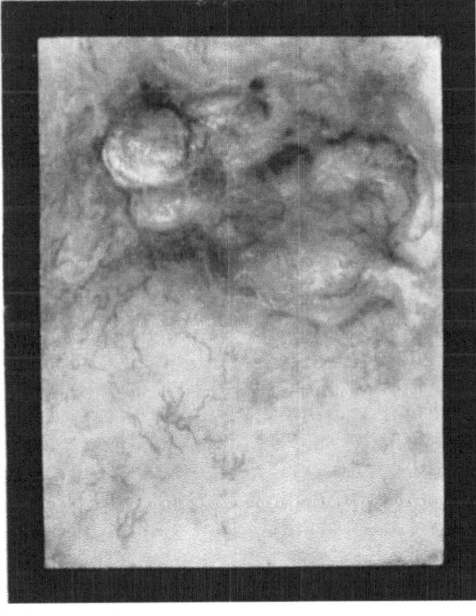

Abb. 30. Röntgen-Spätschädigung. (Ulcus mit geschwulstartiger Granulationswucherung.)

Gummen, Ulcera cruris, Verbrennungsnarben u. a., auch o h n e vorausge-
gangene Röntgenbestrahlung. Von diesen läßt sich das sogenannte Röntgencarcinom auch vielfach weder klinisch noch histologisch unterscheiden.
Klinisch zeichnen sich „Röntgenkarzinome" teils durch ein prolifera-
tives, blumenkohlartiges Aussehen, teils durch ulcerierenden Charakter
aus. Auffallend ist die überaus große Schmerzhaftigkeit der Tumoren.

Kurz sei noch auf das histologische Bild der wichtigsten Röntgenspätschädigungen, des Röntgen-Spätulcus und des Röntgencarcinoms
eingegangen. So wies z. B. der von E. HOFFMANN und SCHREUS mitge-
teilte Fall eines Spätulcus sowohl Veränderungen in den epithelialen

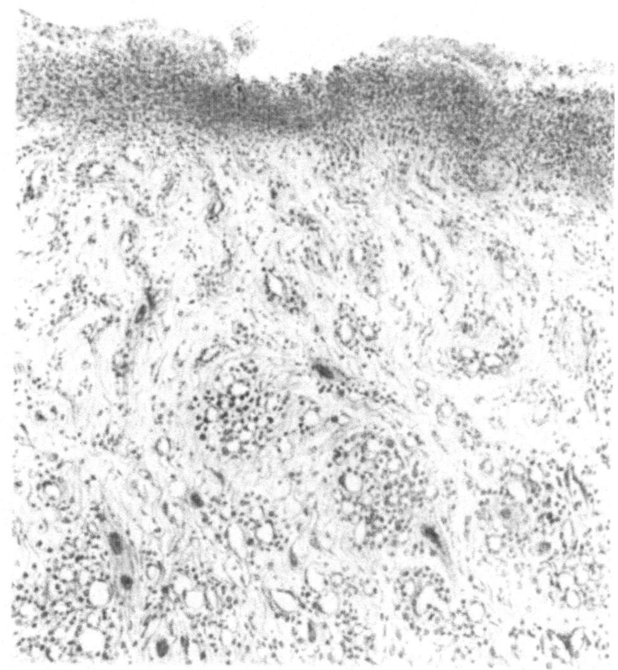

Abb. 31. Beginnendes Röntgen-Spätulcus.

Anteilen der Haut (Atrophie der Epidermis bei leicht verdickter Hornschichte, Reduzierung der Haarfollikel, Talg und Schweißdrüsen) als
auch in der Cutis besonders an den Arterien (Wandverdickung durch
Hyperplasie der Muscularis und Adventitia) auf.

Das vollentwickelte Röntgencarcinom ist in der Regel ein
verhornender Plattenepithelkrebs. Die zwischen die Cutis und das
meist reichlich vorhandene Zellinfiltrat eingedrungenen Epithelzapfen sind
vielfach außerordentlich reich an Hornperlen. Weitgehende Schädigungen
des Cutis-Bindegewebes, durch spezielle Färbungen darstellbar, gehören
dabei zu den gewöhnlichen Befunden. Trotzdem oftmals in solchen
Fällen ein ganz besonderes Tiefenwachstum festzustellen ist, sollen

nach Angaben in der Literatur (HESSE) Metastasen nur in etwa 26 vH. der Fälle beobachtet werden.

Eine Entstehung der sogenannten Röntgencarcinome durch die alleinige Strahlenwirkung ist sonach wohl kaum wahrscheinlich. Doch kommt der dadurch gesetzten Irritation sicher ein gewisser ätiologischer Einfluß zu, wenn aus dem häufig beobachteten Zu-

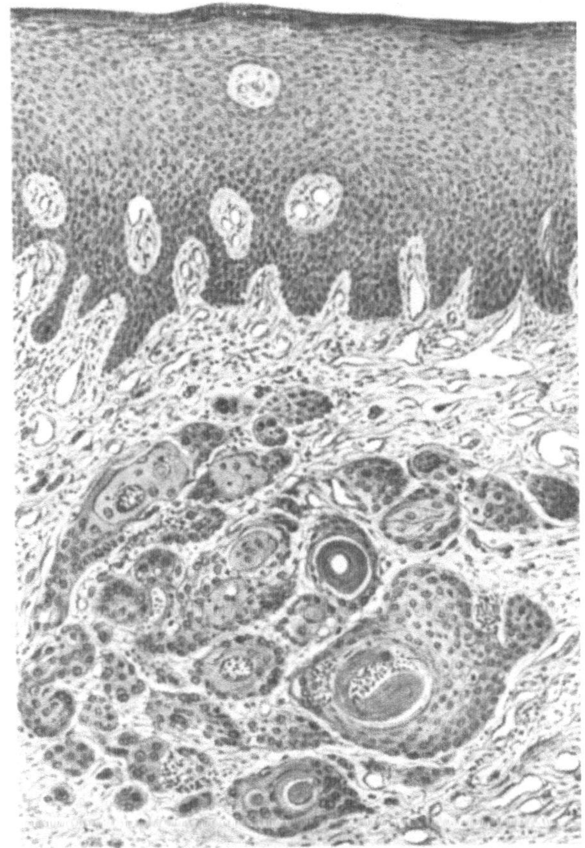

Abb. 32. Röntgencarcinom (verhornender Plattenepithelkrebs).

sammentreffen von Reiz und chronischer Entzündung (Pfeifenraucher-, Schornsteinfeger-, Paraffinkrebs) bei der Entwicklung von Hautcarcinomen zu schließen erlaubt ist.

Durch die Alteration und Schädigung vor allem des bindegewebigen Stromas in der entzündlich und narbig veränderten Röntgenhaut entsteht vielleicht jene Spannungsverschiebung und Isolierung von Epithelzellen, die der Proliferationskraft des Epithels freien Spielraum zur Carcinombildung verleiht (RIBBERT). Nach dieser Auffassung erscheint es begreiflich, wenn manche Autoren die therapeutische Anwendung von übermäßig großen Röntgenstrahlenmengen bei Bekämpfung der Carcinome als auch bindegewebschädlich ablehnen. Sie treten vielmehr für kleinere Strahlendosen ein, die als direkter oder indirekter (über endokrine Drüsen) Funktionsanreiz aufs gesunde Bindegewebe in erster Linie Hemmung, ja sogar völlige Aufhebung des Carcinomwachstums, in zweiter Linie erst einen lähmenden und schädigenden Einfluß auf die empfindlicheren Carcinomzellen ausüben sollen (FRÄNKEL, OPITZ, CASPARI, STEPHAN, TEILHABER u. a.).

Therapie. Die therapeutische Beeinflussung von Spätschädigungen der Haut richtet sich im allgemeinen nach der Art der Veränderungen im bestrahlten Gewebe. Trockene, rissige, verdickte, sklerodermieartig veränderte Hautpartien, ferner atrophische Stellen mit Teleangiektasien werden vor allem **möglichste Ausschaltung jeglicher Irritation** erfordern. Zudem wird die infolge einer Atrophie von Talg- und Schweißdrüsen übermäßig trockene und spröde Haut durch indifferente Fette (Lanolin, Ungt. Diachylon, Schleich'sche Hautcreme) oder wo diese nicht vertragen werden durch Glycerinpräparate (Ungt. Glycerini, Kaloderm) geschmeidig gemacht. **Teleangiektasien** werden bisweilen durch kurzdauernde Applikation von Kohlensäureschnee $(3-8'')$ oder mittels Spitzenbrenner in iontophoretischer Anästhesie nach WIRZ (KRIESER) ohne wesentliche Beeinträchtigung der sehr vulnerablen Röntgenhaut erfolgreich zur Verödung gebracht. **Störende fleckige Pigmentationen** lassen sich hie und da durch Behandlung mit reduzierenden (Wasserstoffsuperoxyd, Präcipitatsalben) oder schälenden Mitteln (Betupfung mit flüssiger Karbolsäure) entfernen oder weniger sichtbar gestalten. **An sklerodermieartig veränderten Hautstellen** sowie solchen **mit stärkeren hypertrophischen Auflagerungen** und dazwischen **schmerzenden Rhagaden** bringen öfter erweichende Verbände mit der Unna'schen Pepsinsalzsäurelösung und analog zusammengesetzte Salben Besserung. **Spätulceröse Prozesse** werden wie gewöhnliche Röntgenulcera behandelt. Nicht selten sprechen diese Substanzverluste in der narbig atrophisch veränderten Haut recht gut auf vorsichtige, hyperämisierende Maßnahmen wie Diathermie (SCHREUS) und Hochfrequenzeffluvien (BECKER) an. Die **warzigen Hornexcrescenzen bei chronischer Radiodermatitis** lassen sich nach vorangegangener Erweichung durch Elektrolyse oder Verätzung mit Perhydrol beseitigen. Da sie häufig gleich zu Beginn oder erst im weiteren Verlauf ihrer Entwicklung präcanceröse Formen annehmen und vielfach zu Ausgangspunkten carcinomatöser Tumoren werden, empfiehlt sich bei ihnen eher ein radikaleres Vorgehen. Dabei werden die keratotischen Wucherungen und Carcinome entweder **chirurgisch** entfernt oder durch **Elektrokoagulation** (BORDIER) radikal zerstört. Bei größeren, isolierten, warzigen Wucherungen solcher Art sind gefilterte (1 mm Me) Radiumstrahlen nicht selten von Vorteil. Auch eine Belichtung mit harten, gefilterten Röntgenstrahlen (8—10 H, 4 mm Al) wird empfohlen (HOLZKNECHT). Da die ursprüngliche Schädigung durch das gleiche Agens seinerzeit ausgelöst wurde und leicht ein weiterer Zerfall des an sich schon so empfindlich gewordenen Gewebes zu befürchten ist, möchten wir gerade diesem Verfahren mit größter Vorsicht begegnet wissen.

Prophylaxe. Alle die geschilderten Röntgenschädigungen, die meist schwer oder überhaupt nicht reparabel sind, lassen sich derzeit bei entsprechender Technik und Aufmerksamkeit großenteils vermeiden.

Die Hautveränderungen, denen wir speziell in Gestalt der chronischen Radiodermatitis bei Röntgenärzten, ihrer Assistenz und dem technischen Personal, besonders aus der ersten Röntgenära begegnen, haben gegenwärtig mit fortschreitender Erkenntnis der biologischen Wirkung der Strahlen und der Schutzmaßnahmen dagegen fast völlig aufgehört. Sie werden einfach dadurch verhütet, daß der Bestrahler sich während der Tätigkeit der Röhre ihrem Strahlenbereich ferne hält (eigener Regulierraum) oder strahlenabsorbierende Schutzstoffe (Blei, Baryt) zwischen sich und die Röhre bringt.

Schwieriger gestaltet sich schon die Prophylaxe von Röntgenhautschädigungen beim Patienten. Zu ihrer Verhütung ist die Beobachtung einer Reihe Einzelheiten wichtig. So ist eine früher röntgengeschädigte Haut von vornherein von weiteren Bestrahlungen auszuschließen. Auch die unterstützende Nebenbehandlung während und innerhalb der ersten Wochen nach der Bestrahlung sollte möglichst indifferent und reizlos sein. Genaueste Einstellung der zu bestrahlenden Hautpartie und exakte Abdeckung der gesunden Umgebung ist eine weitere wichtige Bedingung. Vor allem darf auf das Filter nicht vergessen werden. Die Strahlung ist nach Härte und Dosis genauestens zu messen. Dabei wäre die zu applizierende Strahlenmenge der verschiedenen individuellen und regionären Empfindlichkeit möglichst anzupassen. Während der Bestrahlung ist ständige Beaufsichtigung des Patienten und der Apparatur notwendig, um eine Lageänderung des bestrahlten Feldes und Störungen im Gange der Röhre rechtzeitig beheben zu können. In der Röntgen-Hauttherapie, wo einzeitige Intensivhomogen-Bestrahlungen eine Seltenheit bilden, ist hauptsächlich noch auf Einhaltung entsprechender Intervalle zwischen den einzelnen Serien und nicht zu häufige Wiederholung der Einzeldosen zu achten.

Bei der Bestrahlung von Hautkrankheiten kommen aber nicht nur Schädigungen der Haut, sondern bisweilen auch anderer wichtiger Körperorgane vor (Nebenschädigungen), die gleichfalls zu meiden Aufgabe einer richtigen Prophylaxe ist.

Unerwünschte Reaktionen an der Mundschleimhaut, speziell der Gingiva, die sich in Rötung, ja sogar Blasenbildung und Nekrose äußern können, werden durch Einlage von in Guttapercha gehülltem Schutzstoff zwischen Wange und Zahnreihe verhütet.

Kehlkopfschädigungen (Glottisödem), ja selbst Zerstörung von Schleimhaut und Knorpelgerüst lassen sich durch entsprechende Abdeckung oder bei Notwendigkeit einer Bestrahlung der Halsgegend

(Aktinomykose, Lymphome u. a.) durch geeignete Wahl der Tiefen- und Serienpause sowie der Strahlendosen vermeiden.

Sowohl beim Manne als der Frau werden durch die Röntgenstrahlen auch mehr minder erhebliche Schädigungen der Keimdrüsen beobachtet. An den Testikeln führen schwache Röntgenbestrahlungen schon zu temporärer Azoospermie. Die häufigere Wiederholung kleiner und kleinster oder die nur einmalige Applikation größerer Strahlendosen hat schließlich Nekrose der samenbildenden Zellen (speziell Spermatoblasten), Atrophie der Hoden und damit dauernde Sterilität zur Folge. Ein ähnlicher Zustand kann sich bei Frauen durch Bestrahlungen der Ovarien mit Degeneration eventuell sogar Zerstörung der Eifollikel herausbilden. Der Röntgen-Hauttherapeut hat daher während der Bestrahlung von Dermatosen, namentlich in der näheren Umgebung der Keimdrüsen, für Abdeckung dieser so strahlenempfindlichen Organe Sorge zu tragen.

Bei Hautleiden in ihrem unmittelbaren Bereich (z. B. Ekzem des Scrotums) wäre am besten überhaupt die Röntgentherapie auszuschließen. Denn selbst bei kleinsten Dosen in nur ein oder zweimaliger Anwendung kann für das Ausbleiben einer wenn auch nur leichten (temporären) Schädigung der Hoden nicht garantiert werden. Nicht zu langer Aufenthalt im Bestrahlungsraume, gehöriger Schutz durch strahlensichere Röhrenkästchen und Wände bilden beim Röntgenarzt und seinem Hilfspersonal eine hinreichende Prophylaxe vor der erwähnten Gefährdung.

Noch bedenklichere Folgen zeitigt bisweilen auch die Einwirkung der in der Röntgen-Hauttherapie gebräuchlichen, mäßig penetrierenden Strahlen auf die Blutzellen und ihre Keimstätten. Nicht nur die mehrfache Durchbestrahlung größerer Körperpartien des Patienten (Ekzem, Psoriasis, Lichen ruber u. a.), sondern auch schon die dauernde Einwirkung kleiner Strahlenmengen auf die blutbildenden Organe bei den Bestrahlenden sind imstande, sie hervorzurufen. Beim Patienten bestehen die Veränderungen vielfach nur in einer vorübergehenden, seltener dauernden Leukopenie, besonders der polymorph-kernigen, neutrophilen Leukocyten, und teilweiser Herabsetzung der Abwehrkraft gegen infektiöse Agentien. Dagegen können sich im Laufe der Jahre bei Personen, die berufsmäßig mit Röntgenstrahlen sich beschäftigen, außer den genannten ähnliche bedrohliche Erscheinungen wie bei einer myelogenen und lymphatischen Leukämie oder einer aplastischen Anaemie entwickeln.

Vermeidung der wiederholten Durchbestrahlung ausgedehnterer Hautbezirke, häufige Kontrolle des Blutbildes, rechtzeitiges Aufgeben der Bestrahlung oder zumindest entsprechend lange Erholungspausen bei Auftreten der ersten verdächtigen Anzeichen gelten als prophylaktische Maßnahmen für den Patienten, strikter Gebrauch der obgenannten Schutzvorrichtungen als solche für den Röntgenologen und seine Assistenz.

Auch am Auge sind bei Bestrahlung mit speziell höher gefilterten, aber auch durch wiederholt einwirkende, kleinere Strahlenmengen leichtere und schwerere Schädigungen beobachtet worden wie Conjunctivitis, Keratitis, Iritis, Starbildung, Degeneration und Atrophie der Netzhaut und des Sehnerven (BIRCH-HIRSCHFELD, AMANN, FLASCHENTRÄGER u. a.). Bei den in der Hauttherapie vorwiegend üblichen Dosen sind sie im allgemeinen weniger zu fürchten. Trotzdem sind die früher erwähnten Bleiplättchen bzw. Bleiglasschalen (MÜLLER) bei Bestrahlungen im Bereiche der Augen zum Schutze der Bulbi anzuraten. Für den Bestrahler und sein Personal erscheint die Beobachtung der stromdurchflossenen Röhre durch ein Bleiglasfenster in der Schutzwand, im übrigen die Verwendung von gut abschließenden Bleiglasbrillen empfehlenswert. Bei Gebrauch von Brillen auch beim Hantieren mit Röntgenröhren dürften etwaige Verletzungen der Augen durch die umherfliegenden Splitter einer implodierten Röhre ziemlich ausgeschlossen sein.

4. Die Röntgenschädigungen in forensischer Hinsicht.

Die Schädigungen, die der Organismus des Bestrahlers und des Bestrahlten erleiden kann, können mitunter auch gerichtliche Folgen nach sich ziehen. Über die Einzelheiten gesetzlicher Bestimmungen wurden u. a. für das deutsche Gesetz von SCHRÖDER in WETTERER, für das amerikanische von MAC KEE ausführlichere Erörterungen gepflogen. An dieser Stelle seien nur wenige auch für den Röntgen-Hauttherapeuten wichtige einschlägige Punkte hervorgehoben.

Die Röntgenschädigungen fallen rechtlich der Hauptsache nach unter die „fahrlässigen Köperverletzungen". Darunter versteht man nachteilige Einwirkungen auf den Körper eines andern, die Unkenntnis oder Mangel an der erforderlichen Sorgfalt und Achtsamkeit ihre Entstehung verdanken.

Jenachdem ob Arzt und Hilfspersonal oder die Patienten von der Schädigung durch die Strahlen betroffen werden, erfährt die Frage der straf- und zivilrechtlichen Haftung eine verschiedene Beantwortung.

Röntgenschädigungen der Angestellten. Zwischen den Angestellten (Ärzten und technischem Personal) und dem Ansteller, das sind die Direktion öffentlicher Krankenanstalten bzw. die Leiter (Chefarzt) privater Heilinstitute besteht nach dem Gesetze ein Dienstvertrag. Danach verpflichten sich die Angestellten zur Leistung eines versprochenen Dienstes und der Ansteller zur Gewährung der dafür versprochenen Vergütung. Außerdem ist letzterer rechtlich behufs Verhinderung von Schaden an Leben und Gesundheit seiner Angestellten zu gewissen Schutzmaßnahmen angehalten. Dazu gehört einerseits dem Hilfspersonal gegenüber Sorge für genügende Aufklärung über die Gefahren der vertraglich zu leistenden Tätigkeit und Zulassung zum Dienst nur, wenn sie mit den Gefahren und der Handhabung der Einrichtung genügend vertraut sind. Andererseits muß er ausreichende Einrichtungen im Röntgenraum treffen, die das Personal vor der Einwirkung der Strahlen und den unangenehmen Nachwirkungen der verschlechterten Luft schützen. Dazu dienen je nach der Anlage des Röntgenraumes Röhrenschutzkästen, Schutzwände oder abgetrennte Schaltzellen,

Ventilation u. a., wie sie schon früher bei Besprechung der Schutz-vorkehrungen im Röntgenraume Erwähnung fanden.

Tritt aus Vernachlässigung der erwähnten Pflichten des Anstellers eine Schädigung des Angestellten ein, dann haftet jener strafrecht-lich wegen fahrlässiger Körperverletzung, zivilrechtlich auf Grund der Bestimmungen über unerlaubte Handlungen.

In der Dermatologie kommen wegen des meist relativ kurzen Auf-enthaltes des Hilfspersonals in den röntgendurchstrahlten Räumen so-wie der relativ mäßigen Penetrationskraft der verwendeten Strahlen schwerere Schädigungen, speziell innerer Organe (Keimdrüsen, hämato-poetisches System), und somit Entschädigungsansprüche nur relativ selten in Betracht.

Röntgenschädigung der Patienten. Anders dagegen steht es im Falle einer Schädigung der bestrahlten Patienten. In der Röntgen-Hauttherapie werden vorübergehende pathologische Verände-rungen von inneren Organen (Keimdrüsen, Milz, Leber, Knochenmark, Magen-Darmtrakt) zumindest nicht häufig beobachtet. Durch vor-schriftsmäßige Abdeckung der zu schonenden Organe (z. B. Hoden) sowie möglichste Vermeidung einer mehrmaligen Durchbestrahlung des Körpers oder ausgedehnterer Hautpartien selbst mit kleinen Dosen ge-filterter Strahlen lassen sie sich unschwer verhüten.

Eher werden Anklagen wegen Röntgenschädigungen der Haut erhoben. Dabei können an sich nur leichte (kosmetische) Schädigungen, wie unerwünschter temporärer Verlust der Haare oder wenig markierte, oberflächliche Atrophien und Teleangiektasien an den für gewöhnlich sichtbar getragenen Hautstellen infolge beruflicher und gesellschaft-licher Beeinträchtigung des Geschädigten forensisch schon schwer ins Gewicht fallen, speziell wenn die Röntgenbehandlung aus rein kos-metischen Gründen (Hypertrichosis, Seborrhoe) angewandt und die Ery-themdosen überschritten wurden (H. E. Schmidt). Mit Sicherheit sind gröbere und die Mehrheit der leichteren Röntgenschädigungen einfach vermeidbar, wenn bei der erforderlichen genauen Kenntnis der Appa-ratur und ihrer Handhabung alle technischen Bestrahlungsdetails (Fil-terung, Wahl von Härte und Dosis, Lagerung und Abdeckung des Kranken, Betrieb der Röhre u. a. m.) genauestens beobachtet werden. Unter den gegebenen Umständen kann auch, besonders bei konstantem Röhrenbetrieb oder Wartung der Röhre durch geübtes Personal, dem Arzt kein Vorwurf aus dem zeitweiligen Verlassen des Röntgen-raumes während der Bestrahlung gemacht werden.

Immerhin sind bisweilen leichte Hautveränderungen infolge einer individuellen, erhöhten Disposition für Röntgenstrahlen trotz aller Vor-sicht nicht zu vermeiden. Denn außer groben Anhaltspunkten wie Alter, Pigmentierungszustand des Patienten u. a. sind uns zu Beurteilung einer über die Norm gesteigerten Empfindlichkeit bisher wenig und noch unsichere Hilftmittel (Dermatoskopie der Gefäßkapillaren [David, Gabriel, Hinselmann u. a.]) an die Hand gegeben. Wie zur Fest-stellung einer Röntgenschädigung wird auch zur Beurteilung der Schuld des behandelnden Arztes an der Entstehung einer derartigen Störung das Gutachten eines Sachverständigen angehört werden müssen. Bei therapeutischen Röntgenschädigungen der Haut kommen dafür unserer Meinung nach weniger Röntgenologen als Dermatologen, die in der Röntgentherapie bewandert sind, in Betracht.

Im Falle eines erhobenen Verschuldens des Bestrahlenden (Arztes) haftet strafrechtlich nur die (juristische) Person des Bestrahlenden, für fahrlässige Körperverletzung zivilrechtlich auch der Apparatbesitzer (Arzt oder Krankenanstalt).

Gegen eine Verwendung von Gehilfen bei der therapeutischen Bestrahlung von seiten des Arztes ist im allgemeinen gesetzlich nichts einzuwenden. In einem solchen Falle trifft bei einer Röntgenschädigung des Patienten strafrechtliche Haftung den Arzt nur bei eigenem Verschulden. Dieses liegt auch vor, wenn mit der technischen Ausführung der Bestrahlung zu wenig geschultes Personal betraut und Einstellung, Abdeckung und Röhrenbetrieb nicht genügend kontrolliert wird. Zivilrechtlich wird er auch zumeist für den von seiner Assistenz ohne sein Verschulden zugefügten Schaden haftbar gemacht (culpa in eligendo).

Revers. Vor den gerichtlichen Folgen einer therapeutischen Röntgenschädigung des Patienten glauben sich manche durch Forderung eines Reverses vom Bestrahlten schützen zu können. Dazu ist zu bemerken, daß ein Revers juristisch keinerlei Bedeutung hat. Zudem ist er geeignet, das Vertrauen des Kranken zu der Tüchtigkeit des ihn behandelnden Arztes zu erschüttern.

Haftpflichtversicherung. Der beste Schutz des Arztes gegen eine Klage auf Schadenersatz im Falle einer Röntgenschädigung bietet eine entsprechend gewählte Haftpflichtversicherung. Sie gibt ihm nicht nur die nötige Ruhe und Sicherheit bei zivilgerichtlicher Verfolgung und Ahndung eines etwaigen Versehens während der Bestrahlung, sondern übernimmt auch gegebenenfalls das Ausgleichsverfahren und, wenn dieses erfolglos bleibt, die Prozeßführung mit dem Geschädigten und stellt den Rechtsvertreter bei.

B. Spezieller Teil.

I. Kontraindikationen.

Vor detaillierter Besprechung der Hautleiden, die heute der Röntgenbehandlung mit Aussicht auf Erfolg zugeführt werden, erscheint vielleicht zunächst noch ein Eingehen auf die Kontraindikationen am Platze.

Wir unterscheiden am besten: 1. dauernde und 2. vorübergehende Gegenanzeigen für die Strahlentherapie.

Dauernde Kontraindikationen. Als dauernde Kontraindikationen hätten alle jene Dermatosen zu gelten, die in einer von früher her röntgengeschädigten Haut auftreten; denn eine solche Hautpartie bildet infolge irreparabler Gefäß- und Gewebsveränderungen bereits in toto einen locus minoris resistentiae für an sich sonst unschädliche Strahlendosen. Dazu gehören alle die bereits erörterten Spätschädigungen der Haut, ausgehend von den leichtesten, fast nur kosmetisch störenden Teleangiektasien und Atrophien über das chronische Ödem und die sklerodermatische Bindegewebsverhärtung zur Spätnekrose und Ulceration sowie der Keratosen- und Warzenbildung und ihrer nicht selten malignen Weiterentwicklung. Trotzdem bei Warzen und Röntgencarcinom stark gefilterte Röntgenstrahlen direkt therapeutisch empfohlen werden (HOLZKNECHT), möchten wir doch ebenso, wie z. B. SCHREUS, gefilterte Radiumstrahlen, die dabei allem Anschein nach biologisch in mancher Hinsicht anders wirken, der nicht ungefährlichen Röntgenbestrahlung vorziehen, wenn überhaupt dabei noch ein Versuch mit Strahlentherapie gemacht werden soll.

Bei allen den geschilderten Hautveränderungen empfehlen wir aber nicht nur eine Ausschaltung der so differenten Röntgenstrahlen aus dem Behandlungsplan, sondern bis vielleicht auf wenige Ausnahmen (Röntgenkeratosen und Röntgencarcinome) auch eine sonst völlig reizlose Therapie.

Temporäre Kontraindikationen. Weit häufiger als dauernde Kontraindikationen unterlaufen dem Röntgen-Hauttherapeuten Fälle, bei denen nur eine temporäre Gegenanzeige für die sonst vielleicht gerade zu empfehlende Röntgenbehandlung besteht. Darunter fallen alle jene Hautleiden, die kurz vorher durch stärker irritierende, physikalische und chemische Maßnahmen in einen lebhaften Reizzustand versetzt wurden. Alle anregenden und kaustischen Mittel erhöhen ja die Überempfindlichkeit des an sich schon recht empfindlichen Hautgewebes in beträchtlicher Weise. Sie können dadurch bisweilen den Heilungserfolg von wirksamen, im übrigen unschädlichen Strahlendosen nicht nur in

Frage stellen, sondern direkt ins Gegenteil verkehren. Ein solches, die Gewebsempfindlichkeit steigerndes Verfahren stellt u. a. die äußerliche Anwendung hyperämisierender und entzündungserregender Agentien dar, die nur bei torpideren Krankheitsherden (wie z. B. Hauttuberkulose, Keratosen, Tumoren) manchmal absichtlich zur Sensibilisierung herangezogen werden. Von physikalischen Mitteln wären vorangegangene Belichtungen mit Höhensonne, Kohlenbogenlicht, Einwirkung von Kälte (Kohlensäureschnee), Wärme (heiße Kompressen, Schwitzkasten) und Hochfrequenzeffluvien zu nennen. Einschlägige medikamentöse Reizsubstanzen stellen Jodtinktur und Salben mit Jod, Quecksilber, Pyrogallol, Chrysarobin, Naphthol, Teer u. a. (Mac Kee und Andrew) dar. Aber auch die innerliche und parenterale Verabreichung gewisser Medikamente, wie Brom, Jod, Salvarsan bieten bisweilen die Gefahr von Röntgenschädigungen der Haut bei unmittelbar folgender Röntgenbestrahlung mit den sonst gebräuchlichen Dosen (Fränkel, Galewsky).

Wo durch eine derartige Reizung der zu bestrahlenden Hautpartien ein Zustand der Überempfindlichkeit oder sogar eine Dermatitis hervorgerufen worden ist, wäre bis zur Aufnahme einer etwa beabsichtigten, therapeutischen Röntgenbestrahlung in den meisten Fällen ein Erholungsintervall (etwa 6 Wochen) erforderlich. Die Kontraindikation gegen die Röntgenbestrahlung besteht somit über die Ablaufszeit der klinisch wahrnehmbaren entzündlichen Veränderungen an der Haut und Dauer des Abklingens ihrer bloß örtlichen oder auch allgemeinen erhöhten Reaktionsbereitschaft. Danach kann vielfach bei weiterer Vermeidung aller jener irritierenden Verfahren während und eine ebenso lange Zeit nach der Bestrahlung die Röntgentherapie bei im übrigen für die Bestrahlung indizierten Dermatosen unbedenklich vorgenommen werden.

II. Indikationen.

1. Allgemeines.

Bei Berücksichtigung aller erwähnten Momente stellen jedoch die Röntgenstrahlen bei einer Reihe von Hautkrankheiten einen nicht zu unterschätzenden Behandlungsfaktor dar. Ihre so günstige, fast elektive Wirkung auf verschiedenste Krankheitsprozesse des Integuments ist vor allem in der gesteigerten Empfindlichkeit pathologischer Zellinfiltrate und Zellwucherungen, lebhaft proliferierenden, neoplasmatischen und lymphoiden Gewebes, der Epithelien der Haarfollikel, Schweiß- und Talgdrüsen u. a. zu suchen.

Vom dermatologischen Standpunkte glauben wir von vornherein betonen zu müssen, daß es keineswegs richtig wäre, in der ausschließlichen Röntgenbestrahlung zahlreicher dafür indizierter Dermatosen den geeignetsten Behandlungsvorgang zu erblicken. Trotz allem Fortschritt in der Röntgenologie wird sich in den meisten Fällen ein Großteil der bisher erprobten, medikamentösen und physikalischen Therapieverfahren auch bei solchen Dermatosen kaum entbehren lassen. Die

Aufgabe des Röntgen-Hauttherapeuten soll es im Gegenteil sein, durch ihre zweckentsprechende Kombination mit den Röntgenstrahlen die Wirkung der nun geeinten Behandlungsweisen zu potenzierter Geltung zu bringen. Neben einem beschleunigten Heilungs- oder zumindest Besserungsverlauf der jeweiligen Hautleiden wird die Heranziehung des sonst üblichen Therapieschatzes zur Röntgenbestrahlung außerdem ein Auskommen mit kleineren Einzel- und Gesamtstrahlenmengen ermöglichen. Dies bedeutet aber wieder eine Verringerung der Gefahr späterer Schädigungen durch zu hohe Dosen oder zu häufige Wiederholung selbst kleinerer Strahlenquanten.

Allerdings muß, bis auf weitere noch im Einzelfall zu erörternde Ausnahmen, die unterstützende Nebenbehandlung einer Dermatose unmittelbar vor, während und auch noch länger Zeit nach der Röntgenbehandlung möglichst reizlos sein. Die örtliche Anwendung von indifferenten Bädern und Umschlägen, milden oder nur ganz wenig reizenden Schüttelmixturen, Salben und Pasten wird je nach der wechselnden Beschaffenheit und Erfordernis des Hautleidens verschieden zu wählen sein, worauf ja bei Besprechung der einzelnen Indikationen zurückzukommen sein wird. Auch gegen die innerliche und parenterale Einverleibung stoffwechselfördernder, tonisierender und leistungssteigernder Mittel zur Verbesserung der Röntgenwirkung ist an sich nichts einzuwenden. Doch ist in diesem Falle besondere Vorsicht von Nöten, da auch bei Anwendung schwacher Röntgendosen manche (z. B. As) ab und zu nicht gleichgültige Reizzustände der Haut verursachen können (E. HOFFMANN).

In größeren und kleineren Abhandlungen wurde bereits des öftern die Röntgenbehandlung von Hautkrankheiten an zahlreichen Einzelindikationen erörtert. (L. FREUND, HOLZKNECHT, ULLMANN, WETTERER, H. E. SCHMIDT, H. MEYER, GUNSETT, MAC KEE, SCHREUS, HABERMANN und SCHREUS, BLUMENTHAL u. v. a.)

Im folgenden werden in erster Linie jene Hautaffektionen näher ausgeführt, bei denen sich die Röntgenstrahlen nach den Erfahrungen der Klinik RIEHL älteren Behandlungsmethoden überlegen bzw. gleichwertig erwiesen haben oder wenigstens im Verein mit ihnen die Heilung beschleunigten. Doch soll auch nebenbei der Einfluß der X-Strahlen auf aussichtsreiche, noch nicht oder zu wenig erprobte Dermatosen Erwähnung finden. Da naturgemäß in erster Hinsicht der dermatologische Standpunkt von uns betont werden wird, dürfte die Zahl der röntgentherapeutisch vorteilhaft anzugehenden Leiden immerhin eine gewisse Einschränkung erfahren.

Von verschiedenen Autoren wurde dieser Besprechung eine bestimmte schematische Einteilung der röntgenindizierten Dermatosen zugrunde gelegt. Sie erfolgte teils in morphologischer und ätiologischer Hinsicht (MAC KEE), oder auch nach der Tiefenausdehnung der pathologischen Veränderungen (HOLZKNECHT) oder nach genauerer Berücksichtigung von Tiefenlage, Radiosensibilität der Zelle und Tiefenschutz (SCHREUS).

Da alle diese Systeme ebenso wie die meisten bisher versuchten

Einteilungen der Hautleiden überhaupt wenig befriedigen, haben wir im weiteren darauf ziemlich verzichtet.

Nur soweit angängig wurden die Indikationen nach der jeweils vorwiegenden Wirkung der X-Strahlen auf bestimmte Gewebsbestandteile der Haut oder auf pathologische infiltrative und Wucherungsvorgänge in ihr lose und zwanglos zusammengefaßt. Eine Übersichtstabelle der einzelnen, alphabetisch geordneten Indikationen samt den behandlungstechnischen Details in gedrängten Rezeptformeln sowie ein Index am Schlusse der Arbeit wird auch bei dieser Einteilung ein Auffinden des gesuchten Leidens trotz den recht zwanglos aneinandergereihten Dermatosengruppen ermöglichen.

2. Haaraffektionen.

Eine wichtige Gruppe von Indikationen für die Röntgenbehandlung bilden Affektionen, bei denen vor allem der Einfluß der Strahlen auf die Haarpapille erwünscht ist. Die Röntgenstrahlen scheinen in schwachen Dosen anregend, in mittelstarken lähmend, in stärksten zerstörend auf die Keimzellen des Haares zu wirken. Die Folge ist vermehrtes Wachstum, vorübergehender und dauernder Haarausfall.

Alopecia areata. Der Wachstumsanreiz auf die Haarpapillen zum beschleunigten Wiederersatz der Haare wird neuerlich wieder bei manchen Fällen von Alopecia areata allein (THEDERING) oder in Kombination mit Höhensonnenbestrahlungen (E. HOFFMANN) empfohlen. Es wurde damit zum Teil über gute Erfolge selbst bei hartnäckigen Formen berichtet (HABERMANN und SCHREUS). Als Dosis wird von THEDERING $^1/_2$—1 H gefiltert durch $^1/_2$—2 mm Aluminium in Intervallen von 2—3 Wochen angegeben. KIENBÖCK und HOLZKNECHT, die als erste Alopecia areata, allerdings mit Epilationsdosen, behandelt haben, führten den raschen Ersatz der Haare an den alopecischen Stellen gegenüber den gesunden nicht so sehr auf eine Reizwirkung auf die unterempfindlichen Haarpapillen zurück (THEDERING), als auf Beschleunigung des Wachstums durch Befreiung von einer Hemmung. Ihre Behandlungsmethode wurde später durch die Höhensonnenbelichtung der Alopecia areata (NAGELSCHMIDT) ziemlich verdrängt. Grund dafür war wohl u. a. auch der Umstand, daß bei größerer Verbreitung der Herde auf der Kopfhaut ein vorübergehender Ausfall der gesunden Haare bei den von KIENBÖCK und HOLZKNECHT verwendeten Dosen unvermeidlich war. Die Applikation von kleinen Strahlenmengen in vierfelderiger Einstellung (Scheitel- und Wirbelpunkte rechts und links) hat dagegen nach THEDERING noch keinen Haarausfall, sondern nur einen wachstumanregenden Reiz auf die geschädigten Papillen im Gefolge. Die Durchbestrahlung des ganzen Capillitiums, auch bei nur wenigen Herden, hätte besonders bei dichten Frauenhaaren den Vorteil, daß nicht bemerkte, kleinere, haarlose Stellen noch mit beeinflußt werden. Die wenigen in dieser Weise von uns bestrahlten Fälle haben uns zwar keine auffällig günstigeren Resultate als die sonst übliche Reizbehandlung ergeben. Doch erlaubt unsere dabei noch geringe Erfahrung uns vorderhand kein abschließendes Urteil.

Eine weit ausgedehntere Verwendung in der Dermatologie finden Röntgendosen, die eine Lähmung bzw. Zerstörung der Papillen und damit vorübergehenden oder bleibenden Haarausfall nach sich ziehen.

Epilation.

Die Röntgenstrahlenmengen, welche nach einer Latenzperiode von 2—3 Wochen an der bestrahlten Hautstelle Haarausfall bewirken, werden als Epilationsdosen, der Vorgang selbst als Epilation bezeichnet. Unter den verschiedenen Hautleiden, die einer derartigen Behandlung bedürfen, können wieder zwei Gruppen unterschieden werden. Solche, die zur Heilung einer vorübergehenden und solche, die einer Dauerepilation bedürfen.

Vorübergehende Epilation. Die temporäre Epilation durch Röntgenstrahlen wird am häufigsten am Capillitum, seltener in der Bartgegend vorgenommen.

Favus, Trichophytie, Mikrosporie am Capillitium. Die Röntgenepilation des Capillitiums wird vor allem zur vorbereitenden Behandlung von Hyphomykosen (Trichophytie, Mikrosporie, Favus) durchgeführt, die ohne jenen Eingriff durch die üblichen chemischen und physikalischen Mittel nur recht schwer und spät zur Heilung gelangen. Bei diesen Affektionen scheint die Röntgenbestrahlung direkt unentbehrlich. Dabei wird, wie bereits im allgemeinen Teil erörtert, der Kopf am besten in 6 felderiger Einstellung bestrahlt. Die Sitzungen werden zu je 2 Feldern an 3 einander folgenden Tagen vorgenommen. Denn bei einzeitiger Durchbestrahlung des Kopfes werden recht häufig mehr minder schwere Symptome von Röntgenkater, besonders bei Kindern, beobachtet. Diese dürften wahrscheinlich auf meningocerebrale Reizung durch die summierte Strahlenwirkung zurückzuführen sein.

Die geschilderten, unangenehmen Nachwirkungen, die allerdings rasch abklingen, lassen sich durch die Einschaltung der sogenannten Tiefenpause von je einem Tag zwischen 2 Feldern bis auf wenige Fälle fast vollständig vermeiden. Als Dosis geben wir bei ganz kleinen Kindern bis zum 3. Lebensjahre 4 H, bei größeren bis zum 6. Jahre 5 H, darüber hinaus 6 H, bei Erwachsenen infolge erhöhter Widerstandsfähigkeit des Papillenepithels 7 H gefiltert durch 2 mm Aluminium. Die mittelstarke Filterung erscheint fast zweckmäßiger als die sonst hauptsächlich übliche von $^1/_2$ mm Al (HOFFMANN-SCHREUS, H. MEYER und RITTER u. v. a.). Rücken doch dabei die Dosis toxica und therapeutica weiter auseinander, wodurch sie elektiver wird.

Dieser Umstand scheint gerade bei der empfindlicheren Haut von Kindern, welche die Mehrzahl der Epilationspatienten bilden, nicht unangebracht. Bei der starken Absorptionskraft des Schädeldaches für Röntgenstrahlen ist von vornherein eine schädigende Wirkung dieser penetrierenderen Strahlung nicht zu fürchten. Die zartere, kindliche Haut läßt bei etwaiger Überdosierung nach schwacher Filterung viel eher eine Schädigung der Haut besorgen. Über 500 in dieser Weise bestrahlte Patienten zeigten bis auf zwei Kinder auch späterhin keine irgendwie geartete Störung in der weiteren Gesamtentwicklung oder von seiten des Zentralnervensystems. Nur bei zwei Kindern trat um die Zeit des Haarausfalles und einige Wochen später ein leicht amentes Zustandsbild auf, das sich innerhalb kurzer Zeit ohne Therapie völlig zurückbildete. Die interne und neurologische Untersuchung ergab in einem Falle einen gänzlich negativen Befund, im anderen Vorliegen eines leichten Grades von Hydrocephalus, wobei sich eine reaktive Steigerung des Hirndruckes nicht ausschließen ließ.

Wenn auch diese erwähnten Fälle sowie überhaupt Beobachtungen über schwerere Symptome cerebraler Reizung nach Epilationsbestrahlung des Kopfes mit harten, gefilterten Strahlen (BLOCH, RASCH, BLUMENTHAL, BLASCHKO u. a.) zu den Seltenheiten gehören, lehnen wir seit einiger Zeit die Bestrahlung von Kindern unter 3 Jahren mit zum Teil noch offenen Fontanellen und dünnen, kalkarmen Schädelknochen vorsichtshalber ab. Auch scheint uns die bisweilen nötige künstliche Einschläferung (VERONAL u. a.) der Kleinen vor der Bestrahlung wegen heftiger Unruhe in diesem jungen Alter nicht ganz gleichgültig. Zudem ist ja gerade bei einer noch so zarten Haut eine bleibende Alopecie durch dauernde Schädigung der Haarpapillen auch mit einer Epilationsdosis nicht ganz von der Hand zu weisen.

Von einer Epilation mit einer stark gefilterten, harten Strahlung, nicht unter 4 mm Aluminium, wie sie u. a. von WETTERER und F. MEYER zur Epilation empfohlen wird, möchten wir trotz noch weitergehender Hautschonung mit Rücksicht auf ihre allzugroße Tiefenwirkung lieber abraten.

Immer, auch bei ganz kleinen, erst in Entwicklung begriffenen und solitären Herden von Hyphomykosen am Capillitium, empfehlen wir die Epilation der gesamten Kopfhaut. Denn nicht selten können bei partieller Bestrahlung der sichtbaren Herde ganz beginnende Effloreszenzen der Behandlung entgehen und später Ausgangspunkt von Rezidiven werden. Solche unangenehme Erfahrungen bei derart bestrahlten Fällen von oberflächlicher Trichophytie und Mikrosporie des Capillitiums während der letzten Wiener Epidemien brachten die Röntgenepilation lediglich der erkrankten Partien, die von einigen Autoren (SABOURAUD u. a.) ebenfalls mit gutem Erfolg geübt wurde, bei uns in Mißkredit. Allenfalls wäre sie noch bei tiefen Formen (Kerion Celsi) angängig, wo ein kräftig entwickelter Immunzustand der Weiterausbreitung und auch Rückfällen der Erkrankung gewisse Grenzen ziehen kann.

Die relativ nicht sehr großen Dosen zur epilatorischen Bestrahlung des Capillitiums bewirken nur einen vorübergehenden Haarausfall, eine tötende Wirkung auf die Pilze kommt ihnen nicht zu (FREUND, SABOURAUD u. a.).

Die Weiterbehandlung der Patienten besteht zunächst in Entfernung der durch die Bestrahlung gelockerten Haare. Dies geschieht bei langen Haaren mit der Cilienpinzette, bei kürzeren besser mit einer Zinkleimhaube (Dössekker), an deren Innenseite nach Abnahme die Mehrzahl der Haare kleben bleibt. Die völlige Säuberung der Kopfhaut von noch vorhandenen, feinen Lanugohärchen und pilzbefallenen, brüchigen Haarstümpfchen, die mit der Cilienpinzette nicht oder nur schwer erfaßbar sind, wird am raschesten durch ein- bis mehrmalige Applikation einer Art „modifizierter Pechhaube" erreicht. Zwei Teile Kolophonium werden zu diesem Zwecke mit einem Teile Wachs in einem Tiegel über der Flamme eingeschmolzen und gut vermischt. Die mäßig warme, klebrige Masse wird messerrückendick auf alte Leinwandlappen aufgestrichen und mit den noch leicht warmen Streifen das Capillitium dachziegelartig bedeckt. Wenige Minuten später können die erstarrten Lappen leicht und ohne Schmerzen für den Patienten losgelöst werden. An der dem Kopfe anliegenden Klebeseite der Pechhaube adhärieren sodann zahlreiche Schuppen und pilzhältige Haarstümpfchen. Das Verfahren wird solange wiederholt, bis der epilierte Kopf glatt wie eine Billardkugel ist. Eine dadurch bisweilen verursachte leichte Rötung und Schwellung der Kopfhaut klingt unter mehrtägiger, indifferenter Behandlung (Salicylalkohol und Puder) ab.

Dieser Zustand ist Vorbedingung für die nun folgende Schälbehandlung.

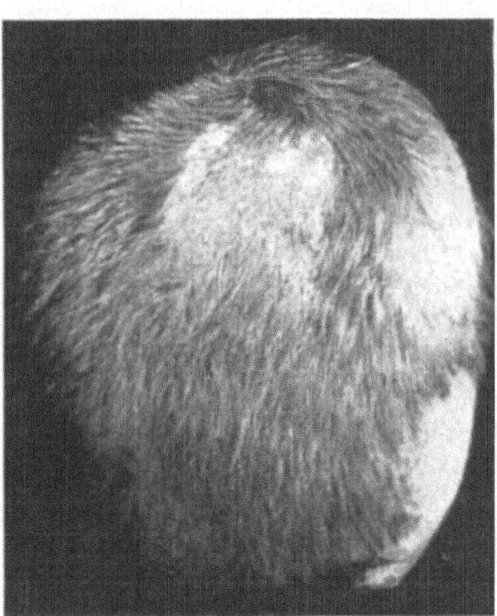

Abb. 33. Mikrosporie vor der Epilation.

Letztere ist mangels eines pilztötenden und gewebsumstimmenden Einflusses solcher Röntgendosen zur sicheren Heilung unerläßlich. Denn auch nach Entfernung des Großteils der in und um die Haare sowie in den Follikeln sitzenden Erreger mit den Haaren können noch reichlich keimfähige Gonidien in den obersten Lagen der Epidermis zurückbleiben, die später Ausgangspunkte neuer, mykotischer Herde werden können. Damit wäre die frühere Epilation umsonst gewesen. Es wird daher die nun kahle Kopfhaut durch 5 Tage hindurch 3 mal täglich mit einer 10 proz. Jodtinktur bepinselt, die nur im ersten Augenblick des Auftragens etwas brennt. Nach einer 2 tägigen Erholungspause für die dadurch leicht gereizte Kopfhaut wird dieser Zyklus je nach Bedarf noch weitere drei- bis viermal wiederholt. Dadurch wird eine mehrfache, gründliche Desquamation der obersten pilzhaltigen Hornlager der Epidermis erzielt. Als Abschluß der Behandlung, etwa Ende der 8.—9. Woche vom Tage der Bestrahlung an, empfehlen wir meist noch durch zwei Wochen hindurch Anwendung einer 5 proz. weißen Präcipitatsalbe und öftere Seifenwaschungen des Kopfes. Bei richtiger Ausführung der Röntgenepilation erfolgt in den nächsten Wochen allmählich kompletter Wiederersatz der Haare, der meist nach ungefähr zwei Monaten vom Zeitpunkt des Erscheinens der Haare vollendet erscheint. Bisweilen sind die ersten auftretenden Haare dünn und schwach pigmentiert und nehmen erst allmählich die Farbe und Beschaffenheit des früheren Haarkleides an. Recht häufig wird dagegen ein umgekehrtes Verhalten der Farbe, nämlich dunklerer Nachwuchs, speziell an den erkrankten Herden, beobachtet.

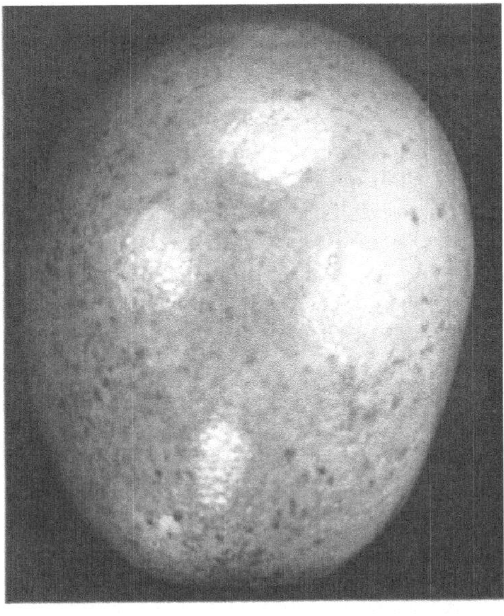

Abb. 34. Mikrosporie nach der Epilation.

Hie und da konnte auch eine Zunahme der Dichtigkeit, in mehreren Fällen Wellung des vor der Bestrahlung schlichten Haares beobachtet werden. Ob diese Veränderung auch anhält, war später vielfach nicht mehr zu erheben.

Zur Kontrolle des Haarnachwuchses und zur Verhütung etwaiger Rezidive ist eine mehrmonatige Nachbeobachtung der Patienten recht angezeigt. Kam es durch unzureichende Dosierung zu einer nur teilweisen Epilationswirkung oder nach ungenügender Nachbehandlung an einzelnen Stellen zu Rückfällen, so wird man vor die bereits recht unangenehme Aufgabe gestellt, die ganze Prozedur zu wiederholen. Da eine

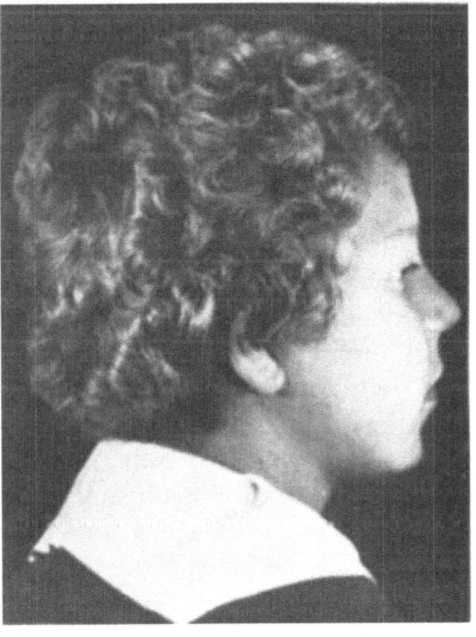

Abb. 35. Gelockter Haarnachwuchs nach Epilation wegen Mikrosporie.

mehrfache Epilationsbestrahlung leicht partielle oder totale, dauernde Alopecie nach sich ziehen kann, sollte besonders bei Mädchen nur in Ausnahmsfällen, unter allen Kautelen eine neuerliche epilatorische Röntgenbestrahlung vorgenommen werden. Bei Einhaltung der dazu unbedingt nötigen langen Intervalle zwischen der ersten und den etwa nötigen, weiteren Bestrahlungen (zumindest $1/4$ — $1/2$ Jahr) konnten wir bei mehreren anderwärts ungenügend vorbehandelten Kindern nach einer ein, in einem Falle sogar zweimaligen Wiederholung der Epilationsdosis noch vollen Wiederersatz der Haare erzielen. Grundsätzlich sollte man im übrigen trotz des bisweilen kompletten Wiederersatzes des Haarkleides auch nach zweimaliger Wiederholung der Epilationsdosis bei einem Individuum (KLEHMET, FUHS u. a.) über eine einzige Wiederholung der Bestrahlung nicht hinausgehen und auch diese nur notgedrungen anwenden.

Eine bleibende Alopecie nach einmaliger Verabreichung der Epilationsdosis ist fast stets auf einen Kunstfehler (Vergessen des Filters, Überdosierung, zu starke Überkreuzung der Felder u. a., zurückzuführen. Mit Rücksicht auf die allein schon kosmetisch schwere Schädigung davon betroffener Individuen ist gerade für die so heikle Epilationsbestrahlung sorgsamste Technik und große Übung Voraussetzung.

Folliculitis decalvans. Bei gewissen hartnäckigen Follikuliden der behaarten Kopfhaut (Folliculitis decalvans u. a.), die sich gegen die übliche, medikamentöse Therapie sehr resistent verhalten, kann eventuell auch eine temporäre Röntgenepilation vorgenommen werden. Als Dosis gilt die für Erwachsene angegebene (7 H durch 2 mm Aluminium). Die Bestrahlung bezweckt hierbei wohl nicht nur eine Entfernung eines Großteils der Eitererreger mit den Haaren, sondern wahrscheinlich auch eine Umstimmung des Gewebes, vielleicht auch Beeinflussung der entzündlichen Infiltrate. Die Nachbehandlung ist analog wie bei den Dermatomykosen. Obgleich diese kombinierte Röntgen-Schälbehandlung einen raschen Schwund sämtlicher Erscheinungen zur Folge hat, ist doch das Heilresultat meist nur von kürzerer Dauer. Dies konnten wir bei zwei Fällen beobachten, die bei Wiederersatz der Haare neue Pusteln an der Kopfhaut bekamen. In Ermangelung eines Dauererfolges ist es die Frage, ob man den Patienten der auch in kosmetischer Hinsicht recht lästigen Epilation unterziehen soll, die übrigens wegen dauernder Gefährdung des gesamten Haarbestandes bei Rezidiven höchstens eine Wiederholung erfahren darf. Nur mit Einverständnis des Patienten könnte — bei Männern — durch mehrmalige (3—4) Epilationsbestrahlung des Kopfes eventuell ein Dauerresultat unter Risiko einer kompletten oder teilweisen, bleibenden Alopecie bei besonders unleidlichen Fällen erzielt werden.

Sycosis. Während die Epilation der Kopfhaare bei Hyphomykosen regelmäßig von uns geübt wird, verwenden wir die Röntgenbestrahlung der Bartgegend weitaus seltener. In allen leichteren und weniger ausgedehnten Fällen von Sycosis simplex sive coccogenes bevorzugen wir die Pinzettenepilation nach vorausgegangener Abmaceration der Krusten. Da die Haare durch die lebhaften Entzündungsvorgänge in der Haut vielfach bereits gelockert sind, folgen sie ziemlich schmerzlos dem Zuge der Pinzette. Bei einigem guten Willen und Übung kann durch die in dem Verfahren vorher unterwiesenen Patienten oder eine darin geschulte Pflegeperson innerhalb ganz weniger Tage die komplette Epilation der affizierten Bartpartien beendet sein. Damit ist schon nach kürzester Zeit eine eingreifendere Nachbehandlung mit heißen Burowumschlägen, Schäl- und Resorptionsmitteln (Brookesche Paste) möglich. Der ganze Prozeß kommt somit nicht selten zu rascherer Involution als mit dem dafür nicht immer ganz indifferenten Strahlenverfahren.

Nur bei Patienten, deren Leiden sich für die gewöhnliche Behandlung zu resistent erweist oder häufige, langdauernde Rezidive erfährt, ist ebenso wie dort, wo die Pinzettenepilation nicht durchführbar ist, die einmalige Röntgenbestrahlung am Platze. Ihr therapeutischer Einfluß erstreckt sich in erster Linie gleichfalls wieder nur auf eine vorübergehende Entfernung der Haare samt Parasiten. Die unterstützende Wirkung auf die Resorption der entzündlichen Infiltrate ist relativ gering, wenigstens bei einer einzigen Bestrahlung. Eine öftere Wiederholung der Dosis scheint uns indes mit Rücksicht auf eine dadurch erzielte, dauernde Lähmung der Papillen und eventuelle unangenehme Wirkung auf die Speicheldrüsen nur in ganz besonders hartnäckigen Fällen indiziert.

Die Epilationsdosis (7 H durch 2 mm Al) wird in der früher geschilderten, vierstelligen Applikation (beide Wangen, Kinn und Lippengegend, Submentalregion) verabreicht. Dabei ist eine Tiefenpause von 1—2 Wochen zwischen der Bestrahlung der linken und der rechten Wange empfehlenswert, um eine Frühreaktion mit vorübergehender Lähmung der Speicheldrüsen und Trockenheit des Mundes durch die intakte Parotis einer Seite möglichst hintanzuhalten. Eine rasch abklingende, lebhafte Exazerbation der Entzündungserscheinungen sowie zuweilen Anschwellen der Parotis tritt nicht selten bald nach der Bestrahlung ein (Frühreaktion); auf ihre Unbedenklichkeit wäre der Kranke vorzeitig aufmerksam zu machen. Bis zum Momente der Haarlockerung ist möglichst indifferente Umschlag- und Salbentherapie angezeigt. Die Haare dürfen nach der Bestrahlung nicht mehr gekürzt oder rasiert werden. Denn wenige Tage später sistiert infolge beginnender Lähmung der Papillen ihr Wachstum. Sie können bei der nun folgenden Nachepilation mit der Pinzette nicht mehr entfernt werden, üben als Fremdkörper Reize auf das Gewebe aus (Fremdkörpergranulome) und bilden als Infektionsquellen für die neuen Haare Anlaß zu späteren Rezidiven. Ungefähr 3—4 Wochen nach der Bestrahlung, wenn die Bartgegend von den Haaren ganz befreit und zumeist auch die heftigste Entzündung abgeklungen ist, hat sich uns als Nachbehandlung die mehrwöchige Anwendung von Brookescher Paste bis zum Wiederersatz der Haare bewährt. Durch Monate fortgesetztes Rasieren der früher erkrankten Bartpartien und prophylaktische Einreibung der Haut mit Salicylalkohol und einer Hautcrême bilden den Abschluß der Kur. Eine gleichzeitige, sachgemäße Behandlung eines meist bestehenden Nasenkatarrhs ist für den bleibenden Erfolg der geschilderten Sycosistherapie eine wichtige Voraussetzung. Ein Teil der Fälle bleibt sodann dauernd geheilt. In anderen Fällen stellen sich immer wieder Rezidive ein. Wenn man nicht bei weiteren Bestrahlungen mit Epilationsdosen bleibende Alopecie und noch unangenehmere Folgen (Atrophien, Teleangiektasien) in der empfindlichen Haut sowie schädigende Einwirkung auf die Mundschleimhaut und Drüsen riskieren will, ist bei etwaigen späteren Rezidiven in erster Linie zunächst wieder der Cilienpinzette in Kombination mit der gewöhnlichen, medikamentösen Behandlung der Vorzug zu geben.

Ebenso wie die Sycosis simplex des Bartes kann nach unseren Erfahrungen auch eine **Sycosis der Augenwimpern und Augenbrauen (Blepharitis)** mit gutem Erfolg der temporären Röntgenepilation unterzogen werden. Natürlich ist dabei für entsprechenden Augenschutz zu sorgen.

Die **Sycosis parasitaria sive hyphogenes des Bartes** in ihrer oberflächlichen und tiefen Form wird nur in selteneren, ganz besonders resistenten Fällen der Röntgenepilation bedürfen. Zumeist werden die gewöhnlichen, physikalisch-medikamentösen, eventuell in Verbindung mit spezifischen und unspezifischen Immunisierungsmaßnahmen (Trichophytin, Aolan, Terpentinöl) in wenigen Wochen das Leiden zur Heilung bringen. Im Falle einer Röntgenbestrahlung gilt die gleiche Dosierungsformel wie bei der Sycosis simplex.

Dauerepilation. Ein schwierigeres Kapitel als die vorübergehende Enthaarung durch eine einzige Bestrahlung mit mittelstark gefilterten Strahlen bietet für den Röntgen-Hauttherapeuten die **Dauerepilation.** Sie kommt besonders für folgende Leiden in Betracht: Die **Hypertrichosis,** den **Naevus pilosus** und die **Folliculitis scleroticans nuchae** (Aknekeloid, Dermatitis papillaris capillitii).

Hypertrichosis. Am schwierigsten gestaltet sich die Dauerentfernung der Haare zu rein kosmetischen Zwecken wie sie bei der Hypertrichosis von uns verlangt wird. Die Dauerenthaarung mit Röntgenstrahlen, die besonders zur Beseitigung des „Frauenbartes" in früheren Jahren bei Anwendung weicher bzw. mittelharter, nicht oder wenig gefilterter Strahlen so zahlreiche Mißerfolge und Schädigungen der Haut ergab, wurde deswegen zunächst fast völlig aufgegeben. Erst mit verbesserter Methode, unter Heranziehung harter, gefilterter Strahlen haben eine Reihe von Autoren (HOLZKNECHT, F. M. MEYER, RITTER, SCHREUS, WETTERER, THEDERING, STEIN u. a.) über befriedigende kosmetische Resultate berichtet.

Aber auch bei der besten heute möglichen Technik und größter Sorgsamkeit können unangenehme **Folgeerscheinungen,** wenn auch nur in Form diffuser Teleangiektasien und Atrophien, nicht immer vermieden werden. Die auch nun noch des öfteren beobachteten, recht verunstaltenden Schädigungen nach andernorts vorgenommenen Röntgen-

bestrahlungen der Hypertrichosis veranlaßten uns trotz mancher guter
Resultate dazu, ebenso wie JOSEPH, HESSE, GALEWSKY, PUSEY u. a.
die Röntgenbehandlung des Frauenbartes, wenn möglich, abzulehnen. Wir trachten auch nun in erster Linie mit den leider
recht mühseligen und nur wenig oder spät erfolgreichen, bisherigen
Mitteln ein Auslangen zu finden. Für einen zumeist wenig pigmentierten Flaumbart genügt oft schon Bleichung der Härchen mit
Wasserstoffsuperoxydsalben, bei intensiver pigmentierten, stärkeren
Haaren wird wiederholte Depilation (Strontiumsulfid) oder das allerdings ziemlich langwierige, elektrolytische Verfahren anzuraten sein.

Nur in ganz ausnahmsweisen Fällen, wo das Leiden schwerste
psychische Alterationen oder hochgradige Beeinträchtigung
der Erwerbsmöglichkeiten verursacht, möchten wir, wie NOBL,
noch das Röntgenverfahren, selbst auf die Gefahr leichter kosmetischer
Folgeerscheinungen hin, gelten lassen. Aber auch dann kommt nur
die Entfernung abnorm kräftiger, dunkel pigmentierter Barthaare in Frage, da die Papillen der Lanugohärchen nur durch stärkste,
mit Sicherheit hautschädigende Dosen zerstört werden können. Unter
allen Umständen ist die Patientin eindringlichst auf die etwaigen Spätschädigungen aufmerksam zu machen, die kosmetisch bisweilen viel
unangenehmer und entstellender wirken können, als der früher be-
standene Frauenbart. Aber auch ursprüngliches, vollstes Einverständnis der Patientin und ein schriftlicher Revers schützen den Arzt nicht
vor zukünftigen, forensischen Folgen, wenn sie durch den Eintritt
solcher entstellender Erscheinungen ihren Schritt zu bereuen beginnt.

Eine durch 4 mm Aluminium gefilterte, harte Strahlung gewährt
im allgemeinen eine genügende Schonung der Haut bei nicht übermäßiger Tiefenwirkung auf Speicheldrüsen und Schleimhäute des Mundes.
Sie wird nach dem Vorgehen von HOLZKNECHT in einer Einzeldosis
von 8 H unter mehrstelliger Totalbestrahlung (2—4—6 Felder) in
längeren Serienpausen von 3 Monaten wiederholt. Zwischen der Bestrahlung von linker und rechter Wange ist bei der stark gefilterten
Strahlung eine Tiefenpause von 4—6 Wochen einzuschieben, um über-
mäßige Beschwerden bei der Nahrungsaufnahme durch nur teilweise
vorübergehende Lähmung der Speicheldrüsen zu mildern.

Trotzdem treten gewisse Nebenwirkungen der Bestrahlung auf, über
die man die Patienten vorher belehren muß. Denn kurz nach jeder
Bestrahlung kommt es zu einer mehr minder starken Frühreaktion
mit Schwellung der Drüsen, Trockenheit, Rötung und Schwellung der
Schleimhäute im Munde und Schluckbeschwerden. Diese Erscheinungen nehmen bisweilen noch an Stärke zu und verschwinden erst
nach etlichen Tagen. Auch heftige Zahnneuralgien und Masseter-
schmerz sind ab und zu beobachtet worden.

Sorgfältigste Abdeckung von Haaren, Augen, Ohren, Nase, Kehl-
kopf nach den obbeschriebenen Angaben wird vorausgesetzt. Die
Lippen und die Gingiva sollten durch Bariumpaste bzw. eingeschobene
Bleistreifen genügend gedeckt werden. Auch der Schutz aller anderen
nicht behaarten Hautpartien ist in Anbetracht der hohen Dosen zweck-

mäßig, doch sollen kosmetisch störende, scharfrandige Pigmentierungen durch öfteres exzentrisches Verschieben der Blenden während der Bestrahlung möglichst vermieden werden.

Die Haare, welche nach den ersten beiden Bestrahlungen in der Regel, wenn auch in deutlich gelichtetem Bestande wieder wachsen, werden meist erst durch 3—4 malige Bestrahlung durch dauernde Lähmung der Papille, Schrumpfung und Zerstörung des Haarfollikels für immer beseitigt. Bei den besonders störenden, pigmentierten Borstenhaaren, die in zahlreichen Fällen an Kinn und angrenzenden Wangenpartien sitzen, bringt eine so häufige Wiederholung der genannten Dosen kaum besondere Gefahren.

Dagegen sollte man, wie auch STEIN betont, an der empfindlichen Oberlippe und seitlichen oberen Wangengegend über eine zweimalige Applikation der Dosis nicht hinausgehen. Spärliche, nachwachsende stärkere Haare wären weiterhin auf elektrolytischem Weg zu entfernen. Anderenfalls dürften bei Bestrahlung der Oberlippe Spätschädigungen von Haut und Schleimhaut, an den Wangen chronische Schwellungszustände der Parotis mit dauernder Sekretionseinstellung die unerwünschten Folgen sein.

Aber auch Flaumhaare, die nach Beseitigung der stärkeren Barthaare zurückbleiben, sind kein Grund für eine Fortsetzung der Bestrahlung, da sie durch einfache Bleichung unscheinbar und unauffällig werden.

Vor Auszupfen der Härchen mit Pinzette (Chilaiditis) oder fleißigem Rasieren (SPÉDÉR) unmittelbar vor der Bestrahlung, um die Radiosensibilität der Haarpapillen zu erhöhen, möchten wir ebenso wie vor sonstigen irritierenden Maßnahmen auf die Gesichtshaut dringend warnen. Sie wären nur geeignet, bei Individuen mit besonders zarter und empfindlicher Haut das Auftreten von Teleangiektasien und Atrophien durch Summation der Reize noch eher auszulösen, als die schon an sich recht differenten Röntgenstrahlen allein.

Wenn schon die Röntgenbehandlung eines Frauenbartes hin und wieder mit aller Sorgfalt gewagt wird, gilt doch die Dauerepilation an Stamm und Extremitäten wegen eventuell irreparabler Schädigung des Knochenmarkes (RITTER) als durchaus verpönt. Allenfalls bei ganz circumscripten Herden und Naevis pilosis kann sie bisweilen gerechtfertigt werden.

Naevus pilosus. Ganz kleine Naevi pilosi wird man auch nun, wenn irgend angängig, lieber mit Elektrolyse oder durch einfache Excision behandeln. Bei größeren läßt sich zwar die Dauerepilation durch 3—4 malige Bestrahlung mit 8—10 H unter 4 mm Aluminiumfilterung prompt erreichen. Eine merkliche Abblassung und Zerstörung der Pigmentnaevi tritt dagegen auf diese Dosen noch nicht ein. Dazu müßten Strahlendosen verwendet werden, die eine höhergradige Röntgenreaktion und damit bei der Heilung schlechte kosmetische Resultate bedingen. Wir haben übrigens in der Kohlensäureschneevereisung der besagten Naevi nach vollzogener Enthaarung eine vorzügliche Behandlungsmethode, um sie alsbald unter Hinterlassung einer weißlichen Narbe zum Schwinden zu bringen.

Dermatitis papillaris capillitii (Folliculitis scleroticans nuchae, Aknekeloid). Die Dauerepilation der Haare verbunden mit Schrumpfung und Atrophie der Follikel ist eine wichtige Bedingung zur Abheilung der Dermatitis papillaris capillitii, da damit eine der Hauptansiedlungsstätten der Kokken beseitigt wird. Neben der epilatorischen Wirkung dürfte auch noch die günstige Beeinflussung der hypertrophischen Bindegewebswucherung, eine direkte Hemmung und Zerstörung der entzündlichen Infiltrate sowie, analog wie bei der Furunculose, eine Umstimmung des Gewebes durch Zell- und Bakterienzerfallsprodukte mitspielen. Gerade bei diesem sonst gegen jegliche Therapie so hartnäckigen Hautleiden eignet sich die Röntgenbestrahlung vorzüglich. In ein, bei größerer Ausdehnung zweistelliger Applikation zu beiden Seiten der Nackenhaargrenze werden unter scharfer Abdeckung des nicht befallenen Capillitiums 8—9 H gefiltert durch 4 mm Aluminium in Pausen von 4, nach der zweiten Bestrahlung von 6—8 Wochen 3—4 mal verabreicht. Unter Bildung zarter Narben kommt es dadurch meist prompt zur Heilung. Vereinzelte dann noch aufschießende Pustelnachschübe und Knötchen werden mittels galvanokautischer Stichelung zerstört. Eine Fortsetzung der Bestrahlung bis zum Schwunde der letzten Efflorescenzen ist nicht ratsam, da sonst unliebsame Spätschädigungen zu befürchten wären.

3. Spezifische Granulationsprozesse.

Mit Vorteil werden die X-Strahlen bei verschiedenen Krankheitsherden verwendet, die der Hauptsache nach aus einem spezifischen Granulationsgewebe bestehen, das an sich recht radiosensibel ist. Dazu gehören zahlreiche Formen der Hauttuberkulose, die Lepra, die Aktinomykose, eventuell in selteneren Fällen auch das Rhinosklerom, die Blastomykose und ganz torpide syphilitische Gummen.

Hauttuberkulose.

Bei den Affektionen dieser Gruppe und zwar besonders der echten Tuberkulose der Haut ist die Röntgenwirkung primär in einer Zerstörung und Einschmelzung des tuberkulösen Granulationsgewebes zu suchen (Scholtz, Doutrelepont, Wetterer, Jesionek u. a.). Eine direkte Abtötung der Tuberkelbazillen wäre nur durch sehr hohe Dosen zu erreichen, die durch schwere Beeinträchtigung auch des gesunden Gewebes den Heilungsvorgang sehr in Frage stellen würden. Daneben wird aber dem Anreiz der Strahlen auf das Bindegewebe oder vielleicht auch einer indirekten Proliferationssteigerung durch Zerfallsprodukte des geschädigten Gewebes und der Erreger für die Abkapselung der Herde und Narbenbildung ein ausschlaggebender Wert beigemessen (Ritter und Moje, Iselin u. a.). Außerdem sollen auch gewisse die Heilung unterstützende Immunitätsvorgänge durch die Bestrahlung ausgelöst werden (Fraenkel).

Lupus vulgaris. Beim Lupus vulgaris bilden vor allem die hypertrophischen und ulzerösen Formen dankbare Indikationen für Röntgenstrahlen, während zur Therapie der planen besser andere Behandlungsmethoden herangezogen werden (Finsen, Pyrogallusätzung usw.). Da aber auch der hypertrophische und ulceröse Lupus sich meist nur bei Risiko schwerer Schädigungen der Haut (alabasterartige, sklerodermieähnliche Atrophie, Spätulcus mit eventueller maligner Entartung u. a.) durch alleinige Anwendung der Röntgenstrahlen zur restlosen Heilung bringen läßt, wird von uns meist ein kombiniertes Behandlungsverfahren angewendet. Dieses besteht in Allgemeinlichtbädern des Körpers mit steigenden Dosen von Kohlenbogen- oder Quarzlicht unter Abdeckung der erkrankten Partie. Die Lichtbäder werden täglich oder jeden zweiten Tag bis zu einer deutlichen Pigmentierung gegeben. Danach folgt eine Depigmentierungspause von mehreren Wochen, um die Wirkung der nun folgenden weiteren Lichtbäder zu erhöhen (ROST). Wo anwendbar wird noch durch systematische Tuberkulinbehandlung (z. B. nach PONNDORF) der Immunitätsgrad des Organismus zu steigern gesucht.

Empfehlenswert ist auch zuweilen eine Sensibilisierung der Krankheitsherde durch parenterale oder orale Zufuhr von Jodkalium, das bei der Bestrahlung in statu nascendi frei wird und die Reaktions- und Abwehrvorgänge im Gewebe verstärkt (RIEHL und SCHRAMEK).

Der Krankheitsherd selbst wird zur Erreichung auch umgebender, noch unsichtbarer Infiltrate 1 cm breit im Gesunden ringsum abgedeckt. Bei größerer Ausdehnung wird nach den Regeln der mehrfelderigen Totalbestrahlung vorgegangen. Hypertrophische Formen werden zumeist mit 5—6 H gefiltert durch 2—3 mm Aluminium bestrahlt, die in Intervallen von 4—6 Wochen wiederholt werden. Nur bei manchen verrukösen Herden mit dicker Hornschichte, besonders an den Extremitäten, erweist sich eine etwas höhere Dosis von 8—12 H unter 4 mm Aluminium fast als günstiger. Die flach ulcerierten Formen reagieren im allgemeinen besser auf schwächere Filterung von 1 mm Aluminium in einer Dosis von 4—5 H. Durchschnittlich sollte über eine 3—4 malige Wiederholung speziell der höheren, stärker gefilterten Dosen nicht hinausgegangen werden, um unliebsame Spätreaktionen zu vermeiden. Mit dieser oder oft auch einer noch geringeren Zahl von Sitzungen ist der hypertrophische sowie der ulceröse Lupus meist zur Abgeflachtung bzw. Überhäutung gebracht und in einen planen Lupus umgewandelt. Danach wird er weiterhin ebenso, wie in der Regel der plane Lupus überhaupt, entweder mit Pyrogallusätzung oder mit Kompressionsbestrahlung mit der Finsen- oder Kromayerlampe behandelt. Doch ist nach unseren Erfahrungen mit letzterer Methode, wenigstens beim größeren Teil vorher mehrfach röntgenbestrahlter Lupusfälle, besondere Vorsicht (Blaulicht) am Platze, da hin und wieder bei längeren Belichtungen mit Weißlicht und unter stärkerem Drucke recht heftige Reaktionen auftreten. Einmal sahen wir eine solche sogar unter dem Bilde einer förmlichen Röntgendermatitis II. Grades verlaufen. Bei nicht zu reichlicher Aussaat der Knötchen in den narbigen Partien zerstören wir daher lieber die restlichen Infiltrate mit einzelnen thermokaustischen Stichelungen.

Diese Behandlungsweise wird merkwürdigerweise auch von dem

röntgenbestrahlten Gewebe gut vertragen. Übrigens können nach dem Vorgehen von RIEHL und KUMER bei der Radiumbehandlung des Lupus auch die Knötchen echter planer Formen durch eine Vorbehandlung mit dem Thermokauter erfolgreich für die folgende Bestrahlung sensibilisiert und dann auch diese durch Röntgenstrahlen noch günstig beeinflußt werden.

Bei Patienten, die sich im Krankenhaus befinden, bevorzugen wir mit bestem Resultate eine kombinierte Lokalbehandlung der hypertrophischen und ulcerösen Herde, die die Behandlungsdauer wesentlich verkürzt und die Zahl der Bestrahlungserien verringert. Danach werden kleine Herde, wenn möglich excidiert und bisweilen nachbestrahlt (L. FREUND). Bei ausgedehnterer lupöser Hauterkrankung werden die hypertrophischen und ulcerösen Partien in Narkose exkochleiert und die Herde hierauf durch mehrere Tage mit einer 5—10 proz. Pyrogallusvaseline gründlich verätzt. Nach Abstoßung der braunschwarzen Schorfe unter Borsalbenverband wird die granulierende Fläche mit den erwähnten Dosen bestrahlt und auch nach eventuell bereits eingetretener Überhäutung die Serie noch einmal wiederholt. Durch diesen Vorgang werden die der chirurgischen Vorbehandlung entgangenen, spezifischen Granulationen, die nun vielfach frei zutage liegen, großenteils zerstört. Durch die angeregte Bindegewebsproliferation erfolgt eine rasche Heilung mit zarter, flacher Narbe. Einzelne Knötchenrezidive, die sich hin und wieder auch nun in der Narbe einstellen, werden entweder mit dem Thermokauter oder durch neuerliche Verätzung mit KOH und 10 proz. Pyrogallusvaseline zerstört. Mit dieser Ätzmethode lassen sich übrigens auch allein, oder in Kombination mit folgender Röntgenbestrahlung (VOLK, KUZNITZKY, BLUMENTHAL) günstige Resultate bei Lupus planus erzielen.

Bei einwandfreier Dosierung und nicht zu häufiger Wiederholung der Bestrahlung ergibt die Röntgenbehandlung des Lupus vulgaris nicht nur einwandfreie kosmetische Resultate, sondern auch die schweren, narbigen und atrophischen Zustände sowie die therapeutische Unbeeinflußbarkeit von Rezidiven für später werden unschwer vermieden, Ebenso wie VOLK können wir der ablehnenden Haltung ROTHMAN's gegen die Röntgentherapie des Lupus daher nicht beipflichten. Zwar sind Carcinome nach Röntgenbestrahlungen beim Lupus vulgaris öfter vorgefunden worden (LEWANDOWSKY und RITTER u. a.). Doch dürfte an dem Umstand der malignen Entartung hauptsächlich eine vorangegangene schwerere Schädigung des Gewebes durch unzweckmäßige Bestrahlung schuld sein.

Der Lupus follicularis disseminatus des Gesichtes, der in der Mehrheit der Fälle auf Quarzlicht (Kompressionsbestrahlung) ausgezeichnet reagiert, spricht ebenfalls auf relativ geringe Röntgendosen (4—5 H gefiltert durch 2 mm Al) recht gut an, wobei neben der Strahlenwirkung auch die kräftige, hyperämische Frühreaktion als Heilfaktor nicht zu unterschätzen ist.

Auch bei der Behandlung des Schleimhautlupus hat sich die Röntgenbestrahlung bewährt. Die Nasenschleimhaut wird namentlich bei gleichzeitiger Erkrankung der äußeren Nasenhaut am besten von außen durch die Haut bestrahlt. In zwei oder drei Feldern (seitlich links und rechts, eventuell von unten) wird im Kreuzfeuer gearbeitet und als Dosis 4—5 H durch 2—3 mm Al verabreicht. In Serienpausen von 4—6 Wochen können die Dosen mehrmals wiederholt werden. Recht zweckmäßig erweist sich die **Kombination von Röntgenbestrahlung der Nase von außen mit Radiumbestrahlung** in **Form von in das Naseninnere eingeführten Dominici-Röhrchen**. **Auch alleinige Radiumbestrahlung** der Nasenschleimhaut, wenn sie ausschließlich befallen ist, eventuell unter vorausgehender Exkochleation oder galvanokaustischer Stichelung ist zur Heilung eines Schleimhautlupus vortrefflich geeignet. Wegen der leichteren Applikationsmöglichkeit des Radiums in Körperhöhlen und seiner vielleicht noch günstigeren Heilresultate bei Lupus der Schleimhäute im allgemeinen geben wir dem **Radium** an der Klinik RIEHL vor der **Röntgenbehandlung dieser Lupusformen den Vorzug**.

Wo aber Radium nicht zur Verfügung steht, können, so wie bei der Erkrankung der Nasenschleimhaut, auch bei lupöser Infiltration der Lippen-, Wangen-, Gaumen- und Pharynxschleimhaut die Röntgenstrahlen gute Dienste leisten. Die Lippen und Gingiva sind relativ leicht einstellbar, dagegen müssen für Gaumen und Pharynx bei zurückgeneigtem Kopfe und weit geöffnetem Munde die Strahlen durch **Lokalisatoren** an die zu beeinflussende Stelle geleitet werden. Kleinere Dosen von 2 bis 4 H durch 1 mm Al bei mehrfacher Wiederholung in Pausen von 4 bis 5 Wochen werden zumeist dabei angewendet. Doch führen sie häufig nur mit **Unterstützung** anderer **lokaler** (Kohlenbogenlicht und Ätzungen mit Milchsäure u. a.) und **allgemeiner Maßnahmen** (Lichtbäder) zu dauerndem Erfolg.

Skrophuloderm. Relativ bald und mit zarter, glatter Narbe heilen Skrophuloderme unter der Röntgenbestrahlung. Die oberflächlichen gelangen bereits durch Dosen von 5 bis 6 H unter 1 bis 2 mm Al in Intervallen von 4 später 6 Wochen gewöhnlich binnen wenigen Bestrahlungen zur Rückbildung. Zumeist tritt kurz nach der Belichtung eine Zunahme der Sekretion bei erweichten Formen ein, doch alsbald erfolgt Abflachung der Infiltrate, Bildung gesunder Granulationen und rasche Vernarbung. Hartnäckiger erweisen sich die fistelnden, **tiefergreifenden Formen der kolliquativen Tuberkulose**, die spezifische Drüsen-, Knochen-, Gelenks- oder Sehnenscheidenaffektionen begleiten. Sie erfordern meist höhere Strahlenmengen (7—8 H) und intensivere Filterung (4 mm Al). Auch ist öfters eine größere Zahl von Bestrahlungen notwendig. Bei Abszessen und Fistelgängen, die an sich mit Narbenbildung abheilen, spielt eine leichte Atrophie für später keine Rolle. Unter Abstoßung nekrotischer Fetzen und gleichzeitiger Beeinflussung des in der Tiefe liegenden Herdes (Lymphome usw.) kommen auch diese torpideren Prozesse schließlich auf die Bestrahlung zumeist zur Abheilung. Selbstredend erweisen sich auch hierbei **unterstützende Allgemeinbehandlung** (Lichtbäder, Tuberkulin) als vorteilhaft. Raschere Resultate lassen sich ebenso wie beim Lupus auch durch vorausgehende Exkochleation und Pyrogallusätzung der Herde mit nachfolgender Bestrahlung erreichen.

Tuberkulöse Lymphome. Nicht nur in Verbindung mit darüberliegenden Skrophulodermen, sondern auch ohne eine sichtbare Hautaffektion fällt bisweilen, wenn auch seltener, dem Röntgen-Haulttherapeuten die Röntgenbehandlung von tuberkulösen Lymphomen, namentlich der Halsgegend zu. Bei dieser Bestrahlung ist besondere Vorsicht anzuraten, um in der Folge keine kosmetisch störenden Atrophien und Teleangiektasien auf der darüberliegenden, zarten Haut hervorzurufen. Es sind daher zur Verhütung einer Sensibilisierung der Haut irritierende, physikalische (Höhensonne) und chemische Maßnahmen (Jodtinktur, Jodsalben), wie sie dabei so gern speziell von chirurgischer Seite empfohlen werden, zu unterlassen. Zur Bestrahlung eignen sich sowohl vereiterte als auch nicht vereiterte, geschlossene und fistelnde Lymphome. Nur wäre vor der Bestrahlung der Eiter womöglich durch Stichincision zu entleeren. Verkalkte und verkäste Drüsen zeigen so geringe Radiosensibilität, daß sie nach röntgenologischer Feststellung der Kalkherde besser, wenigstens teilweise, durch einen chirurgischen Eingriff entfernt werden. Je nach der Tiefenlage der Lymphome, im allgemeinen kommen ja für den Dermatologen vor allem ziemlich oberflächliche, kleinere Drüsenpakete in Betracht, werden in einer Fokus-Hausdistanz von 20 bis 30 cm auf ein entsprechend größeres Feld (10×15) oder in mehrstelliger Totalbestrahlung 7—8 H durch 4 mm Aluminium verabreicht. In Pausen von 4, später 6—8—12 Wochen zur besseren Hautschonung werden die Serien je nach Bedarf etwa 3—6 mal wiederholt. Dabei empfiehlt sich, bei den folgenden Bestrahlungen mit der Dosis auf 5—6 H herabzugehen. Bei jugendlichen, speziell weiblichen Individuen können wir aber auch mit kleineren Dosen 4—6 H in Pausen von 6 Wochen zu gleich günstigen Resultaten gelangen, wobei die Gefahr auch leichterer Spätschädigungen der Haut noch sicherer vermieden werden dürfte. Dadurch wird auch meist die unangenehme Frühreaktion (Schwellung der Lymphdrüsen) verbunden mit Zeichen von Röntgenkater durch Zerfallsprodukte, wie sie nach den größeren Dosen sich leicht einzustellen pflegt, hintangehalten. Unter der Bestrahlung schließen sich etwa vorhandene Fisteln und flachen die Lymphome bis auf unscheinbare, dicke, bindegewebige Reste ab, die weiterhin auf Röntgenlicht kaum mehr ansprechen. Neben einer zerstörenden Einwirkung auf das empfindlichere, tuberkulöse Granulations- und lymphoide Gewebe hat bei der Abheilung wohl auch ein Anreiz auf reparatorische Vorgänge im Bindegewebe (M. Fraenkel, Stephan) einen entscheidenden Einfluß. Daraus erklären sich auch die fast günstigeren Wirkungen kleinerer, protrahierter Reizdosen auf die tuberkulösen Lymphome. Gleichzeitige Lichtbäder, Arsenkuren und fettreiche Diät beschleunigen den Heilverlauf der tuberkulösen Lymphdrüsenaffektionen vielfach ganz beträchtlich.

Tuberculosis verrucosa cutis. Ausgezeichnet reagieren ferner die Tuberculosis verrucosa cutis (Paltauf-Riehl) und die ihr nahestehende Verruca necrogenica auf die Röntgenbehandlung. Bei gewissen Patienten, bei denen ein chirurgischer Eingriff oder auch chemische Ätzverfahren sich aus äußeren Gründen vielfach nicht durchführen lassen wie z. B. Ärzten, Anatomiedienern u. a. führt eine 3 bis 4 malige Applikation von 8—12 H durch 4 mm Al in der Regel zur Resorption der Herde unter Hinterlassung einer glatten, flachen Narbe. Wo angängig wird nach vorangehender Exzision bzw. Exkochleation und Pyrogallusätzung der erkrankten Partie durch die Bestrahlung raschere Vernarbung und dauernde Heilung bereits auf 1—2 Serien von 5—6 H durch 1—2 mm Al eintreten. Auch bei diesen beiden Leiden ist somit die Röntgenbestrahlung anderen Therapiearten, wie der Licht- (Finsen-, Höhensonne) und chemischen Ätzbehandlung allein, vorzuziehen.

Erythema induratum (Bazin). Die knoten- und plattenförmigen Infiltrate des Erythema induratum (BAZIN) kommen mitunter auch spontan nach vielen Wochen und Monaten zur Abheilung. Immerhin führen Allgemeinbehandlung (Lichtbäder, As, Diät, eventuell Tuberkulin) in Verbindung mit der Lokalbehandlung doch rascher zum Ziel. In manchen Fällen bewirken auch dabei die Röntgenstrahlen eine beschleunigte Involution der Infiltrate. Die auch so relativ lange Dauer der Behandlung darf nicht zu einer zu intensiven und zu häufig wiederholten Bestrahlung verleiten. Anderenfalls könnten schwere, sklerodermieartige Spätinduration und phagedänische Spätulcerationen (SCHREUS) die Folge sein. Dosen von 5—6 H durch 2 mm Al in Intervallen von 4—8 Wochen und eine höchstens 3—4 malige Wiederholung sollten daher nicht überschritten werden. Unsere Erfahrungen haben uns übrigens gezeigt, daß bei einem größeren Teile der Fälle die viel harmlosere Quarzkompressionsbestrahlung mit der Kromayerlampe gleich günstige, wenn nicht bessere Heilerfolge ergibt. Wir nehmen daher nur bei Versagen dieses Verfahrens die Röntgenstrahlen zu Hilfe.

Tuberculosis ulcerosa cutis et mucosae. Die ulceröse Haut- und Schleimhauttuberkulose an und in der Umgebung von Nase und Mund, Genitale und Analgegend reagiert infolge der schon nahezu anergischen Gewebsverhältnisse meistens kaum auf die Bestrahlung. Wie beim ulcerösen Haut-Schleimhautlupus werden 3 bis 4 H durch 1 mm Al eventuell in Pausen von 3—5 Wochen versuchsweise mehrmals wiederholt. Bei Ausbleiben des Effektes sollten sie lieber durch allgemeine Stoffwechsel und Abwehrkräfte fördernde Maßnahmen (Lichtbäder, As u. a.) abgelöst werden.

Papulo-nekrotische Tuberkulide und Lichen scrophulosorum. Wenn auch von manchen Autoren (WETTERER, H. E. SCHMIDT u. a.) bei Acnitis und Folliclis gute Heilresultate mit Röntgenstrahlen beobachtet werden, nehmen wir an der Klinik dabei sowie beim Lichen scrophulosorum von dieser Art der Therapie ganz Abstand. Denn neben geringer hygienisch-diätetischer Behandlung führen die dabei üblichen Salbenapplikationen, eventuell im Verein mit Lichtbädern und lokaler Quarzlampenbestrahlung, fast durchwegs schon zur Beseitigung dieser gutartigen Tuberkulidformen.

Boeck'sches Lupoid. Das Boeck'sche Lupoid wurde u. a. von HASEN, das Granuloma annulare u. a. von STETTLER mit gutem Erfolge der Röntgenbehandlung unterzogen. Eigene Erfahrungen darüber fehlen.

Lupus pernio. Bei dem gleichfalls nicht häufigen Lupus pernio sah H. E. SCHMIDT vollkommenes Verschwinden auf die Bestrahlung. Ein Fall der Klinik, der probeweise der Röntgentherapie (5 H, 2 mm Al) im Gesicht unterzogen wurde, zeigte nach 2 Serien keine merkliche Veränderung. Unsere Erfahrungen sowie die wenigen einschlägigen Beobachtungen in der Literatur sind zu einem Urteil über den Wert der Röntgenbehandlung bei diesem Leiden noch zu gering.

Lupus erythematosus. Die überaus große Hartnäckigkeit mancher Formen des Lupus erythematosus, trotz der Legion der dafür empfohlenen Heilmittel, läßt es begreiflich erscheinen, wenn auch die Röntgenstrahlen zu seiner Behandlung herangezogen wurden (SCHIFF und FREUND). Die Bestrahlung sollte dabei den Übergang der Herde in Atrophie beschleunigen. Dies wollen die einen durch hohe Dosen (10—12 H) stark gefilterter Strahlen erreichen (WETTERER), wobei die kräftige Reaktion 2. Grades die Abstoßung der Schuppen und Heilung mit flacher Narbe erzielen soll. Dieses Vorgehen ist nur für chronische, inveterierte Fälle geeignet. Es wäre höchstens 3 mal innerhalb von 6 Monaten zu wiederholen. Aber auch bei den flüchtigen Formen wurden mit schwach gefilterten Ekzemdosen (SCHREUS), wie sie für torpidere Herde empfohlen werden (H. MEYER, H. E. SCHMIDT, FREUND und SCHOLTZ), gute Resultate erzielt.

Wir halten bei allen akut entzündlichen und ödematösen Formen die Röntgenbestrahlung für durchaus kontraindiziert, da es schon durch den Reiz kleinster Dosen auf das so sensible Gewebe zu einem plötzlichen Aufflammen des Prozesses, eventuell zum Auftreten jener schwersten Form, des Lupus erythematosus acutus, mit seiner fast durchgängig letalen Prognose kommen kann.

Aber auch bei den torpiden, chronisch diskoiden, hyperkeratotischen Herden, bei denen wir mehrfach schwach und mittelstark gefilterte Röntgendosen (3—5 H durch 1—2 mm Al) verabreicht haben, war der Erfolg kaum nennenswert, zumindest mit dem anderer Methoden (Kohlensäureschnee) nicht zu vergleichen. Ebenso wie VOLK können wir auch höhere Dosen mit energischerer Wirkung nicht empfehlen. Denn bei dem Eintritt der Atrophie scheint es für die Zukunft kaum gleichgültig, ob sie nur durch den Krankheitsprozeß oder auch durch eine Röntgenschädigung bedingt ist.

Wenn ausnahmsweise ein besonders resistenter Fall der Strahlenbehandlung zugeführt werden soll, würden wir viel eher Radiumbehandlung empfehlen. Denn damit haben wir aus eigener Anschauung bisweilen recht vorteilhafte Resultate feststellen können. Der Lupus erythematosus der Mundschleimhaut wird gegebenenfalls auch der Radiumbestrahlung überlassen, wobei noch die leichtere Applikationsweise der Träger an der Schleimhaut einen Vorteil gegenüber der Röntgenbehandlung bedeuten dürfte.

Lepra. Wie das Granulationsgewebe der Tuberkulose zeigen auch die ähnlich zusammengesetzten Knoten und wulstförmigen Infiltrate, besonders der nodösen Form der Lepra, eine deutliche Rückbildung durch die Röntgenbestrahlung (SEQUEIRA, SCHOLTZ, OUDIN u. a.). Wir selbst konnten uns an einem einschlägigen Falle überzeugen, daß zur Abflachung und Überhäutung der Ulcerationen der Infiltrate wiederholte Dosen von 5—6 H durch 2 mm Al in Intervallen von 4 bis 6 Wochen hinreichten, um ihm in symptomatischer und vielleicht auch kosmetischer Hinsicht (Facies leonina) Besserung zu verschaffen. Ein weiterer Einfluß auf den Gesamtverlauf der Erkrankung kommt den Röntgenstrahlen kaum zu.

Rhinosklerom. Auf der Zerstörung des charakteristischen, pathologischen Granulationsgewebes, wahrscheinlich verbunden mit proliferativen Anreizen auf das Bindegewebe, beruht auch die einschmelzende Wirkung der Röntgenstrahlen auf die knorpelharten Infiltratmassen des Rhinoskleroms. Bei dieser in unseren Gegenden überaus seltenen, schweren Erkrankung von Nase und oberen Luftwegen erscheint die Bestrahlung als einzig aussichtsreiche Therapie (MAZZONI, BOHAČ, POLLITZER, NEMENOW u. a.). Infolge der immerhin relativ geringen Radiosensibilität der spezifischen Wucherungen empfiehlt sich Kombination der Röntgenbestrahlung mit vorhergehendem, chirurgischem Eingriff. Dadurch wird der Großteil des kranken Gewebes entfernt und das übrige ist der Bestrahlung leichter zugänglich. Mit einer Dosis von 8—10 H durch 4 mm Al wird die Nase in 3 Feldern (rechts, links und von unten), der Pharynx durch den geöffneten Mund, der Larynx von 3 Röhreneinstellungen (Hals rechts und links, vorne submental) bis zum Erfolge etwa 3—5 mal bestrahlt. Während zunächst kurze Intervalle von 4—5 Wochen zur Verhinderung einer stärkeren Progredienz des Infiltrationsprozesses anzuraten sind, wären bei weiteren Serien größere Pausen zur Verhütung von Spätulcerationen erwünscht.

Ein lebenbedrohendes Ulcus in der Larynxgegend mit schwerster, sklerodermieartiger Spätinduration der Haut konnten auch wir bei einem einschlägigen Fall beobachten, der anderwärts zu intensive Dosen in zu rascher Aufeinanderfolge erhalten hatte. Eigene Bestrahlungserfahrungen mangeln uns.

Aleppobeule. Bei der Aleppobeule mit furunkelähnlichen, torpiden Knoten, die ulcerieren, hat u. a. BISSON mit gefiltertem Röntgenlicht Heilung erzielt.

Weiters tragen die X-Strahlen bei zwei chronischen Pilzerkrankungen, die tuberkuloseähnliche Knoten und Wucherungen auf der Haut verursachen, durch Zerstörung des spezifischen Granulationsgewebes mit reaktiver Bindegewebsbildung zur Förderung der Heilung bei. Die Pilze dürften ebenso wie die Bakterien nach allem davon direkt nicht beeinflußt werden.

Blastomykose. Herde von Blastomykose, durch Hefepilze verursacht, wurden u. a. von BÜRCKMANN, MC'COY und KEITH zum Teil geheilt, zum Teil wesentlich gebessert.

Aktinomykose. Die primäre und sekundäre Aktinomykose der Haut stellt, besonders bei nicht zu großer Tiefenausdehnung, eine recht dankbare Indikation für die Röntgen-Hautbehandlung dar. Nach dem Vorgehen von STEINKAMM verwenden wir 9—10 H gefiltert durch 3—4 mm Al in Pausen von 4, später 6 Wochen 2—6 mal. Dabei werden die Herde (meistens im Gesicht) genau gegen die gesunde Umgebung abgedeckt. Der im allgemeinen etwas schleppende Heilungsverlauf kann durch ein kombiniertes therapeutisches Verfahren recht wesentlich abgekürzt werden. Einerseits nimmt Patient täglich 3,0—6,0 g Jodkali bis zu 100 g Gesamtmenge (JÜNGLING, RUETE). Durch Speicherung des Jod im kranken Gewebe wird die Röntgenwirkung durch Sekundärstrahlenbildung daselbst (JÜNGLING) bedeutend

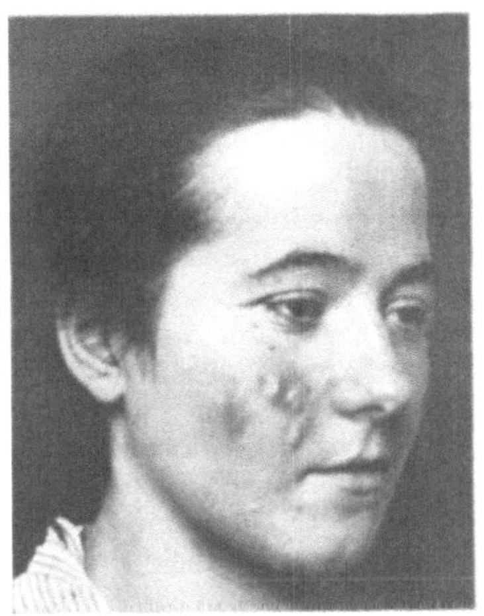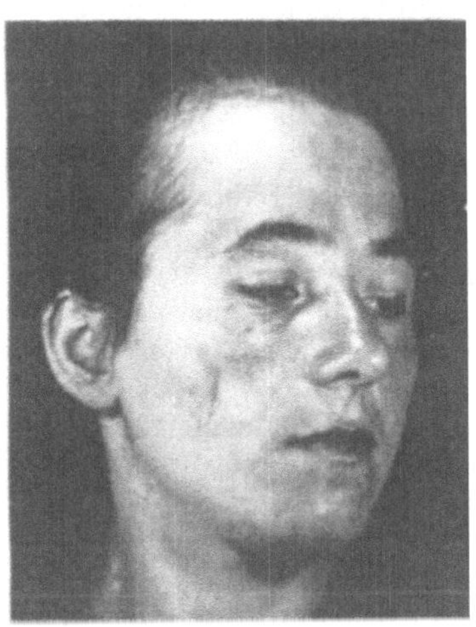

Abb. 36 u. 37. Aktinomykose
vor der Bestrahlung.   nach der Bestrahlung.

erhöht. Andererseits spart eine gründliche Exkochleation der gewucherten Granulationsmassen oder wenigstens eine Freilegung der Fisteln und Eröffnung der Abscesse in der Tiefe an Zahl der Bestrahlungen. Dadurch konnten wir in einem Falle bereits nach zwei Serien Ausheilung mit einer zarten, flachen Narbe feststellen, ein Umstand, der angesichts der Höhe der verwendeten Dosen am ehesten auch vor Spätatrophien im bestrahlten Gewebe schützt.

4. Hautdrüsenerkrankungen.

Auch bei entzündlichen, proliferativen bzw. hypersekretorischen Vorgängen im Bereiche gewisser epidermoidaler Anhangsgebilde, wie der Hautdrüsen und Nägel sowie ihrer Umgebung leisten unter Umständen die Röntgenstrahlen mehr als andere Heilmittel.

Die von manchen Autoren (MAC KEE u. a.) empfohlene Röntgenbestrahlung der unkomplizierten Seborrhoe erscheint uns mit Hinblick auf ihre leichte Beeinflußbarkeit durch Schwefel- und Resorcinlösungen sowie -pasten entbehrlich.

Acne vulgaris. Bei den leichten, oberflächlichen Formen der Acne vulgaris: der Komedonenacne und der Acne papulopustulosa führen zumeist schon einfache Schälmaßnahmen mit Salben oder Höhensonne zum Ziel. Eine besondere Bedeutung kommt daher in diesem Stadium der Röntgentherapie kaum zu. Doch wurden auch bei solchen leichten Acnefällen gute Resultate damit erzielt (HABERMANN und SCHREUS). Auch in Anbetracht der hohen Empfindlichkeit gerade der Gesichtshaut führen wir in der Regel erst die tieferen und mächtigeren Infiltrate der Acne indurata, conglobata und phlegmonosa der Röntgenbehandlung zu. In der Mehrheit der Fälle wird dabei das Gesicht in dreistelliger Röhrenposition mit überkeuzten Feldern (vorne, linke und rechte Wange) bestrahlt. Wegen der relativ kleinen Strahlenmengen können sie ohne Gefahr einer störenden Frühreaktion in einer Sitzung gegeben werden. In leichteren Fällen genügt eine Dosis von 2 H durch $^1/_2$—1 mm Al, die in Pausen von 10—14 Tagen 3—4mal wiederholt wird; dann folgt ein längeres Intervall von 4 Wochen und Wiederholung des Zyklus, eventuell nach einer weiteren Serienpause von 8 Wochen noch ein dritter Zyklus. Bei besonders tiefen, derben und resistenten Formen empfiehlt sich von vornherein oder vom zweiten Zyklus an eine etwas stärkere Dosis von 3 H durch 2 mm Al in ähnlicher Verteilung. Sollten auch die oberen Brust- und Rückenpartien für eine Bestrahlung in Betracht kommen, so wird vorne und rückwärts in dreifelderiger Applikation (linke und rechte Schulter bzw. Brust, Rückenmitte bzw. Epigastrium) die genannte Strahlenmenge verabreicht. Zwecks besserer Tiefenschonung bei der Bestrahlung solcher größerer Körperflächen erscheint die schwächere Filterung und nicht zu häufige Wiederholung der einzelnen Serien anzuraten. Stärkere Filterungen und höhere Dosen, wie sie z. B. HOLZKNECHT verwendet (5 H durch 4 mm Al), halten wir speziell bei mehrfacher Wiederholung eben wegen der zu großen Tiefenwirkung weder für die Bestrahlung einer Gesichts- noch Körperacne für besonders opportun.

Ohne sonstige Behandlung oder höchstens unter Umschlägen und Stichincisionen neben der Bestrahlung kommen nach einer jeweils rasch abklingenden Zunahme der entzündlichen Erscheinungen allmählich die hartnäckigen Knoten zur Resorption, wobei auch die nach zentral vereiterten und nekrotischen Infiltraten zurückbleibenden Narben zart und flach werden. Der günstige Einfluß der Röntgenstrahlen auf die Rückbildung der Infiltrate ist wohl auf mehrere Momente zurückzuführen: eine Verringerung der Verhornungsvorgänge und damit der Komedonenbildung, Sekretionshemmung der Talgdrüsen und Zerfall der empfindlichen, perifollikulären Zellinfiltrate. Niemals sollte die Bestrahlung so lange fortgesetzt werden, bis eine völlige Verödung und Atrophie der Talgdrüsen und damit störende Trockenheit der Haut eintritt.

Vielfach wird die Dauer der Behandlung noch durch anderweitige unterstützende, lokale und allgemeine Maßnahmen abzukürzen gesucht. Höhensonnenbelichtungen zwischen den Röntgenbestrahlungen (H. E. Schmidt) erscheinen uns hinsichtlich der an und für sich starken Reaktionsfähigkeit der Acnehaut besser zu vermeiden. Dagegen hatten wir bei manchen Fällen durch Kombination von Kolloidtherapie (Aderlaß und Serumeinspritzung [Luithlen u. a.]), sowie Organotherapie (Hypophysin, Ovarialextrakte u. a.), namentlich bei unterentwickelter oder gestörter Genitalfunktion ebenso wie andere Autoren den Eindruck eines rascheren Eintrittes des Heilerfolges als mit der Bestrahlung allein.

Aus kosmetischen Rücksichten muß bei der Abdeckung der gesunden Hautpartien (Haar, Augen, Lippen, Ohr u. a.) auf Vermeidung zu scharfrandiger Pigmentierung durch mehrmalige exzentrische Verschiebung der Schutzblenden während der Bestrahlung gesehen werden.

Bromo- und Jododerma tuberosum. Von medikamentösen Erkrankungen der Talgdrüsen und ihrer Umgebung bilden vielleicht noch das Bromo- und Jododerma tuberosum bisweilen eine Indikation für X-Strahlen. Sie empfehlen sich wohl nur dann dafür, wenn die gewöhnliche Therapie (Umschläge, Hg-Pflaster, Sistieren der Brom- und Jodmedikation) nicht binnen absehbarer Zeit den Schwund der tumorartigen, eiterdurchsetzten Herde, besonders an den Unterschenkeln, zur Folge hat. 5—6 H bei einer stärkeren Filterung (4 mm) in 2—3 maliger Applikation in Intervallen von 4—6 Wochen dürften meistens genügen, um eine Resorption der Infiltrate zu bewirken.

Acne rosacea. Das Stadium erythematosum und papulopustulosum der Acne rosacea reagiert im allgemeinen auf Quarzlichtbestrahlungen und die übliche, medikamentöse (Schälpasten, Schwefel-Ichthyolsalben) und physikalische Therapie (Höhensonne, Elektrolyse, Kohlensäureschnee) weit besser als auf die Röntgenbestrahlung. Speziell die zahlreichen Teleangiektasien werden ganz erfolglos damit behandelt. Dagegen schwinden ausgeprägtere Entwicklungsstadien mit Bildung multipler, größerer Knötchen durch die gleiche Dosierung, eventuell mit stärkerer Filterung (2 mm Al), wie bei der Acne vulgaris öfters recht rasch unter Hinterlassung der Teleangiektasien. Die Bestrahlungen sind infolge des Gefäßreichtums der Efflorescenzen von mehr oder minder lebhaften Frühreaktionen gefolgt. Als unterstützende Behandlung sind eventuell leichte, nichtreizende Ichthyolpasten gestattet.

Der intensivste Grad des Krankheitsbildes, das Rhinophym, ergibt mittels chirurgischer Dekortikation der Knoten so vorzügliche und auch kosmetisch einwandfreie Heilresultate, daß die Röntgenstrahlen nur in seltensten Fällen dafür in Frage kommen. So dürfte bei Individuen mit Neigung zu hypertrophischer Narbenbildung eine unmittelbare Nachbestrahlung im Anschluß an den chirurgischen Eingriff sich empfehlen. Auch dort, wo die Dekortikation nicht gut durchführbar erscheint (Bluter, messerscheue Patienten), kann der Versuch mit 7—8 H durch 4 mm Al in 2—3 felderiger, kreuzweiser Bestrahlung der Nase und 1—3 maliger Wiederholung in 4—6 Wochen gemacht werden. Unterstützende Radiumbestrahlung von der Innenseite der Nase aus (WETTERER) dürfte die Rückbildung der Knoten noch mehr beschleunigen.

Acne varioliformis sive necrotica. Die eigentlich nur dem Namen nach hierher gehörige Acne varioliformis sive necrotica heilt meistens schon durch die Hebra'sche Therapie mit Präzipitatsalbe und grauem Pflaster binnen 8—14 Tagen. Nur resistentere Formen und solche größerer Ausdehnung wären unter besonderer Vorsicht zu bestrahlen. Bereits kleinste, schwach gefilterte Strahlenmengen (2 H, 0,5 mm Al) reichen dafür aus. An behaarten Stellen (Stirn-Haargrenze, Capillitium) darf über eine Wiederholung nach einer Pause von 3 Wochen nicht hinausgegangen werden, wenn man nicht temporäre Epilation als lästige Folgeerscheinung beobachten will.

Hyperidrosis. Wir unterscheiden eine allgemeine und eine lokale Form der Hyperidrosis. Nur letztere fällt in das Indikationsbereich der Röntgenstrahlen. Und zwar ist nach unseren Erfahrungen auch hier nur bei kontinuierlicher Sekretion, weniger bei rein nervöser, anfallsweise auftretender ein wirklicher Erfolg zu erwarten.

Unter dem Einfluß der X-Strahlen kommt es zunächst zu einer Hemmung oder starken Verminderung der gesteigerten Schweißsekretion. Damit schwindet auch eine etwa vorhandene Bromidrosis (SATO, NISHIURA). Bei höheren Dosen und häufigerer Wiederholung tritt endlich völliges Versiegen der Schweißbildung infolge Degeneration und Zerstörung der Schweißdrüsenepithelien durch die Strahlen ein. Dieser Zustand erweist sich für den davon Betroffenen recht störend, indem die trockene Haut zu Einrissen und dadurch zu Infektionen neigt und ständig eingefettet werden muß.

Die Aufgabe des Röntgen-Hauttherapeuten wird daher sein, nicht vollkommene Aufhebung der Sekretion, sondern eine Einschränkung auf ein annähernd normales Ausmaß zu erreichen. Zu dem Behufe applizieren wir eine Dosis von 8—9 H durch 4 mm Al und wiederholen diese in Intervallen von 4—6 Wochen 2—5mal. Gewöhnlich erfolgt nur eine einfelderige Bestrahlung der Palmae und Plantae, wobei man durchschnittlich zur entsprechenden Beseitigung der Hypersekretion an den Plantae eine häufigere Wiederholung der Einzelserien benötigt. Die Bestrahlung wird am besten von je einer Röhrenposition in einer Fokus-Hautdistanz von 40 cm auf beide Volae und Plantae vorgenommen. Nicht immer ist allein durch diese Felderwahl Trockenheit der Hände und Füße zu erzielen. Des öfteren ist auch noch eine gesonderte Bestrahlung von Kleinfingerseite der Hände und Seiten- und Dorsalfläche der Füße, also mehrstellige Totalbestrahlung mit überkreuzten Feldern, dazu erforderlich.

Die erwähnte Art der Dosierung hat sich uns fast stets gut bewährt. Allerdings ist meistens nach den ersten beiden Serien sowohl subjektiv von seiten des Patienten als auch objektiv durch den Arzt nur eine geringe Einschränkung der Sekretion feststellbar. Erst die weiteren Bestrahlungen bringen in der Regel den erwünschten Erfolg.

Vor einer Verlängerung der Serienpause über 4—6 Wochen, wie sie in letzter Zeit HOLZKNECHT begünstigt, möchten wir abraten, da wir dabei ab und zu eine teilweise Wiederholung von vorübergehend bereits in ihrer Hyperfunktion gehemmten Schweißdrüsen auftreten sahen. Eine leichte Kumulationswirkung der Dosen auf die Schweißdrüsen kann durch kleinere Intervalle ohne wesentliche Beeinträchtigung des gesunden Hautgewebes den Erfolg in kürzerer Zeit und mit weniger Bestrahlungen garantieren. Die Anwendung einer ganz starken Filterung und so hohen Dosis, wie sie u. a. letzthin SCHREUS empfiehlt, erscheint zwar sehr verlockend, da sich vielfach mit einer einzigen Sitzung ein voller Dauererfolg erzielen läßt. Immerhin besteht dabei eher die Möglichkeit, einen zu starken Grad von Trockenheit der bestrahlten Hautpartie hervorzurufen, der später nicht mehr korrigierbar ist. Zugunsten eines stets auch funktionell einwandfreien, therapeutischen Resultates bleiben wir lieber, wie HELL, GUNSETT u. a., bei der zitierten Dosierung, die uns allerdings erst nach mehreren Bestrahlungen und nach einigen Monaten zum Abschluß der Behandlung führt.

Trotz ihrer begreiflichen Ungeduld, das lästige Leiden bald zu verlieren, fügen sich die Patienten bei Darlegung der Gründe meist rasch der protrahierteren Behandlungsweise.

Während der Dauer der Bestrahlung sollen nur indifferente Behandlungsmaßnahmen wie Bäder, alkoholische Abreibungen, Waschungen mit milden, überfetteten Seifen angewendet werden. Eingreifendere Prozeduren erweisen sich dabei nicht nur nicht nötig, sondern durch Summierung der Reize für die Haut direkt gefährlich.

Nur in besonders resistenten und ausgeprägten Fällen wird die Hyperidrosis axillarum der Röntgenbestrahlung zugeführt. Diese hat bei Notwendigkeit einer mehrfachen Wiederholung der Serie bisweilen eine Dauerepilation der Achselhaare im Gefolge.

Syringome. Multiple, kleine Tumoren epithelialer Herkunft, wie die Syringome, sollen gleichfalls durch Röntgenstrahlen mit kleinen Dosen (JOSEPH und SIEBERT, HODARA), besser noch durch stärkere Mengen hochgefilterter Strahlen (SCHREUS) gut beeinflußt werden. Eigene Erfahrungen darüber fehlen.

Granulosis rubra nasi (Jadassohn). Bei der Granulosis rubra nasi werden die Hyperidrosis und der gleichzeitige chronische Entzundungsprozeß um die Schweißdrüsenausführungsgänge gleichfalls durch mittlere Dosen 6—7 H durch 4 mm Al gefilterter Röntgenstrahlen ab und zu günstig beeinflußt und zur Rückbildung gebracht. Mehr als 3—4 mal sollte die Serie mit Rücksicht auf die Empfindlichkeit der Haut der Nasenspitze und den kosmetischen Effekt für später nicht wiederholt werden. Ein bis zwei Röhrenpositionen über der Mitte oder zu beiden Seiten der Nase dürften fast durchwegs ausreichen.

5. Kokkenerkrankungen.

Die nun folgenden umschriebenen, eitrigen Entzündungen der Talg- und Schweißdrüsen, die zu der größeren Gruppe der Pyodermien gehören, sprechen ebenso wie ein Großteil dieser auf

Röntgenstrahlen günstig an, worauf als erster L. FREUND die Aufmerksamkeit gelenkt hat. Der Behandlung der Folliculitis nuchae und Sycosis simplex wurde bereits unter dem Kapitel Epilation gedacht. Ansonsten werden noch Furunkel, Hidrosadenitis eventuell bisweilen Karbunkel, Phlegmone und Erysipel unter den Indikationen für die Röntgentherapie geführt.

Furunkulose. Besonders bei der hartnäckigen und rasch rezidivierenden, regionären und ausgebreiteteren Furunkulose lassen sich oft noch Heilerfolge mit X-Strahlen erzielen, die mit der üblichen Behandlung (Umschläge, Pflaster und Schälmittel) nur schwer oder gar nicht zu erreichen sind. Neben SCHREUS konnten u. a. auch wir vor nicht langem wieder zeigen, daß meist nach einer einzigen Bestrahlung der gewünschte Erfolg bereits eintritt. Wir verabfolgen etwa 6 H gefiltert rcduh 2 mm Al auf ein Feld in der Ausdehnung von 10×10 cm aus einer F.H.D. $= 20$ cm. Womöglich wählen wir dazu eine Hautpartie, die einige der am stärksten ausgereiften Furunkel enthält. Gewöhnlich tritt nach einer passageren Zunahme der Entzündungserscheinungen an den bestrahlten Stellen (Frühreaktion) unter beschleunigter Erweichung rasche Abstoßung des nekrotischen Gewebspfropfes, Abheilung und Vernarbung mit einer mehr oder weniger dunklen Pigmentierung ein.

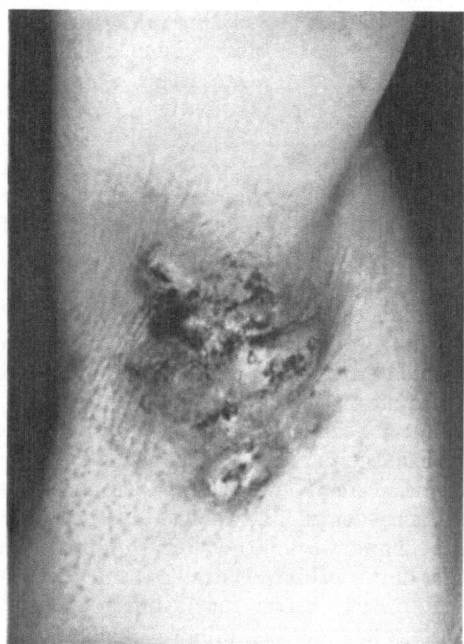

Abb. 38. Hidrosadenitis axillaris
vor der Bestrahlung.

Doch kann bisweilen bei noch nicht erweichten Knoten Resorption des entzündlichen Infiltrats ohne eitrige Einschmelzung beobachtet werden.

Weit bedeutungsvoller für den weiteren Verlauf der Furunkulose an sich ist der Umstand, daß auch eine prophylaktische Wirkung der Bestrahlung in Form einer deutlichen Verminderung, schließlich gänzlichen Aufhörens neuer Nachschübe an bestrahlten und nicht bestrahlten entlegenen Partien festzustellen ist. Diese Rezidivfreiheit ist spätestens innerhalb von 4—6 Wochen nach der Bestrahlung eines kleinen Teilfeldes zu konstatieren. Aber auch die noch in den ersten Wochen nach der Bestrahlung auftretenden Furunkel verlaufen viel abortiver meist unter dem Bilde einfacher Follikulitiden mit geringer Infiltration.

Wie schon SCHREUS betont, erscheint das allmähliche Aufhören der Nachschübe sowie die von ihm und GOEHL erhobene Steigerung der komplementbindenden Eigenschaften des Serums bestrahlter Fälle auf immunisatorische Vorgänge zurückzuführen zu sein. Denn anders wäre die Fernwirkung auf unbestrahlte Hautpartien kaum erklärlich. Die Umstimmung der Haut beruht wohl in erster Linie auf Zerfall und Resorption von Staphylokokken und anderen Gewebszellen. Durch diese Art von Autovaccine (Endovaccination SCHREUS) sowie den parenteralen Eiweißzerfall soll eine vermehrte Bildung spezifischer Schutzstoffe und eine Leistungssteigerung im Bereich des ganzen Organismus ausgelöst werden. Diese dürfte in vieler Hinsicht intensiver und wirksamer sein als die Zufuhr polyvalenter Vaccine und die sonst dabei übliche Kolloidtherapie [Serum, Aderlaß (LUITHLEN)]. Neben der Röntgenbehandlung erscheinen noch durch längere Zeit Anwendung desinfizierender Lösungen (2 proz. Salicylalkohol) und leichte Schälmaßnahmen (5 proz. Schwefelzinkpaste) angezeigt, um die in Hornschicht und Follikeltrichter noch sitzenden Kokken gründlich zu entfernen und unschädlich zu machen. Auf diese Weise können in der Folge eventuell Rezidive nach Abklingen der wahrscheinlich nur vorübergehenden Immunvorgänge mit einer gewissen Sicherheit vermieden werden. Darauf, daß

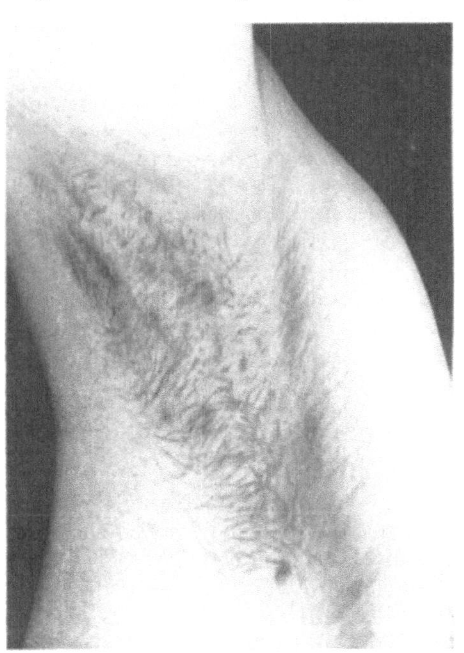

Abb. 39. Hidrosadenitis axillaris, nach der Bestrahlung.

solche Rückfälle ab und zu längere Zeit nach erfolgreicher Röntgenbehandlung von Pyodermien nach Perioden scheinbar völliger Heilung wieder auftreten können, hat seinerzeit schon L. FREUND verwiesen und wir konnten diese seine Mitteilungen auf Grund unserer eigenen in letzter Zeit gemachten, einschlägigen Beobachtungen bei Furunkulose und Hidrosadenitis nur bestätigen.

Hidrosadenitis axillaris. Die meist nur einseitig, seltener doppelseitig lokalisierte Hidrosadenitis axillaris, die eine Vereiterung der großen Schweißdrüsen der Achselhöhle darstellt, ist häufig gegen die gewöhnliche Therapie recht resistent und rezidiviert zuweilen hartnäckig. Ebenso wie bei der Furunkulose führt zumeist eine einmalige Belichtung mit der gleichen Strahlendosis zum gewünschten Heilerfolge. Der

Verlauf des Leidens und das biologische Verhalten der Haut nach der Bestrahlung ist im allgemeinen dabei ähnlich wie bei der Furunkulose. Eine günstige Teilwirkung dürfte auch der temporären Entfernung der Achselhöhlenhaare samt einem Großteil der Eitererreger zukommen. Die medikamentöse Neben- und Nachbehandlung richtet sich nach den bei der „Furunkulose" besprochenen Grundzügen.

Karbunkel. Auch bei jener schwersten Form von Furunkeln, die unter dem Namen Karbunkel gehen, wird über Heilung durch Röntgenstrahlen berichtet (EVLER). Uns fehlen Erfahrungen darüber. Nichtsdestoweniger möchten wir beim Karbunkel ebenso wie bei einzelnen Furunkeln bedrohlicherer Natur (Lippenfurunkel), wenn irgendwie nötig, unbedingt zur chirurgischen Behandlung raten. Höchstens eine Nachbestrahlung der breit inzidierten Stelle zur Beförderung des Involutionsverlaufes durch Umstimmung und Anreiz auf das gesunde Gewebe sowie zur Erzielung einer flachen, zarten Narbe wäre beim Karbunkel eventuell erwägenswert.

Erysipel. Zu den zahlreichen, mehr weniger erfolgreichen Behandlungsverfahren des Erysipels ist neben der Quarzlampenbelichtung in letzter Zeit auch die Röntgenbestrahlung getreten. Rascher Abfall der Temperatur, beschleunigte Rückbildung, Rezidivfreiheit der bestrahlten Stellen konnten danach beobachtet werden (HESSE, SCHRADER) und zwar sowohl auf schwächere, ungefilterte als auch mittelstarke, gefilterte Strahlendosen. Da die große Zahl von Erysipelen, die ständig in Behandlung der Klinik RIEHL stehen, unter den einfachsten, antiphlogistischen Maßnahmen (BUROW) meistens ebenso rasch verschwinden, erscheint uns die für eine so lebhaft entzündete Haut immerhin kaum gleichgültige Röntgenbehandlung, selbst mit kleinsten Dosen, wenig angezeigt. Doch käme eine Nachbestrahlung der befallenen, meist verdickten Haut nach häufig rezidivierenden Erysipelen (Elephantiasis faciei) im nicht entzündeten Zwischenstadium eventuell in Frage. Neben einer Umstimmung des Gewebes würden damit auch chronisch entzündliche Restinfiltrate um die hauptsächlich befallenen Lymphwege und bindegewebige Wucherung und so vielleicht auch die konsekutiven, elephantiastischen Veränderungen des Gewebes (H. E. SCHMIDT) zum Teil rückgebildet werden. Als Dosis empfiehlt sich 4—5 H gefiltert durch 2—3 mm Al.

Phlegmone. Bei einer eitrigen Zellgewebsentzündung vom Charakter der Phlegmone kommt die Röntgenbestrahlung wohl nur im allerersten Anfangsstadium in Frage. Es könnte auf diese Weise ein Versuch der Coupierung unternommen werden. Eine einmalige Dosis von 6 H gefiltert durch 2 mm Al wird in einfelderiger Applikation u. a. von LENK dabei angeraten. Mit Rücksicht auf die Bedrohlichkeit des Krankheitsbildes und die Gefahr einer Sepsis darf natürlich bei Verschlechterung oder, wenn Fieber und Beschwerden nicht bald nachlassen, mit einem eventuellen chirurgischen Eingriff nicht länger gezögert werden. Diese Indikation erscheint aber noch zu wenig erprobt, das Leiden schlägt außerdem mehr ins chirurgische Behandlungsgebiet, so daß ein näheres Eingehen darauf sich wohl erübrigt.

6. Nagelerkrankungen.

Bei manchen sehr hartnäckigen Nagelerkrankungen verschiedener Art vermögen die X-Strahlen des öfteren im Verlaufe mehrerer Wochen Heilung oder wenigstens Besserung zu bringen.

So reagieren bisweilen atrophische und hypertrophische Störungen des Nagelwachstums sowie sonstige Dystrophien auf Röntgenstrahlen, speziell unter gleichzeitiger Arsenverabreichung, recht günstig (JESSNER, ULLMANN u. a.). Wir haben dabei durch Bestrahlung der Matrixgegend bzw. des Nagelbettes mit 5—6 H durch 2—4 mm Al nur in einer kleineren Zahl von Fällen eine Behebung der Veränderungen und normales Nagelwachstum erreicht. Die übrigen blieben, abgesehen von vorübergehendem Nagelausfall, auch bei mehrmaliger Wiederholung der Bestrahlung nahezu unbeeinflußt.

Paronychie. Weit günstigere Aussichten bieten im allgemeinen die Paronychien. Sogar akute eitrige Formen (Panaritien und Maniküreverletzungen) wurden mit gutem Erfolg bestrahlt (L. FREUND).

Die Hauptdomäne der Röntgenbehandlung von Paronychien bilden indes gewisse chronische Formen.

Die ekzematösen und psoriatischen Paronychien schwinden schon auf die einfachen Ekzemdosen (2—3 H gefiltert durch 1 mm Al in mehrfacher Wiederholung in 10—14 tägigen Pausen) ohne Gefährdung des Nagelwachstums. Dies ist an sich leicht erklärlich, da sie meist nur einem Übergreifen des Ekzems bzw. der Psoriasis auf Nagelwall und -Bett ihre Entstehung verdanken.

Vor eine schwierigere Aufgabe ist man im Falle der Beseitigung von Pilzaffektionen der Nägel gestellt. Sehr hartnäckig gegen die gewöhnliche Therapie erweisen sich z. B. die Paronychia favosa und trichophytica, die nicht selten, wenn unbemerkt, Ausgangspunkte von Rezidiven an anderen Körperstellen (Capillitium) werden. Da die Röntgenbestrahlung allein mehrfach erst nach 3—5 maliger Wiederholung zu Ausfall des pilzdurchwachsenen Nagels und auch da bisweilen nicht zur nachschublosen Heilung führt, empfehlen wir folgendes, uns stets bewährtes, kombiniertes Behandlungsverfahren: Chirurgische Entfernung der erkrankten Nagelanteile in Lokalanästhesie, Nachbestrahlung des freiliegenden Nagelbettes und der angrenzenden Partien des Nagelwalls mit 6 H durch 2 mm Al und 2—3 Schälungszyklen mit Jodtinktur nach Art der Nachbehandlung am Capillitium. Damit wird meist Nachwuchs eines gesunden Nagels und völlige Heilung schon auf 1—2 Bestrahlungen erzielt.

Bei der Paronychia blastomycetica mit besonders starker Verdickung des Nagelwalles wird in manchen Fällen durch 3—6 malige Wiederholung der erwähnten Dosis in Pausen von 4—6 Wochen schon Sistieren der Sekretion, Abflachung der Infiltrate und mit oder bisweilen auch ohne vorherigen Nagelausfall ein gesunder Nagel erhalten. Andere einschlägige Patienten konnten indes auch mit größeren Dosen (7—9 H) stärker gefilterter Strahlen höchstens gebessert werden. Sieht man daher nach 2—3 Serien keine deutliche Rückbildung der

Erscheinungen, dann wäre diese Paronychie in jedem Falle noch einer probeweisen Weiterbestrahlung mit Radium zu unterziehen. Denn dieses erreicht auch dann oft noch nach wenigen Sitzungen restlose Heilung. Sie ist der Röntgenbehandlung bei jenen Patienten vorzuziehen, die nur wenige Finger oder Zehen befallen haben.

Die tuberkulöse Paronychie, die ebenso den medikamentösen Mitteln ziemlich trotzt und einen äußerst torpiden Verlauf zeigt, wurde u. a. von HOLZKNECHT als dankbare Indikation erprobt, Wir haben gleichfalls in der letzten Zeit zwei einschlägige Fälle bestrahlt und Heilung dabei erzielt. Als Dosis empfehlen wir wie HOLZKNECHT 8 H durch 4 mm Al; 1—2 Wiederholungen der Serie in Intervallen von 4—6 Wochen dürften meistens genügen. Bei der so geringen Zahl von Bestrahlungen ist ein auch nur vorübergehender Nagelausfall kaum zu befürchten.

Länger dauernde (chronische) Paronychien durch die gewöhnlichen Eitererreger (besonders nach Maniküreverletzungen) werden durch die genannten und kleinere Dosen mittelstark gefilterter Strahlen (6 H, 2 mm Al) zumeist in wenigen Sitzungen geheilt.

7. Juckende Dermatosen.

Der beruhigende Einfluß der X-Strahlen auf gewisse sensible Nervenendigungen der Haut erklärt ihre so häufig erfolgreiche Anwendung zur Beseitigung des Juckreizes bei einer Reihe von Dermatosen. Es dürfte dabei wohl eine direkte Wirkung auf die Nervenendigungen vorliegen, die sich jedoch infolge der wahrscheinlich allzu feinen Vorgänge einer genaueren Kenntnis bisher entzieht.

Pruritus cutaneus. Vor allem wird der Pruritus cutaneus, in etwa der Hälfte aller Fälle, durch Röntgenstrahlen prompt beseitigt. Auch Formen, die jahrelang der sonst üblichen Therapie getrotzt haben, heilen nicht selten auf wenige Bestrahlungen. Wir unterscheiden je nach der Ausdehnung einen universellen und einen lokalisierten Pruritus, besonders ani und vulvae.

Bei universellem Pruritus wird der Körper vorne und rückwärts in je 3 Felder geteilt und in Totalbestrahlung aus einer F.H.D. = 50—70 cm je 1 H durch ½ mm Al verabreicht. Diese ganz minimalen Dosen können in Pausen von 14 Tagen mehrmals ohne irgendwelche Gefahr für die inneren Organe (hämatopoetisches System) verabreicht werden.

Die Bestrahlung des Pruritus ani bzw. vulvae erfolgt am besten in der früher angegebenen Bauchlage mit auseinander gezogenen Nates bzw. Rückenlage mit stark abduzierten Oberschenkeln. 2 H durch ½ mm Al werden in Intervallen von 10 Tagen 1—3 mal wiederholt, selten in 4 Wochen ein weiterer Zyklus angeschlossen. Meistens schwindet in den auf Röntgenstrahlen überhaupt ansprechenden Fällen der Juckreiz bereits auf die erste Bestrahlung oder wird zumindest wesentlich gebessert. Auf eine Art Frühreaktion in Form einer Exazerbation des Juckreizes wenige Stunden bis Tage nach der Bestrahlung ist der Patient im vorhinein aufmerksam zu machen. Diese ganz belanglose

Erscheinung schwindet rasch und ist zumeist wenige Tage später von einem gänzlichen Sistieren des Juckreizes gefolgt. Zweckmäßig ist neben der Bestrahlung eine unterstützende Behandlung mit nicht oder nur wenig reizenden, medikamentösen Antipruriginosis (Salicylalkohol, Bromokoll, Tumenolsalben, Bäder usw.). Beruhigende Salbenkompositionen mit Anästhesin, Orthoform u. a. sind wegen ihrer leicht verschorfenden Nebenwirkung lieber zu vermeiden. Durch die Kombination der Belichtung mit der sonst üblichen Behandlung kann die Zahl der Bestrahlungserien verringert und eine vorübergehende Linderung des Juckreizes bisweilen bereits vor Eintritt der Strahlenwirkung erzielt werden.

Den gut beeinflußten stehen aber völlig röntgenrefraktäre Pruritusformen (etwa die Hälfte der Fälle) gegenüber. Wenn daher nach etwa 3 Bestrahlungen keine einwandfreie Besserung der Beschwerden konstatiert werden kann, deutet dies am ehesten auf einen solchen Fall und sollten dann andere Behandlungsmethoden versucht werden. Mehrfach nämlich wird bei derartigen Patienten durch Quarzlichtbestrahlungen und Hochfrequenzeffluvien noch eine Beseitigung des quälenden Juckreizes erreicht. Auch durch Beeinflussung der Funktion gewisser innersekretorischer Drüsen (Ovarien, Hypophyse, Thyreoidea) durch geringe Mengen von Röntgenstrahlen sollen günstige Erfolge erzielbar sein (WERNER).

In jedem Falle von Pruritus, besonders aber in den auf Röntgen nicht oder schlecht ansprechenden Formen müssen eventuelle pathologische Veränderungen, die den Juckreiz hervorrufen und unterhalten, energisch bekämpft werden. So ist einem Pruritus bei Diabetes meist nicht vor geregelter Behandlung letzterer Affektion mit Herabsetzung von Zucker und Azeton beizukommen. Die Einfettung der trockenen, atrophischen Haut eines Greises wird bei manchem Pruritus senilis bereits eine Erleichterung hervorbringen. Oxyuren und Askariden, Rhagaden, habituelle Obstipation, Hämorrhoiden u. a. m. lassen vielfach einen Pruritus ani besonders hartnäckig erscheinen. Fluor, Oxyuren, Cystitiden, Störung der Ovarialtätigkeit u. a. können den Pruritus vulvae agravieren. Symptomatische und kausale Therapie sind daher in zweckentsprechender Weise zu vereinigen.

Craurosis vulvae. Eine Abart des Pruritus vulvae stellt die Craurosis vulvae dar. Doch geht dabei mit dem heftigen Juckreiz eine progrediente Veränderung der Haut und Schleimhaut der Vulva Hand in Hand, die später zu hochgradiger Schrumpfung und Atrophie des äußeren Genitales führt. Durch die oberwähnte Dosierungsweise werden auch die qualvollen Beschwerden dieses Leidens in zahlreichen Fällen wesentlich gemildert.

Urticaria. Bei der gewöhnlichen Urticaria, speziell in hartnäckig rezidivierenden Fällen ist der Erfolg einer Röntgenbestrahlung nach unseren und den Erfahrungen anderer (LAUE) wenig befriedigend. Wo eine kausale Therapie nicht durchführbar ist, haben uns öfter mehrfache Erythembelichtungen mit der Höhensonne gute Resultate gezeitigt.

Prurigo. Eine Röntgenbehandlung der Prurigo, die von manchen Autoren (SCHREUS, H. E. SCHMIDT, WETTERER u. a.) mit gutem Einfluß auf Juckreiz und Involution der Knötchen geübt wird, halten wir nicht besonders opportun. Einerseits wird ja die Prurigo mitis und ferox durch konsequente Bäder- und Salbenbehandlung stets relativ rasch zum Rückgang gebracht. Und bei geeigneter Pflege läßt sich die Haut auch weiterhin in einem durchaus annehmbaren Zustand erhalten. Andererseits ist auch den Röntgenstrahlen keine Dauerheilung, sondern nur eine Beseitigung der jeweiligen Eruption möglich. Eine zu häufige Wiederholung der Bestrahlung würde selbst bei so kleinen Dosen schließlich doch irreparable Schädigungen heraufbeschwören. Dieses eventuelle Endresultat der Strahlenbehandlung der Prurigo stünde doch in einem auch nicht annähernden Verhältnis zu der Schwere des Leidens.

Ekzem. Eine rasche Beseitigung des Juckreizes und damit Verhinderung weiterer Verschlimmerung infolge Kratzens wird ferner durch die Bestrahlung mit ganz kleinen Dosen bei verschiedenen Formen des Ekzems erreicht. Dabei dürfte den Röntgenstrahlen sowohl eine indirekte und zwar umstimmende Wirkung auf die überempfindlichen Zellen (Desensibilisation [BLOCH]), ferner ein direkt entzündungswidriger Einfluß durch Hemmung der sehr sensiblen proliferativen Wucherung der Stachelzellen (Akanthose) und perivasculären Zellinfiltrate der Cutis zukommen.

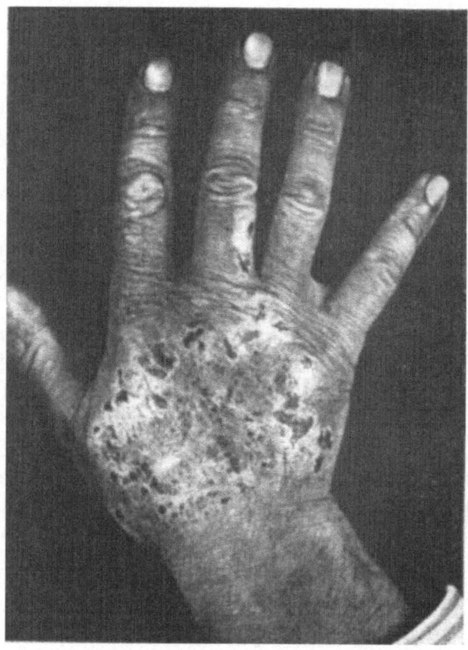

Abb. 40. Chronisches rezidivierendes Ekzem vor der Bestrahlung.

Mit Rücksicht auf die Empfindlichkeit der Ekzemhaut, die mögliche Summation kleiner Einzeldosen über die Grenze des Verträglichen empfehlen wir bei jedem Ekzem zunächst den Versuch mit einer systematischen, medikamentösen Behandlung nach HEBRA zu machen. Erst, wo diese nach einiger Zeit keine wesentliche Besserung erreicht oder eine solche Therapie aus äußeren Gründen nicht recht möglich ist, tritt die Röntgenbehandlung in ihr Recht.

Wir bestrahlen zumeist mit kleinen, schwach gefilterten Dosen von $^1/_2$—3 H durch $^1/_2$—1 mm Al. Diese Serien werden in kleineren

Pausen von 10—14 Tagen 3—4 mal wiederholt. Sodann wird eine längere Pause von 4 Wochen eingeschaltet und der Bestrahlungszyklus im Bedarfsfall nochmals durchgegangen. Von einer prophylaktischen Nachbestrahlung abgeheilter Ekzemherde, wie sie zur Erzielung einer längeren Rezidivfreiheit empfohlen wird (WETTERER, E. HOFFMANN), haben wir zur Verhütung einer etwaigen Kumulation der zu häufig wiederholten Strahlendosen lieber Abstand genommen. Von den beiden wichtigsten Verlaufsformen des Ekzems, der akuten und chronischen, wurde bis auf ganz wenigen Ausnahmen nur letztere der Röntgentherapie unterzogen.

Trotz der bisweilen befriedigenden Wirkung einer schwachen Bestrahlung bei einzelnen akuten Fällen (WETTERER, SCHREUS u. a.) halten wir diese Behandlung bei akuten Ekzemherden immerhin etwas gewagt. Mit WETTERER, F. MEYER u. a. möchten wir daher die so überaus empfindlichen akuten Ekzeme in erster Linie einer reizlosen Lokaltherapie vorbehalten wissen.

In der Röntgenbehandlung des chronischen Ekzems ist vor allem zwischen Kindern und Erwachsenen zu unterscheiden.

Bei Kindern, ja sogar Säuglingen, können auch wir die von JADASSOHN gemachten, guten Erfahrungen mit der Röntgenbehandlung hartnäckiger, chronischer Ekzeme bestätigen.

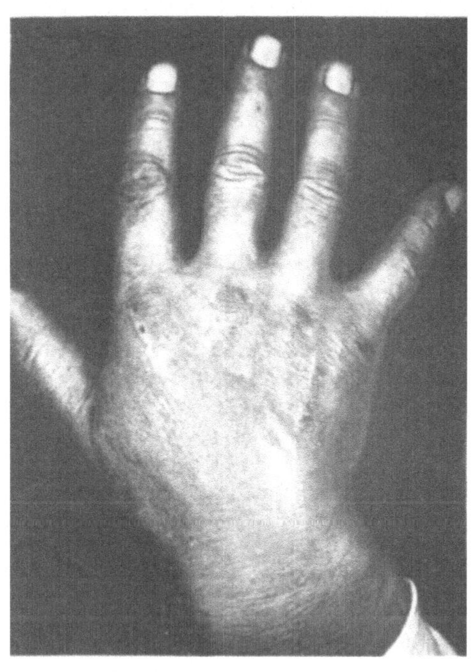

Abb. 41. Chronisches rezidivierendes Ekzem nach der Bestrahlung.

Unter Einhaltung aller Kautelen (geringe Dosen ½—1 H, höchstens 3 4malige Wiederholung der Serie) unterstützt die Bestrahlung die gewöhnlichen Behandlungsmaßnahmen wesentlich und läßt vielfach auch noch baldige Rückbildung der Krankheitsherde bei dagegen ziemlich resistenten Fällen erzielen.

Die Ekzeme von Erwachsenen universeller Natur oder mit ausgedehnter Dissemination von Herden über Kopf, Stamm und Extremitäten werden vielfach nur an umschriebenen, besonders widerstandsfähigen oder intensiv befallenen Stellen der Röntgenbestrahlung zugeführt. Eine, ja sogar mehrere Durchbestrahlungen des ganzen Körpers erscheinen uns höchstens bei universeller Ausbreitung des

Ekzems (sekundäre Erythrodermie) und der öfters nur geringen anderweitigen Beeinflußbarkeit dieses schweren Leidens berechtigt. Anderenfalls entschuldigt der sonst ziemlich banale Charakter dieser Affektion
in keiner Weise eine auch nur vorübergehende Schädigung des hämatopoetischen Systems und innerer Organe durch Summation der zwar
nur kleinen, wenig penetrierenden Strahlenmengen. Zudem konnte auf
Bestrahlung höhergradig entzündlicher Ekzemherde, besonders an den
Extremitäten, nicht selten auch ein glatter Rückgang der minder intensiven Erscheinungen am Stamm unter indifferenter Behandlung beobachtet werden. Von den regionären chronischen Ekzemen
reagieren nahezu alle Formen wie vesikulöse, nässende, krustöse,
squamöse, sykosiforme, lichenifizierte, tylotische und rhagadiforme unabhängig von Stadium und Lokalisation der Herde ziemlich prompt auf die Bestrahlung. Eine besondere Art des sykosiformen
Ekzems, die Blepharitis, klingt nicht selten samt der begleitenden
Conjunctivitis auf wenige Serien mit den kleinsten Dosen ab (Freund,
H. E. Schmidt). Dies hat insofern Bedeutung, als gerade diese Ekzemform auf medikamentöse Therapie recht schlecht anspricht. Bei besonders hartnäckigem und tiefsitzendem Entzündungsprozeß wären
Epilationsdosen (siehe Sycosis) empfehlenswerter. Bei Ekzemherden
im allgemeinen wird auf eine kurze Frühreaktion mit gesteigertem
Juckreiz und Entzündungserscheinungen durchschnittlich nach 2—3
Serien Rückgang von Nässen, Infiltration und Schuppung beobachtet.
Seltener sind mehr als 3 Bestrahlungen und Wiederholung des Zyklus
notwendig. Besonders gut wird die von Unna als „Ekcema seborrhoicum“ bezeichnete Form des Ekzems durch X-Strahlen beeinflußt.

Als unterstützende Behandlung werden in den Intervallen
zwischen den einzelnen Bestrahlungen bisweilen indifferente Ekzemmittel (Umschläge, Salicylalkohol, Zinksalben und -Pasten) angewendet.
Doch scheint diese reizlose, medikamentöse Nebenbehandlung den Verlauf der Erkrankung unter der Bestrahlung nicht wesentlich zu beeinflussen.

Ein refraktäres Verhalten gegen Röntgenstrahlen konnten
wir im Laufe der Jahre eigentlich nur bei zwei Ekzemformen mehrfach konstatieren.

So weisen inveterierte, infiltrierte, squamöse, vereinzelt
auch nässend krustöse Unterschenkelekzeme älterer Leute auf
variköser Basis mit Hämorrhagien und rötlichbraunen Pigmentflächen als Überreste solcher nur selten, selbst auf wiederholte Serien
(4—6), eine Involution, höchstens nur eine unbedeutende Besserung auf.
Da wir in einem Falle nach der dritten Bestrahlungsserie an einer
Stelle der ekzematösen Haut ohne nachweisbares Trauma ein typisches
Ulcus cruris auftreten sahen, verhalten wir uns nunmehr, gleichgültig
ob der Bestrahlung dabei ein dispositionschaffender Einfluß zukam
oder nicht, gegen die Röntgentherapie solcher chronischer Unterschenkelekzeme ziemlich reserviert.

Auch das tylotisch-rhagadiforme Ekzem an Palmae und
Plantae zeigt meist nur bei leichteren Graden und unter gleichzeitigen,

erweichenden Maßnahmen (Bäder, Seifenpflaster, Diachylonpflasterverband) mäßige Besserung, ganz selten komplette Rückbildung. Häufiger bleiben nach vorübergehender Linderung des Juckreizes und Überhäutung der Rhagaden die keratotischen Veränderungen sowie die Infiltration ziemlich unverändert. Nach wiederholten Bestrahlungen kann im Gegenteil sogar teilweise eine Verschlimmerung in Form zunehmender Sprödigkeit und Trockenheit der ekzematischen Haut wahrgenommen werden. Diese dürfte zum Teil auf einer dauernden Funktionstörung der Schweißdrüsen durch Kumulation der Strahlendosen beruhen. Um diese, sowie andere unangenehme Folgezustände (wie Teleangiektasien, Atrophien) zu vermeiden, haben wir bei Erfolglosigkeit weniger Bestrahlungen stets von der Fortsetzung der Röntgenbehandlung Abstand genommen. Dies um so mehr, da eine länger ohne sichtbaren Einfluß bestrahlte Haut vielfach auch auf eine weitere, früher noch einigermaßen wirksame, medikamentöse Behandlung später nicht mehr günstig anspricht. Eine kräftige Sensibilisierung der tylotisch-rhagadiformen Ekzeme mit Kompressionsbestrahlung mit der Quarzlampe (bis zu 50 Minuten Dauer) und folgender Röntgenbestrahlung mit hohen (8—10 H), stark gefilterten (4 mm Al) Dosen (WETTERER) erscheint uns gerade an der so vielen Reizen ausgesetzten Haut von Palmae und Plantae etwas zu gewagt.

Kleinere, umschriebene Herde der Palmae und Plantae werden übrigens mitunter durch Radiumbehandlung binnen wenigen Sitzungen restlos zum Schwinden gebracht. Chronische Ekzeme, denen ein dispositionschaffendes Grundleiden wie Gicht, Diabetes u. a. zugrunde liegt, können bei entsprechender Kombination einer externen Umschlag- und Salben- mit einer internen, speziell diätetischen Therapie der Röntgenbehandlung meist vollkommen entbehren.

Von einer Bestrahlung des Capillitiums von Erwachsenen, speziell weiblichen Individuen, stehen wir fast durchwegs ab, da sie in der Regel auf die übliche, medikamentöse Behandlung bei Berücksichtigung eventueller ätiologischer Noxen (Pediculosis, Seborrhoe) binnen kurzem mühelos zum Schwinden gebracht werden. In besonders resistenten Fällen erscheint ein Bestrahlungsversuch in 4—6 feldriger Einstellung des Kopfes mit höchstens $1/_2$ H durch $1/_2$ mm Al angezeigt. Die Serie darf indes nur 1 eventuell 2 mal in Abständen von 14 Tagen wiederholt werden. Bei der hohen Empfindlichkeit der Haarpapillen in ekzematöser Haut ist namentlich bei hellhaarigen, zarten, weiblichen Individuen ein Haarausfall bei zweimaliger Wiederholung auch dieser weit unter der Epilationsdosis bleibenden Strahlenmengen nach unseren Beobachtungen nicht mit Sicherheit auszuschließen. Es ist daher bei der Kopfbestrahlung des Ekzems besonders sorgsame Technik am Platze.

Wie jede andere Ekzemtherapie wirkt auch die Röntgenbestrahlung, allerdings prompter, nur auf das Verschwinden der jeweilig vorhandenen Erscheinungen hin. Das Rezidivieren kann sie nicht beseitigen. Immerhin werden nach erfolgreicher Röntgenbestrahlung von Ekzemen

häufig die Pausen zwischen den einzelnen Rezidiven länger,
die Rezidive seltener. Auch die Nachschübe reagieren meist rasch
auf wenige (2—4) neuerliche Belichtungen. Trotzdem werden sie tun-
lichst vorher mit Umschlägen und Salben behandelt, um die nötige
Serienzahl auf ein Minimum einzuschränken und Spätschädigungen zu
vermeiden.

Dermatitiden. Nach demselben Vorgang wie das Ekzem werden
die verschiedensten Arten von Dermatitiden chronischer Natur
bisweilen der Röntgenbehandlung zugeführt. Unter ihnen seien besonders
jene hervorgehoben, die zum Glück nicht allzu häufig im Gefolge
einer Salvarsan-, Quecksilber- oder Wismutbehandlung sich
einstellen. Sie verlaufen unter mehr minder schwerer Beeinträchtigung

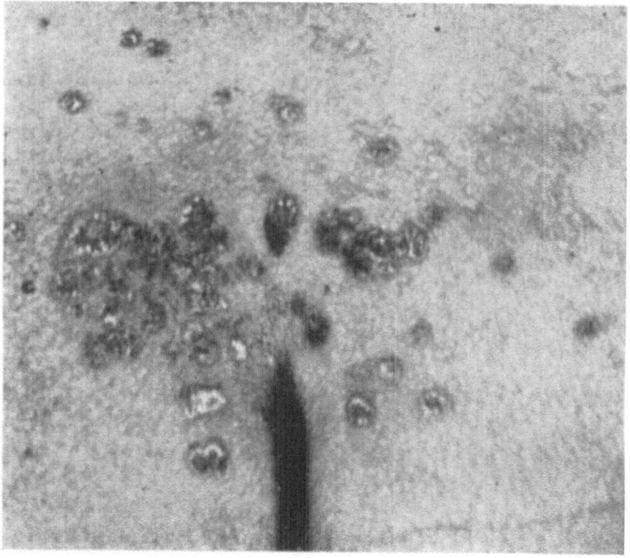

Abb. 42. Lichen ruber planus vor der Bestrahlung.

des Allgemeinbefindens mit diffuser Rötung, Schwellung, Nässen und
Krustenbildung und großlamellöser Schuppung an der Haut. Neben all-
gemein entgiftenden Maßnahmen (Aderlaß, Blutwaschung), intravenösen
Natriumthiosulfatinjektionen (E. HOFFMANN und SCHREUS) wird man
bei günstiger Prognose der Toxikose äußerlich durch protrahierte
Bäder (Wasserbett), Umschläge und Salbenbehandlung meist einen guten
Rückgang der Erythrodermie erzielen. Es wird daher die unterstützende
Röntgentherapie, auch mit Hinsicht auf die Bedenklichkeit der Durchbestrahlung eines schon so schwer geschädigten Organismus, nur selten
in Frage kommen. Immerhin haben ab und zu nach eingetretener
Entfieberung und Abklingen der Hauptentzündungserscheinungen vorsichtige, tastende Bestrahlungen in nicht zu zahlreichen Einstellungen
den Involutionsprozeß sichtlich gefördert (HABERMANN und SCHREUS).

Lichen ruber. In erster Linie gegen den oft recht intensiven Juck-reiz richtet sich die Röntgenbehandlung beim Lichen ruber planus. Weniger schnell werden dadurch die Lichenknötchen beeinflußt. Immer-hin ist auch darauf eine beschleunigende Rückbildungswirkung der Röntgenstrahlen gegenüber der sonst meist üblichen Arsentherapie nicht abzuleugnen. Dies erklärt sich aus dem dichten Infiltrat im Papillar-körper und der Zellproliferation im Rete, die gegen Röntgenstrahlen ziemlich sensibel sind. Als Dosis wird 2—3 H durch ½ mm Al in Ab-ständen von 10—14 Tagen 3 mal pro Feld appliziert und nach Not-wendigkeit der Zyklus in Intervallen von 4—6 Wochen noch ein-bis zweimal wiederholt. Die Röntgenbehandlung wird zweckmäßig mit Arseninjektionen oder oraler Arsenverabreichung kombiniert.

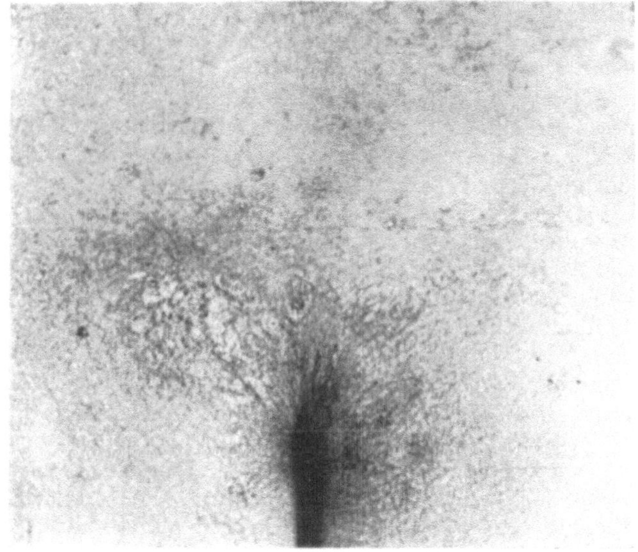

Abb. 43. Lichen ruber planus nach der Bestrahlung.

Doch ist sodann besondere sorgfältige Technik zu beobachten, da Arsen die Radiosensibilität der Haut bei Lichen ruber planus nicht unwesentlich erhöht. Dadurch wird die Heilungsdauer entschieden herabgesetzt und an Zahl der Bestrahlungen gespart. Die Efflores-cenzen heilen auch nach alleiniger Röntgenbehandlung, eben-so wie auf reine Arsentherapie, fast durchwegs unter Hinterlassung ziemlich resistenter, dunkelbrauner Pigmentflecke ab, wobei der Ersatz der Rundzelleninfiltrate zuweilen durch Granulations- und Narbengewebe erfolgt (FREUND und OPPENHEIM). Im allgemeinen empfiehlt sich bei kombinierter Behandlung nur Bestrahlung der inten-sivsten Herde oder solcher, die besonders störend wirken (unbekleidete Körperstellen). Die Durchbestrahlung des ganzen Körpers bei ausge-dehnter Dissemination scheint aus den beim Ekzem erwähnten Gründen wenig ratsam. Eventuell käme höchstens eine Totalbestrahlung der gesamten Haut zur rascherer Linderung eines besonders quälenden Juckreizes in Frage. Aber auch dann empfehlen sich Tiefenpausen von einem Tag zwischen Bestrahlungen von mehr als 6—8 Feldern, um unangenehme, subjektive Frühreaktionen (Röntgenkater) nach Tunlichkeit zu vermeiden.

Die verruköse, derb infiltrierte und schuppende Form des Lichen ruber an den Unterschenkeln, die gleichfalls von heftigstem Jucken begleitet ist, bedarf zur Rückbildung höherer, stärker gefilterter Strahlenmengen. 7—8 H durch 3—4 mm Al in Serienpausen von 4—8 Wochen mehrmals appliziert führen dabei in Verbindung mit Arsen am raschesten die Heilung herbei. Gegen Salben- und Pflasterbehandlung allein erweist sich gerade diese Art des Lichen recht refraktär.

Der Lichen ruber der Mundschleimhaut wird besser mit Radium bestrahlt, das die Veränderungen bisweilen beseitigt.

Lichen ruber acuminatus. Über den Lichen ruber acuminatus mangeln uns eigene Erfahrungen mit der Röntgentherapie. Doch scheint auch dieses Krankheitsbild rascher durch Röntgenbestrahlung zur Involution zu kommen (WETTERER, H. E. SCHMIDT u. a.). Die Dosierung bleibt die gleiche wie beim Lichen ruber planus.

Bei universellen, sekundären Erythrodermien, wie sie bisweilen ziemlich akut, teilweise durch die irritierende Wirkung von Arzneimitteln im Gefolge eines Lichen ruber sich entwickeln, können eventuell im späteren Stadium, aber nur, falls sonstige Mittel (wie z. B. Wasserbett u. a.) sich als erfolglos erweisen, versuchsweise in kleinsten Dosen (1—2 H) Röntgenstrahlen angewendet werden.

Pemphigus. Bei einer bisweilen gleichfalls stark juckenden Form des Pemphigus vulgaris benignus, der Dermatitis herpetiformis (Duhring) wird ab und zu eine Linderung des Juckreizes beobachtet, ein Einfluß auf den Verlauf der Erkrankung ist nicht zu konstatieren (HABERMANN und SCHREUS). An zwei derart behandelten Fällen konnte ein Vorteil der Röntgenbehandlung nicht festgestellt werden. Wir haben vielmehr von systematischer Durchbelichtung des Körpers mit schwachen Dosen künstlicher Höhensonne (BRANDWEINER) in Kombination mit Arsenmedikation bessere Rückbildung der Erscheinungen gesehen.

Dagegen wurden bei Fällen von Pemphigus malignus und Pemphigus foliaceus vorläufige Heilung bzw. vorübergehende Besserung mit Röntgenstrahlen (OLIVER und PAYENEVILLE, SCHOLTZ) erreicht.

Neben WETTERER, WEISS und BLOCH konnte auch FUHS bei Pemphigus vegetans günstige Beeinflussung oder vollkommenes Schwinden der bestrahlten Herde beobachten. Dabei scheinen nach seinen Erfahrungen die Heilerfolge anscheinend verkehrt proportioniert der Schwere und Bösartigkeit des Krankheitsverlaufes zu gehen. Bei ausgedehnteren Herden bewirken mittelhohe (5—6 H), mittelstark gefilterte (2—3 mm Al) Strahlendosen und nur bei besonders intensiver, schmerzhafter Frühreaktion kleine (2—3 H), schwach gefilderte ($\frac{1}{2}$ mm Al) Strahlenmengen mehrfach wiederholt allmähliche Reinigung, Abflachung und Überhäutung der Herde. Sie bilden damit zuweilen eine wertvolle Ergänzung unserer an einigermaßen wirksamen Mitteln immer noch recht armen Therapie des Pemphigus vegetans. Radium erzielt, besonders bei kleineren und für die Röntgentherapie ungünstig gelegenen Herden (Körperhöhlen), gleich gute oder bisweilen noch bessere Wirkungen als die Röntgenstrahlen, indem es auch dagegen resistente Manifestationen manchmal noch zur Involution bringt.

8. Bluterkrankungen und nahestehende Prozesse.

Leukämische und aleukämische Lymphadenose und Myelose. Bei der leukämischen und aleukämischen Lymphadenose und Myelose spielt gleichfalls die Röntgenbehandlung eine hervorragende Rolle. Diese wird hauptsächlich durch die elektive Wirkung der Strahlen auf die hochempfindlichen Zellen des leukämischen Gewebes in Form von Proliferationseinschränkung und Zerstörung sowie durch Toxinbildung und Produktion eines Stoffes, der die Leukocytose vermindert, erklärt. Für den Röntgen-Hauttherapeuten erscheint vor allem die Beeinflussung der Hautmanifestationen von Wichtigkeit. Ausgebreitete Infiltrate von ekzem- und erythrothrodermieartigem Charakter und lichenoidem Typus (Prurigo lymphatica) werden durch die beim Ekzem üblichen, kleinen, schwach gefilterten Dosen (2—3 H, $^1/_2$ mm Al) ziemlich prompt beseitigt. Aber auch knotige Infiltrate und direkte Tumoren sprechen rasch auf allerdings etwas größere, stärker gefilterte Dosen an (5—6 H durch 3—4 mm Al). Die Strahlentherapie wird durch Arsenzufuhr vorteilhaft unterstützt. Leukämsiche Hautaffektionen auf lymphatischer und myelogener Basis kommen dem Dermatologen wohl nur seltener zur Behandlung unter, da ja die Therapie der dabei viel wesentlicheren Veränderungen an anderen Organen (Milz, Lymphdrüsen und Knochenmark) großenteils in das Bereich der übrigen Teilgebiete der Medizin (vor allem die interne Medizin) fallen. Es sei daher an dieser Stelle auf die Röntgenbehandlung der Leukämie im allgemeinen nicht weiter eingegangen. Immerhin muß betont werden, daß über der symptomatischen Bestrahlung der Hauterscheinungen nicht die viel wichtigere Röntgenbehandlung von Drüsen, Milz und Knochenmark nach den Regeln der Tiefentherapie vergessen werden darf.

Ähnlich reagieren auch die Hauterscheinungen der Lymphogranulomatose in Form von ekzemartigen, knotigen Infiltraten, Tumorbildung und ab und zu auch hartnäckigen Ulcerationen, speziell in den jüngeren Stadien noch nicht fortgeschrittener Kachexie gut auf die genannten, kleinen und mittleren Strahlendosen.

Die Zahl der Serien, die Tiefen- und Oberflächenpausen werden sich bei leukämischen und aleukämischen Lymphadenosen und Myelosen ganz nach dem Verhalten des Blutbildes und des Allgemeinbefindens richten. Strengste Kontrolle dieser beiden Faktoren sowie des Körpergewichtes ist daher bei Strahlenbehandlung jener Leiden ein dringendes Gebot, wenn man nicht mehr schaden als nützen will.

Mycosis fungoides. Bei einem weiteren Krankheitsbilde, das mannigfache Beziehungen zu den Erkrankungen des hämatopoetischen Apparates zeigt, erweisen sich Röntgenstrahlen besonders erfolgreich. Auch hier scheinen vor allem die reichlichen, polymorphen Zellinfiltrate in der Cutis die hohe Radiosensibilität zu bedingen. Wir unterscheiden dabei vorwiegend drei Stadien: Das Stadium praemycoticum, das Stadium infiltrativum und das Stadium tumorum. Allerdings kann bei einer viel umstrittenen Abart der Erkrankung, der Mycosis d'emblée, die Tumorenbildung von Beginn das Krankheitsbild beherrschen.

Unsere eigenen Erfahrungen mit der Röntgenbestrahlung dieser Affektion beschränken sich vorwiegend auf die beiden ersten Stadien, in denen wir fast durchwegs auf wenige Serien schon Schwinden des intensiven Pruritus und vollkommene Involution der Herde unter Hinterlassung einer mehr minder lang persistierenden Pigmentierung beobachten konnten. Ekzemdosen (2—3 H durch ½ mm Al) oder mittelstarke Bestrahlungen (4—6 H durch 1—2 mm Al) reichten fast stets zur Beseitigung der jeweils vorhandenen Hautmanifestationen hin. Gerade im prämykotischen und infiltrativen Stadium hat sich uns die bei harmloseren Dermatosen (Ekzem, Psoriasis, Lichen ruber) nach Möglichkeit vermiedene Totalbestrahlung des Körpers unter genauer Kontrolle von Allgemeinbefinden und cytologischem Blutbild bestens bewährt. Auch die tomatenähnlichen Tumoren involvieren sich nach den Berichten in der Literatur sowie den Erfahrungen RIEHL's durch wenige Serien einer stärker gefilterten Strahlendosis (5—6 H durch 3—4 mm Al) oft erstaunlich prompt, Ulcerationen überhäuten mit glatter Narbe. Doch kann durch die Bestrahlung die Entwicklung neuer, geschwulstartiger Gebilde an nicht bestrahlten Partien der Haut (LEIBKIND) und auch in inneren Organen meist nicht verhindert werden (ZURHELLE). Höchstens dürfte eine längere Rezidivfreiheit der bestrahlten Stellen zu konstatieren sein (HESSMANN).

Die Röntgentherapie der Mycosis fungoides hat sich allen bisherigen Behandlungsmethoden weit überlegen erwiesen und das früher dabei vorwiegend therapeutisch verwendete Arsen in die Nebenrolle eines lediglich unterstützenden Behandlungsfaktors gedrängt. Durch die Röntgenstrahlen kann zwar der endliche, letale Ausgang dieses prognostisch trotz allem noch immer recht aussichtslosen Krankheitsbildes nicht verhindert werden. Dagegen gelingt es, speziell in den Stadien vor der Knotenbildung, ausgedehntere Intervalle scheinbarer klinischer Erscheinungsfreiheit zu erreichen, die fast einer Heilung gleich zu kommen scheinen. Aber auch bei Vorhandensein von Tumoren können durch die Bestrahlung die Patienten oft um ein Beträchtliches länger am Leben und relativ beschwerdefrei erhalten werden. Aber auch, wenn die günstige Beeinflussung der Röntgenbestrahlung nur in Beseitigung des überaus heftigen Juckreizes und der Schmerzen sowie der oft recht quälenden Krankheitssymptome bestünde, die durch die früher verfügbaren Behelfe nicht annähernd so gut möglich war, dürfte die Röntgentherapie bei der Mycosis fungoides füglich als empfehlenswertestes Verfahren gelten.

9. Keratosen.

Aus der Gruppe der Keratosen werden gewisse Hautaffektionen gleichfalls der Röntgenbestrahlung, allerdings mit bisweilen weniger gutem Erfolge, unterzogen. Dies erscheint begreiflich, wenn man bedenkt, daß ja die hyperplastischen Gebilde (Hornzellen und in Verhornung begriffene Stachelzellen) dabei relativ wenig radiosensibel sind.

Ichthyosis. Bei der Ichthyosis wurden sowohl lokale als auch Thymusreizbestrahlungen vorgenommen. Bei ersterer haben u. a. Duncan, Skinner, Schmidt, bei letzteren Schreus und Habermann über baldiges Schwinden der keratotischen Auflagerungen und Normalwerden der Haut berichtet. Wir haben darüber keine Erfahrungen, da wir Patienten mit Ichthyosis nur einer erweichenden Behandlung mit Bädern und Salben unterzogen. Damit erreichten wir speziell in leichten Fällen befriedigende Resultate. Eine wiederholte Röntgenbestrahlung scheint uns aus diesem Grunde kaum vonnöten. Eine lokale Bestrahlung würden wir schon wegen der Ausbreitung der Affektion kaum empfehlen, höchstens könnte eine Thymusreizbestrahlung versucht werden, die zumindest keinen Schaden verursachen kann.

Keratoma palmare und plantare hereditarium. Das Keratoma hereditarium palmare und plantare (Unna) sowie die ihm nahestehenden insel- und streifenförmigen Keratosen und auch die Keratodermia disseminata symmetrica maculosa palmaris et plantaris (Buschke und Fischer) erfahren ab und zu durch die Röntgenbestrahlung gute Rückbildung (H. E. Schmidt, Galewsky, Schreus u. a.). Wir haben mit mehrfach in Intervallen von 4—8 Wochen wiederholten Serien von 5—6 H durch 2 mm Al und 8—10 H durch 4 mm Al eine vorübergehende Abnahme der Schwielenbildung und Geschmeidigwerden der Haut beobachten können. Da diese aber kaum viel über die durch macerierende Bäder, Salben- und Pflasterbehandlung erreichte Besserung hinausging, legen wir der Strahlenbehandlung dieser Affektionen wenig Wert bei. Höchstens wird eine 1—2malige Bestrahlung unterstützend zur gewöhnlichen Macerationsbehandlung herangezogen. Sie schränkt auch die häufig gleichzeitige Hyperhidrosis auf ein geringeres Maß ein. Eine öftere Wiederholung der Serien erscheint uns aber nicht unbedenklich, da dadurch leicht ein vollkommenes Sistieren der Schweißsekretion erzielt wird und die rückbleibenden Schwielen durch ihre Trockenheit und Sprödigkeit dem Patienten nun erst recht zur Last werden. Intensivdosen nahe der Erythemdosis zwecks schnellerer Abstoßung der Hornlamellen erscheinen uns überhaupt verpönt.

Verrucae. Eine recht gute Indikation für Röntgenstrahlen stellen, allerdings auch nicht in allen Fällen, die Verrucae dar. Die verschiedenen Formen von Warzen werden im allgemeinen ungleich gut beeinflußt.

Die Verrucae planae juveniles schwinden bisweilen schon auf Verabreichung von Arsen, Atropin oder Hydrargyrum jodatum flavum.

Die Röntgenbestrahlung wird vorteilhaft in Kombination mit diesen
Mitteln verwendet und beschleunigt die Involution, bzw. erweist sich
auch da noch wirksam, wo erstere versagen. Am geeignetsten haben
sich uns Dosen von 4—5 H einer schwach gefilterten Strahlung
($^{1}/_{2}$—1 mm Al) erwiesen. Gewöhnlich sind nicht mehr als 1—2 Serien
notwendig. Bisweilen tritt der Erfolg erst 2—3 Monate nach der
letzten Bestrahlung auf. Es wäre daher eine Fortsetzung der Bestrahlung im Falle nicht vollkommener Rückbildung erst nach diesem

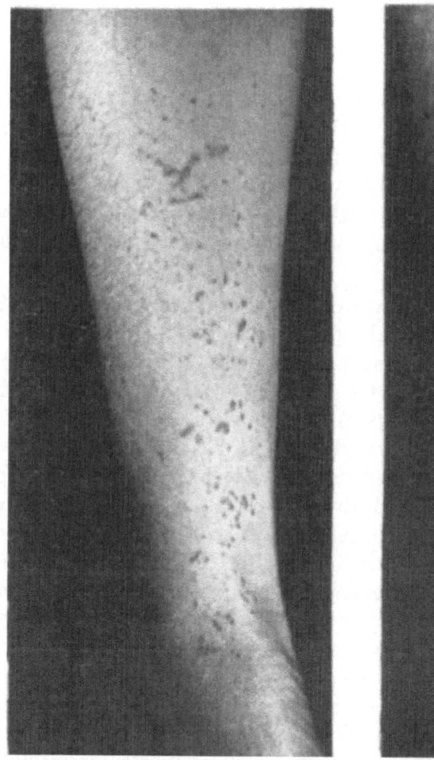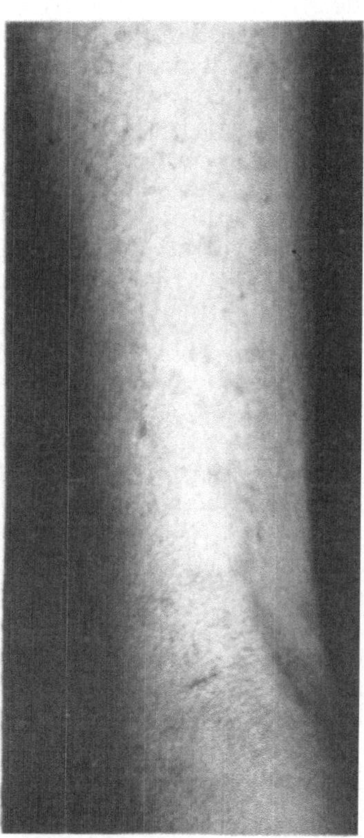

Abb. 44 u. 45.   Verrucae planae juveniles
vor der Bestrahlung.   nach der Bestrahlung.

Zeitpunkte am Platze. Wenn dagegen die Warzen auf die ersten
Serien keine deutliche Rückbildung merken lassen und auch eine weitere
Bestrahlung mit höheren, stark gefilterten Strahlendosen (6—10 H,
4 mm Al) im Stiche läßt, ist eine Weiterbehandlung nicht opportun.
Die dann gegebenenfalls gegen X-Strahlen refraktären Warzen sprechen
kaum auf wiederholte Dosen besser an und die Gefahr einer Spät-
schädigung durch Kumulation wäre nicht von der Hand zu weisen.
Angesichts der Harmlosigkeit des mehr kosmetisch störenden Leidens

müssen natürlich auch die geringsten Teleangiektasien und Atrophien für später vermieden werden. Die Verrucae planae lokalisieren sich vor allem gern an Hand und Fußrücken, auch an Vorderarmen und Gesicht. Bisweilen verschwinden bei Bestrahlung nur eines Teiles der Warzen auch die übrigen zur Gänze, wie es ja auch bei Behandlung mit anderen Methoden (Exkochleation, Kohlensäureschnee usw.) vielfach beobachtet wurde. Es soll dieser Umstand auf einem Immunisierungsvorgang durch Zerfallsprodukte bestrahlter Warzen beruhen (MIESCHER). Bei reichlicher Aussaat der Verrucae kann man sich dieses Moment praktisch zunutze machen und zunächst durch Bestrahlung eines günstig gelegenen Teilfeldes die Totalinvolution aller Warzen herbeizuführen suchen.

Die Verrucae vulgares mit ihrer beträchtlich stärkeren Verhornungstendenz reagieren zum Teil in gleich guter Weise. Allerdings sollte in Anbetracht der bei ihrer Bestrahlung empfehlenswerteren, größeren und stärker gefilterten Strahlenmengen (8—12 H durch 4 mm Al) die zwischen den einzelnen Warzen liegenden, normalen Hautpartien nach Möglichkeit

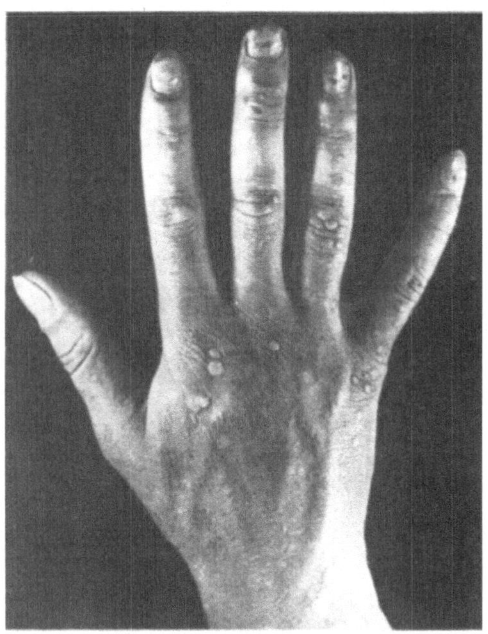

Abb. 46. Verrucae vulgares vor der Bestrahlung.

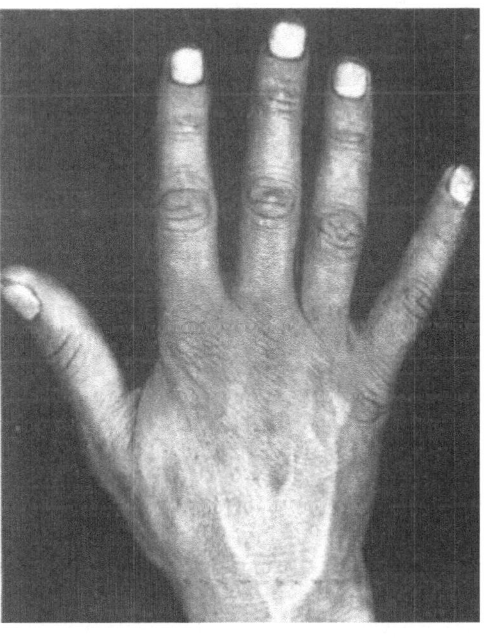

Abb. 47. Nach der Bestrahlung.

abgedeckt werden. Dies wird bei einzelnen Warzen relativ einfach sein. Dagegen ist bei reichlicher Aussaat, speziell an den Handrücken, wohl nur ein Schutz breiterer Streifen normaler Haut zwischen einzelnen, größeren Gruppen von Warzen leicht durchführbar. Die Abdeckung geschieht am besten mit einer mehrere Millimeter hohen Schichte von Barium- oder Wismutbrei bzw. einer 50proz. Paste. Bezüglich der Bestrahlungstechnik und der gleichzeitigen Verabreichung eines adjuvierenden Mittels, am günstigsten Arsen, gilt das Gleiche wie bei den Verrucae planae. Doch ist Vorsicht bei Kombination der Bestrahlung mit Arsenverabreichung am Platze.

So konnten wir in einem Falle 8 Tage nach der ersten Bestrahlung seiner palmaren Warzen ein diffuses, stark schmerzendes, dunkles Erythem beobachten. In der erythematösen Haut waren die Warzen géquollen. Die Nebenerscheinungen (Kratzen im Halse, Durchfall, Blasenbeschwerden) ließen rasch erkennen, daß hier nicht ein Röntgen-, sondern ein Arsenerythem vorlag. 3 Wochen später war unter raschem Absteigen mit der Arsendosis das Erythem samt Warzen geschwunden. Trotz des unleugbar günstigen Einflusses dieses Erythems auf die schon seit Jahren bestehenden Warzen ist von einer absichtlichen Hervorrufung eines solchen Arsenerythems doch zu warnen. Könnte es ja in Summation mit der Strahlenwirkung einmal auch zu einer bedenklicheren, bleibenden Hautschädigung führen.

Wie wir uns übrigens nachträglich an zahlreichen Fällen überzeugen konnten, wird durch Verabreichung kleinerer Arsendosen innerhalb eines kürzeren Intervalles während der Bestrahlung der Effekt in gleich guter Weise erreicht.

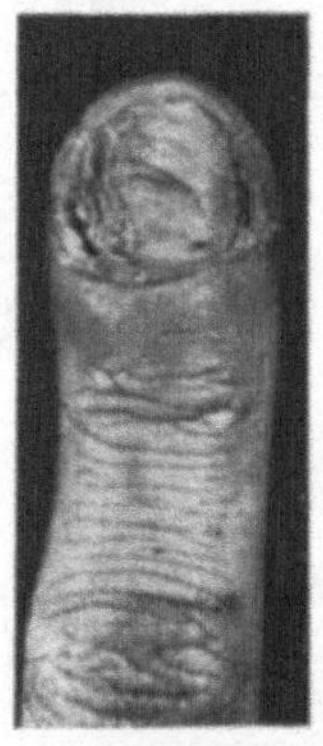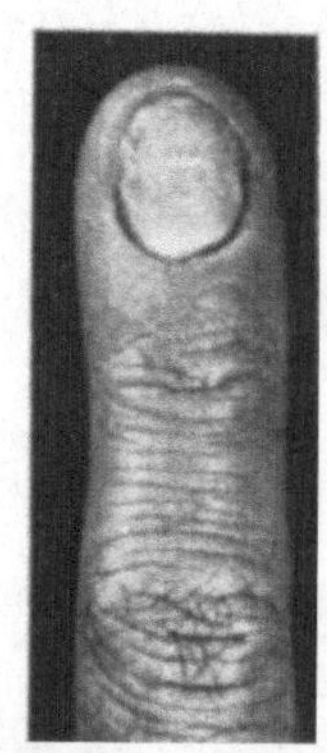

Abb. 48 u. 49.
Verrucae perionycheales
vor der   nach der
Bestrahlung.   Bestrahlung.

Besonders geeignet für die Bestrahlung erweisen sich bisweilen die Warzen am Nagelwall und Nagelbett (Verrucae perionycheales und subunguales), wo ihnen mit andern Mitteln nur schwer und unvollkommen beizukommen ist.

An Stellen, an denen die Bestrahlung der Verrucae vulgares im Stiche läßt, und dies ist bei dieser Form der Warzen häufiger als bei den Verrucae planae der Fall, wären Kohlensäureschnee, Elektrolyse, Kaltkaustik, eventuell Exkochleation heranzuziehen. Diese Maßnahmen erscheinen auch dort zweckmäßiger, wo nur eine oder ganz wenige größere Warzen vorhanden sind. Man kommt damit dann rascher und in befriedigenderer Weise zum Erfolg. Allerdings können auch zunächst röntgenrefraktäre Warzen nicht selten noch durch Sensibilisierung mit Kohlensäureschnee mit folgender Röntgenbestrahlung oder durch Radium in wenigen Sitzungen zum Schwinden gebracht werden.

Verrucae seniles. Die Verrucae seniles werden zumeist wohl nur bei maligner Entartung Anlaß zur Bestrahlung geben. Bei

Verdacht oder direktem histologischem Nachweis beginnender carzino-
matöser Wucherung sind Erythemdosen (15 H) gefiltert durch 4 mm Al
oder vorherige Exstirpation mit folgender Nachbestrahlung (10 H,
4 mm Al) angezeigt.

Keratoma senile. Den Verrucae seniles ähnelt das Keratoma senile,
das sich auf dem Boden einer älteren, atrophischen Haut zu entwickeln
pflegt. Da gerade bei dieser circumscripten Keratose die Neigung zu
krebsiger Entartung ganz bedeutend ist, erscheint in jedem Falle
eine Bestrahlung angezeigt. Diese kann bei noch nicht ausge-
sprochener maligner Degeneration mit mittelstarken Dosen (10 H)
stark gefilterter Strahlen (4 mm Al) vorgenommen werden, die in Pausen
von 4—6 Wochen mehrmals wiederholt werden. Bei beginnender,
krebsiger Entartung wird wie bei so veränderten Verrucae seniles
bestrahlt.

Leukoplakie. Die Leukoplakie der Mundschleimhaut, die gleichfalls
ab und zu später maligen entartet, wird nur selten durch Röntgenstrahlen prompt geheilt (LEDUC). Viel häufiger ist nur allmähliche
Besserung (WETTERER) oder nahezu kein Erfolg sichtbar. Dagegen
stellt das Radium vielfach ein gutes Heilmittel, speziell bei leichteren
Fällen dar, während bei ausgeprägteren vorteilhafter eine chirurgische
Abtragung der gewucherten Epithelmassen der Bestrahlung vorausgeht.
Letzteres Verfahren wird auch wegen der angenehmeren Applikationsweise von uns der Röntgentherapie vorgezogen.

Clavus. Unter den Schwielen wird wohl noch am ehesten ab
und zu eine Röntgenbestrahlung der Clavi erwünscht sein. Dafür sind
vor allem die Clavi der Fußsohlen zu empfehlen, deren bisweilen
unerträgliche Schmerzen und starke Gehbehinderung zu einer radikalen
Entfernung drängen. Eine Excision wird in vielen Fällen abgelehnt,
weil danach längere Ruhigstellung des Beines bis zur Heilung der Wunde
nötig wird. Die Röntgenstrahlen werden unter scharfer Abdeckung in
Dosen von 10—12 H gefiltert durch 4 mm Al mehrmals in 4—6 wöchent-
lichen Intervallen appliziert. Daneben können Fußbäder und milde
erweichende Salben (Ungt. diachyloni) den Heileffekt unterstützen und
beschleunigen. Dieser tritt meist nach 1—3 maliger Wiederholung der
Serie ein. Öfter bringt Radium selbst röntgenrefraktäre Clavi noch
prompter zum Schwinden, so daß wir deshalb diese Affektion vielfach
von vornherein der Radiumtherapie zuführen.

Exzidierte, plantare Clavi hinterlassen nicht selten schmerzende
Narben. Eine Nachbestrahlung mit Röntgen- oder Radiumstrahlen vermag nicht selten die Beschwerden völlig zu beseitigen.

Morbus Darier. Beim Morbus Darier ist der Erfolg der Röntgentherapie im allgemeinen ein verschiedener. Neben günstigen Resultaten
(RITTER, SPITZER), wird auch über Versager berichtet (HABERMANN und
SCHREUS). Zu ähnlichen Beobachtungen gelangten auch wir an einschlägigen Fällen, die beide histologisch sichergestellt waren.

Eine Patientin mit einem leichteren Grad der Erkrankung, besonders
ausgesprochen an Gesicht und Hals, mit gleichzeitigen, ekzematischen
Veränderungen zeigte auf 2—3 malige Wiederholung von Ekzemdosen

(2—3 H durch ¹/₂ mm Al) rasche Abheilung der jeweiligen Eruption. Rezidive blieben ihr allerdings nicht erspart. Aber auch sie schwanden stets prompt auf wenige neuerliche Bestrahlungen. Anders war der Verlauf bei einem Patienten, der die Affektion in ausgedehnter Dissemination mächtigen Grades an Stamm und Extremitäten aufwies. Bei diesem führten wiederholte versuchsweise Bestrahlungen an verschiedenen, umschriebenen, befallenen Hautpartien auch mit höheren, stärker gefilterten Strahlenmengen (4—6 H, 1—2 mm Al) zu keiner nennenswerten Beeinflussung der Efflorescenzen. Da die übrigen dermatologischen Behandlungsmittel bei diesem Leiden fast wirkungslos sind, erscheint immerhin in jedem Falle ein Versuch mit Röntgenstrahlen empfehlenswert.

Acanthosis nigricans. Über die so seltene Acanthosis nigricans und ihr Ansprechen auf Röntgenstrahlen fehlen eigene Erfahrungen. Die starke Wucherung der Stachelzellen, die chronisch-entzündlichen Prozesse in der Papillarschichte, die den knötchenförmigen Efflorescenzen zugrunde liegen, lassen ebenfalls eine symptomatische Beeinflussung erwarten. Wichtiger dürfte die Ermittlung und Beseitigung des primären Tumors (Carzinom) innerer Organe sein, in dessen Gefolge die Dermatose erst auftreten soll.

10. Hautgeschwülste und nahestehende Prozesse.

Eine Reihe gutartiger Hautgeschwülste werden mit wechselndem Erfolg der Röntgenbehandlung unterzogen.

Lipom. Fettgeschwülste werden nur selten bestrahlt, da ja die chirurgische Therapie hier raschere und bessere Resultate ergibt. Immerhin wird ab und zu über günstige Beeinflußbarkeit durch X-Strahlen berichtet (BARJON, BORDET). Da die Fettzellen recht wenig radiosensibel sind, beruht die Wirkung wahrscheinlich auf einer primären Schädigung der ernährenden Gefäße. Im Falle der Bestrahlung sind höhere Dosen zu empfehlen (8—10 H durch 4 mm Al).

Dermatomyom. Bei den nicht besonders radiosensiblen Leiomyomen der Haut erscheint die Strahlenbehandlung am ehesten noch indiziert, wenn Jucken und Schmerzattacken vorhanden und die Tumoren in der Mehrzahl sind (6—8 H durch 4 mm Al). Die Wirkung ist in erster Linie analgesierend, doch wird unter Umständen auch ein teilweiser Rückgang der Tumoren beobachtet. Singuläre Dermatomyome wären besser chirurgisch zu beseitigen.

Fibrom. Auch bei den gleichfalls wenig empfindlichen Fibromen kommt nur ausnahmsweise, falls ein chirurgischer Eingriff verweigert wird, eine Bestrahlung in Betracht. Auch dann eignen sich nur zellreiche Fibrome. Als Dosis wäre 8—10 H durch 4 mm Al anzuempfehlen.

Keloide, Hypertrophische Narben. Etwas besser als Fibrome reagieren gewisse Formen von Spontankeloiden und hypertrophischen Narben auf Röntgenbestrahlung. Da sie vielfach auch nicht sehr radiosensibel sind, erfordert die Röntgenbehandlung gleichfalls höhere Strahlendosen. Die ausgezeichneten Erfolge des Radiums (WETTERER,

SCHREUS, MARTENSTEIN, RIEHL und KUMER u. a.) bei dieser Affektion berechtigen, auch mit Rücksicht auf das bessere kosmetische Resultat, zu einer Bevorzugung dieser Behandlung gegenüber der Röntgentherapie. Nur, wo Radium nicht zur Verfügung steht, oder bei größerer Ausdehnung der Keloidbildung würden wir einen Versuch mit Röntgenstrahlen empfehlen.

Bei den Spontankeloiden wird zwischen flachen und stark erhabenen Formen, vor allem in der Sternalgegend, unterschieden. Die flachen Keloide werden um so besser beeinflußt, je jünger und zellreicher sie noch sind. Sie sollten daher möglichst frühzeitig der Behandlung zugeführt werden. Als Dosis empfehlen wir 5 H durch 1 mm Al, die, wie schon HAUDEK betont, bei diesem Leiden bessere Wirkung als die intensive Starkfilterbestrahlung zeigt. Der günstigere Effekt dürfte sowohl auf ihre stärkere Absorption in dem oberflächlichen Gewebe (HAUDEK), als auch in der geringeren Schädigung der unter der Haut liegenden Gewebe (Gefäße [KIENBÖCK, HOLZKNECHT]) zu suchen sein. An bedeckt getragenen Körperstellen ist eine scharfe Abdeckung der Keloide gegen die gesunde Umgebung, an unbekleideten mehrmalige Verschiebung der Schutzblenden während der Bestrahlung zur Vermeidung scharfrandiger Pigmentierung angezeigt. Vielfach ist durch die große Zahl der bis zur vollkommenen Abflachung notwendigen Bestrahlungen die Enstehung leichter Teleangiektasien und Atrophien nicht immer zu umgehen. In den meisten Fällen muß mit einer Behandlungsdauer von 1—2 Jahren gerechnet werden.

Prominentere Keloide werden besser zuvor excidiert und die noch offene Wunde der Bestrahlung zugeführt. So läßt sich die sonst nahezu unvermeidliche Bildung einer hypertrophischen Narbe am ehesten verhindern.

Hypertrophische Narben (nach Verbrennungen, Verletzungen, Operationen, Akne, Skrophuloderm u. a.) kommen hauptsächlich infolge funktioneller (Contraktur) teils auch kosmetischer Störungen zur Behandlung. Für ihre Bestrahlung gilt das gleiche wie für die Röntgentherapie von Spontankeloiden. Da sie nur von einer dünnen Schichte von Epidermis bedeckt sind, ist eine raschere Involution schon auf weniger Serien hin als bei Spontankeloiden festzustellen. Davon konnten wir uns speziell an hypertrophischen Skrophulodermnarben häufig überzeugen. Dabei ist noch zu beobachten, daß erst mehrere Monate alte Narben der Bestrahlung zugeführt werden sollten, die sich bereits stabilisiert und ihre Neigung zu Blasen- und Erosionsbildung verloren haben.

Induratio penis plastica. Die Induratio penis plastica, die bisher therapeutisch nur wenig erfolgreich angegangen wurde, hat in den letzten Jahren im Radium eine bewährte Behandlungsmethode gefunden. Über die ausgezeichneten Resultate wurde ja aus der Radiumstation der Klinik Riehl (KUMER) eingehend berichtet. In Ermangelung des Radiums dürften wohl versuchsweise auch bei dieser Affektion die Röntgenstrahlen herangezogen werden. Eigene Erfahrungen über Dosierung und Heilresultate fehlen. Von SCHREUS wird je nach der Ausdehnung der Affektion Bestrahlung des Penis von 2 Seiten und mit einer Dosis von 3—9 H durch ½ mm Zn empfohlen. Doch sah er davon selten Erfolge.

Angiom. Auch bei den Angiomen gibt die Radiumbehandlung so vorzügliche, den mit Röntgenstrahlen erzielten, vielfach überlegene Resultate, daß die Röntgentherapie nur als wenig befriedigende Ersatzbehandlung in Erwägung zu ziehen wäre. Für die zu ergreifenden Maßnahmen ist es ziemlich gleichgültig, ob eine Form von Angiomen vorliegt, die den Naevis oder eine andere, die den akquirierten Gefäßgeschwülsten zuzurechnen ist. Dagegen ist die Reaktionsfähigkeit um so größer, je kavernöser das Angiom ist.

Die schlechtesten Behandlungserfolge gibt daher der flache Naevus flammeus, der auch durch Radium nicht völlig zur Rückbildung gebracht wird. Nach unseren Erfahrungen empfiehlt sich dabei vor allem die Kohlensäureschneebehandlung.

Auch die Spinngewebsnaevi werden einfacher durch Kohlensäureschnee, elektrolytische oder galvanokaustische Verödung des Zentralgefäßes beseitigt. Desgleichen werden kleine Blutcysten, aus einzelnen maximal erweiterten Gefäßen, wie sie sich vor allem an Augenlidern, Lippen, Genitale nicht selten finden, durch die oberwähnten therapeutischen Methoden am schnellsten entfernt.

Von den kavernösen Angiomen sprechen am ehesten die cutanen Formen auf die Behandlung an. Erektile und pulsierende Angiome haben eine schlechtere Prognose. Desgleichen sind die tiefsitzenden, subcutanen Angiome nur wenig durch Röntgenstrahlen beeinflußbar.

Die Wirkungsweise der X-Strahlen auf diese Tumoren besteht vor allem in einer Schädigung der Gefäßendothelien und damit allmählicher Verödung, Abflachung und teilweiser Heilung mit zarter Atrophie. Restliche Teleangiektasien werden sodann durch vorsichtige Kohlensäureschneeapplikation entfernt. Zur Erzielung eines möglichst befriedigenden, kosmetischen Resultates empfiehlt sich an Stelle der vielleicht oft wirksameren, weicheren, ungefilterten Strahlung (H. E. Schmidt, Frank-Schultz u. a.) lieber eine härtere, gefilterte Strahlung (5—6 H durch 3—4 mm Al), die in Pausen von 4—5 Wochen öfter (4—6 mal) wiederholt werden kann. Die Angiome sollen möglichst frühzeitig, also schon beim Säugling, der Bestrahlung zugeführt werden, da bekanntlich jugendliches, wenig ausgereiftes Gewebe infolge seiner Radiosensibilität leichter und eher von den Röntgenstrahlen beeinflußt wird. Bei Erwachsenen ist die Rückbildung der Gefäßgeschwülste unter der Einwirkung der X-Strahlen schon vielmehr in Frage gestellt.

Exulcerierte Angiome bilden eine temporäre Kontraindikation für die Bestrahlung, da selbst kleinste Dosen in diesem wenig resistenten Gewebe zu tiefgreifendem Zerfall führen können. Erst nach Eintritt der Überhäutung der Angiome unter indifferenter Salbenbehandlung kann mit einer eventuellen Bestrahlung begonnen werden. Bei Kombination von Angiomen mit elephantiastischen Verdickungen der Haut wird der Röntgenbestrahlung am besten ein operativer Eingriff vorausgeschickt.

Naevus papillaris und verrucosus. Ähnliche Resultate wie bei manchen elevierten Angiomen werden zuweilen durch die Röntgenbestrahlung tumorartiger, papillärer und verruköser Naevi erzielt. Unter mehrmals wiederholten Dosen von 6—8 H durch 3—4 mm Al konnten wir ab und zu eine Abflachung eines solchen Naevus erreichen. Etwa vorhandene Pigmentanhäufungen konnten dadurch natürlich nicht beseitigt werden. Eine Zerstörung der Pigmentzellen wäre nur durch Dosen möglich, die eine bleibende Schädigung der Haut zur Folge haben dürften.

Zur Aufhellung und Entfernung der zurückbleibenden, störenden Pigmentflecken hat sich uns wie bei flachen Pigmentnaevis überhaupt der Kohlensäureschnee hervorragend bewährt.

Eine ausgedehntere Verwendung finden die Röntgenstrahlen vor allem bei den malignen Hauttumoren bindegewebiger und epithelialer Natur.

Sarcoma cutis. Die Hautsarkome, von denen wir recht verschiedene Arten unterscheiden können, sprechen je nach ihrem histo-

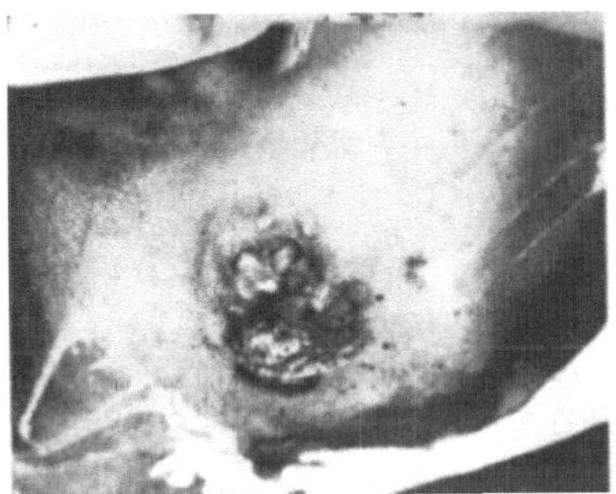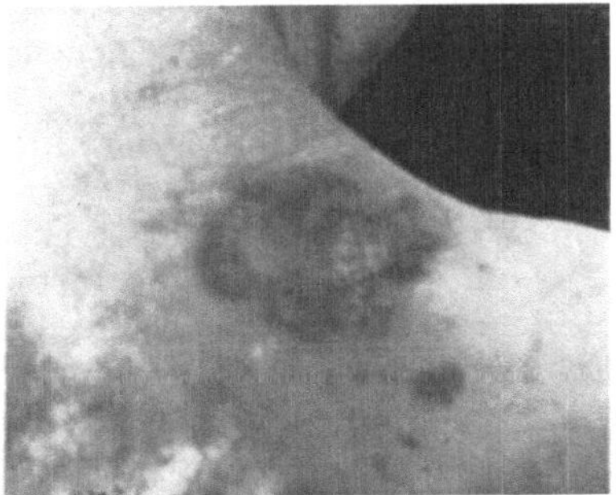

Abb. 50 u. 51. Primäres polymorphzelliges Rundzellensarkom
vor der Bestrahlung.   nach der Bestrahlung.

logischen Bau und Wachstum verschieden gut auf Röntgenstrahlen an. Am raschesten reagieren die kleinzelligen Rundzellensarkome, darunter besonders das Lymphosarkom, das in seiner Radiosensibilität dem Gewebe der Mycosis fungoides und leukämischer bzw. aleukämischer Tumoren gleicht. Aber auch die großzelligen Rundzellen- sowie die Spindelzellensarkome zeigen vielfach auf Röntgenbestrahlung noch ziemlich prompte Rückbildung. Dagegen erweisen sich Riesenzellen- sowie Fibrosarkome nicht selten recht hartnäckig gegen die Strahlentherapie, Myxo-, Lipo-, Chondro- und Osteosarkome in der Regel refraktär, da sie aus an und für sich wenig röntgenempfindlichem Gewebe aufgebaut sind.

Weiters sind die Bestrahlungschancen bei primären Hautsarkomen, im Falle radiosensibler Tumoren, bedeutend günstiger als bei sekundä ren, die zumeist als Metastasen eines Sarkoms anderer Organe in Erscheinung treten. Das Behandlungsresultat ist selbst bei guter Rückbildung derartiger, zumeist multipler Tumoren nur rein symptomatisch, da ja damit die bisweilen überhaupt nicht eruierbare Muttergeschwulst nicht beseitigt ist und durch Entstehung innerer Metastasen und unter zunehmender Kachexie bei ihrem weiteren Wachstum der Patient trotzdem bald ad exitum kommt. Aber auch bei den primären Tumoren wird die Prognose für die Röntgentherapie durch die oft ungemein große Neigung zur Metastasierung getrübt.

Dies gilt besonders von dem bösartigen primären **Melanosarkom** der Haut, das neben **röntgenrefraktären** Formen auch **gut beeinflußbare** zeigt. Trotz anscheinend lokaler Abteilung kommt doch zumeist die Röntgenbehandlung infolge vorausgegangener Metastasierung schon zu spät oder wird selbst vielleicht zum auslösenden Moment für eine Aussaat von Tumorzellen.

Was die Technik der Bestrahlung anbelangt, so stehen wir mit H. E. SCHMIDT und WETTERER im Gegensatz zu KIENBÖCK auf dem **Standpunkt, jedes operable primäre Hautsarkom** womöglich der **chirurgischen Behandlung** zuzuführen und erst **prophylaktisch nachzubestrahlen.** Restliche Tumorzellen im Gebiete des exstirpierten Tumors werden von den Röntgenstrahlen dann um so sicherer zerstört werden. Im allgemeinen wird dann mit einer Dosis von 10 H durch 4 mm Al das Auslangen gefunden. Doch ist eine **zumindest** 3malige Wiederholung der Serie in Intervallen von 4—6 Wochen anzuraten.

Aber auch bei den **inoperablen Tumoren** erscheint ein **vorangehendes teilweises Evidement des Großteiles der Tumormassen mit nachfolgender Bestrahlung** nicht unangebracht, da es den Strahlen einen besseren Zutritt zum tiefer gelegenen Sarkomgewebe verschafft, mit dem sie dadurch eher und in kürzerer Zeit fertig zu werden in der Lage sind. Wo aber die Möglichkeit eines auch unvollständigen operativen Eingriffes verweigert wird oder nicht besteht sowie bei multiplen Metastasen käme die Röntgentherapie von vornherein in Anwendung. Obgleich manche derartige Sarkome schon auf relativ kleine Dosen sich zurückbilden, bleiben wir doch nicht unter einer Minimaldosis von 15 H durch 4 mm Al (bzw. 0,5 mm Zn) bei der ersten Bestrahlung, die ungefähr der **Erythemdosis** für die verwendete Strahlenhärte entspricht. Bei den folgenden Serien gehen wir allmählich auf 10 H herunter. Focus-Hautdistanz und Feldgröße werden, soweit möglich, nach den Regeln der Tiefentherapie bestimmt. **Selbst bei den schwersten und aussichtslosesten inoperablen Hautsarkomen** sollte in jedem Falle wenigstens noch **ein Versuch mit der Röntgenbestrahlung** gemacht werden. Zwar kann dadurch der schließliche letale Ausgang vielfach nicht verhindert, höchstens hinausgeschoben werden. Aber durch Beseitigung der oft unerträglichen Schmerzen, Reinigung übelriechender Ulcerationen sowie oberflächliche Überhäutung kann das Allgemeinbefinden der betreffenden Kranken oft beträchtlich gehoben und ihnen so die letzte Lebenszeit wesentlich erträglicher gestaltet werden.

Sarcoma multiplex haemorrhagicum (Kaposi). Besonders günstig reagiert auf die Röntgenstrahlen das hämorrhagische Hautsarkom (Kaposi). Bei ihm bildet die Röntgentherapie am besten im Verein mit der früher dabei vielgeübten Arsenverabreichung die wirksamste Behandlungsmethode. Die überaus strahlenempfindlichen, blauroten Knoten und Infiltrate schwinden meist schon auf wenige Serien mäßig großer Dosen (8—10 H durch 4 mm Al), die am besten in Intervallen von 4—6 Wochen appliziert werden. Trotz dem meist raschen Rückgang der bestrahlten Tumoren kann aber das Auftreten neuer Knoten nicht verhindert sowie der allgemeine Krankheitsprozeß an sich kaum durchgreifend dadurch beeinflußt werden. Die guten Erfolge der X-Strahlen beim Sarcoma multiplex sind somit auch nur symptomatischer Natur, sie können zwar das Leben des Befallenen verlängern und vorübergehend beschwerdefrei gestalten, die Heilung des vorderhand prognostisch mitunter noch recht ungünstigen Leidens bleibt auch der Röntgentherapie versagt.

Bei der Behandlung eines Großteiles von bindegewebigen und epithelialen Hauttumoren der Klinik räumen wir dem Radium vor den Röntgenstrahlen den Vorzug ein.

Dies geschieht hauptsächlich darum, weil Radium zuweilen auch bei anderenorts wiederholt bestrahlten und röntgenrefraktären Tumoren sich häufig noch erfolgreich erwiesen hat. Aber auch bei den kleinen, umschriebenen Epitheliomen, wie sie dem Dermatologen in der Mehrzahl, speziell im Bereiche des Gesichtes, begegnen, hat sich die Applikation von Radiumträgern als einfacher gezeigt.

Hautcarcinome. Immerhin kommt auch für den Hautarzt in Ermangelung von Radium und bei ausgebreiteteren Carcinomen die Röntgenbehandlung ab und zu in Frage.

Die biologische Wirkung der Röntgenstrahlen auf das Tumorgewebe soll nach Angaben in der Literatur im wesentlichen zwei Momenten zuzuschreiben sein: einem degenerierenden und zerstörenden Einfluß auf die Tumorzellen und einem Anreiz auf das Bindegewebe zu verstärkter Proliferation und Abwehr. Auf die einzelnen, zum Teil recht differenten Meinungen über den Hauptangriffspunkt der Röntgenstrahlen soll nicht näher eingegangen werden.

Aufgabe der Therapie wird es vor allem sein, durch geeignete Wahl der Dosis eine möglichst intensive Zerstörung der Carcinomzellen bei Schonung des bindegewebigen Stromas zu erreichen. Da die Empfindlichkeit einer Reihe von Carcinomen für Röntgenstrahlen nicht übermäßig die der normalen Haut überragt, werden vielfach Dosen gegeben werden müssen, die sich um die Erythemdosis bewegen. Eine absolute Carcinomdosis (90—110 % HED — SEITZ und WINTZ), die in jedem Falle die Carcinomzellen abtötet, gibt es nicht. Die Empfindlichkeit der einzelnen Carcinomformen schwankt in weiten Grenzen (bis 100 % MIESCHER). Neben Tumoren, die auf viel kleinere Dosen schon prompt verschwinden, finden sich andere, die weit höhere Strahlenmengen erfordern. Da aber die Strahlenempfindlichkeit eines Tumors nicht bekannt ist, vielfach auch aus dem histologischen Bilde nicht erschlossen werden kann, dürfte sich von vornherein die Applikation einer höheren, für die gesunde Haut gerade noch verträglichen Dosis, der Erythemdosis, empfehlen. Wir verabreichen demnach meistens 15 H gefiltert durch 4 mm Al (eventuell 0,5 mm Zn) in Pausen von 4—6 Wochen mehrmals bis zum Heilungserfolg. Bei ganz oberflächlichen Tumoren wird die Dosis unter scharfer Abgrenzung des Carcinoms 1—2 cm im Gesunden appliziert. Bei knotigen und papillären Hautcarcinomen, wo eine gewisse Tiefenwirkung erforderlich ist, wird, wo durchführbar, nach den Regeln der Tiefentherapie die Fokus-Hautdistanz und Feldgröße bestimmt. Nach der Verabreichung der obenerwähnten Dosis werden unter scharfer Abgrenzung des Tumors in manchen Fällen, allerdings nur bei höchstens 2—3 Bestrahlungen, noch weitere 5 H (also im ganzen 20 H), verabreicht. Dies gilt besonders für jene Tumoren, bei denen nach dem histologischen Befund (z. B. verhornendes Plattenepithelcarcinom) mit einer relativ geringen Sensibilität der Carcinomzellen zu rechnen ist, die häufig hinter jener des normalen Hautepithels zurückbleibt.

Gewöhnlich ist die Bestrahlung nach einwöchiger Latenz von einer vorübergehenden, entzündlichen Reaktion mit verstärkter Schwellung und Sekretion am Krankheitsherd gefolgt. Es kommt sodann zu Reinigung des Tumors, Abflachung der Ränder, Bildung gesunder Granulationen und Überhäutung. Nach der Heilung zeigt eine zarte, weiche Narbe die Stelle des früheren Tumors an.

Dieses schöne Behandlungsresultat, das sich nicht annähernd in solcher Vollkommenheit durch einen chirurgischen Eingriff erreichen läßt, empfiehlt in etlichen Fällen das flache, gutartige Basalzellenepitheliom vom Typus des Ulcus rodens, namentlich an Gesicht, Wangen, Nase und Schläfe, von vornherein für dieses Behandlungsverfahren. Aber auch nach völliger Heilung des Epithelioms sollten zur Verhütung von Rezidiven noch 3—6 Bestrahlungen, allerdings mit herabgezetzten Dosen (8—10 H) in längeren Intervallen von 2—3 Monaten nachfolgen. Jahrelange Kontrolle des Patienten wird uns auch dann eventuelle Rezidive rechtzeitig erkennen lassen, die auf neuerliche Bestrahlung meist ebenso prompt wie der erste Tumor reagieren. Weniger geeignet zur Bestrahlung als das Ulcus rodens ist bereits das flache, verhornende Plattenepithelcarcinom. Obwohl trotz ihrer geringen Sensibilität für Röntgenstrahlen auch diese Tumoren öfter auf die Bestrahlung allein glatt zur Heilung kommen, empfehlen wir bei ihnen lieber die Excision mit folgender Bestrahlung auf die offene oder schon vernähte Wunde. Dabei wird stets auch eine glatte, zarte Operationsnarbe erzielt. Aber auch die prophylaktische Nachbestrahlung sollte zur Verhütung von Rezidiven zumindest dreimal wiederholt werden.

Für multiple, oberflächliche Epitheliome der Haut, einer selteneren Erkrankung mit oft recht zahlreichen, kleinen, unregelmäßig verstreuten Tumoren, ist die Bestrahlung mit Röntgen- oder Radiumstrahlen die einzig mögliche Therapie. Da häufig neue Herde auftreten, muß sie über Jahre hinaus fortgesetzt werden.

Bei den tiefen, knotigen und papillären Hautcarcinomen sowie jenen auf chronisch entzündlicher Basis (Lupus, Lues, Ulcus
cruris usw.), die vielfach ein Übergreifen auf tieferliegende Gebilde
zeigen, ist in erster Linie ein operativer Eingriff mit folgender
Bestrahlung am Platze. Aber auch in solchen Fällen, wo eine totale Entfernung des Tumors nicht mehr angängig ist, empfiehlt sich
eine möglichst gründliche, chirurgische Entfernung der Haupttumormassen, wodurch den Röntgenstrahlen der Weg zu den restlichen
Krebsnestern in der Tiefe gebahnt wird.

In inoperablen Fällen, wo ein unvollständiger, chirurgischer
Eingriff sich verbietet (Verweigerung der Operation, schlechtes Allgemeinbefinden des Patienten) kann die Röntgenbestrahlung trotzdem

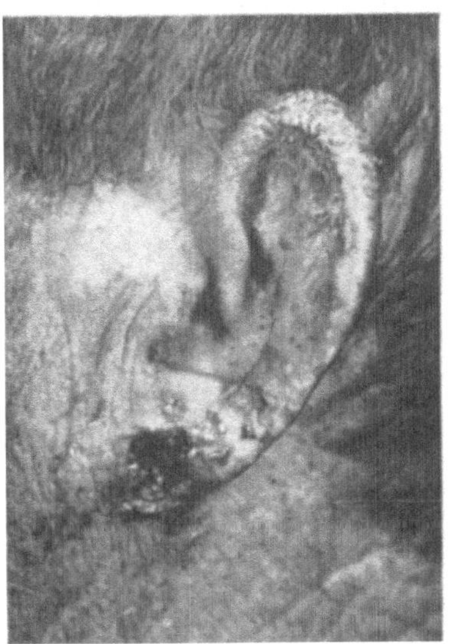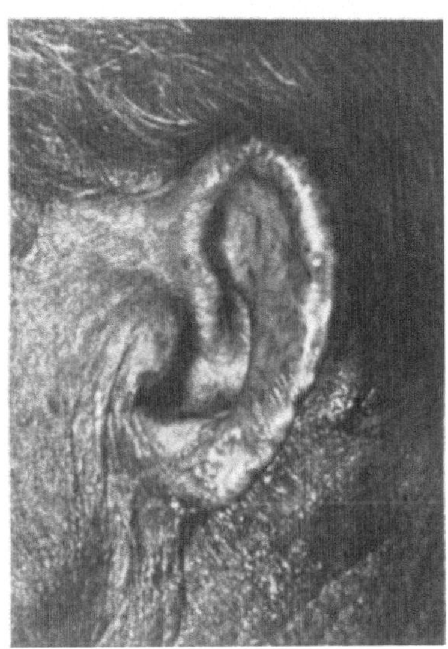

Abb. 52 u. 53. Exulceriertes Lupuscarcinom
vor der Bestrahlung. nach der Bestrahlung.

noch von Werte sein. Zwar gelingt es ihr meist nicht, eine Heilung,
wohl aber eine Verlängerung des Lebens herbeizuführen. Durch Beseitigung der vorwiegend durch den Zug und Druck der Tumormassen bewirkten Schmerzen sowie Erzielung einer Reinigung und
Überhäutung der ulcerierten Carcinome und damit Verringerung
der Resorption toxischer Produkte vermag sie wenigstens eine
Besserung des Allgemeinbefindens sowie eine Linderung der
Hauptbeschwerden des Patienten zu erreichen.

In allen Fällen von bestrahltem Hautcarcinom mit Ausnahme des
gutartigen Ulcus rodens sollten, soweit sie nicht chirurgisch bereits
entfernt sind, die regionären Drüsen mitbestrahlt werden; 10—15 H
gefiltert durch 4 mm Al bzw. 0,5 mm Zn ist als Dosis anzuraten.

Hautcarcinome, die auf zwei Bestrahlungen mit hohen Dosen
nicht nur keinerlei Beeinflussung, sondern bisweilen noch Zunahme des Zerfalles und der Schmerzhaftigkeit zeigen, sollten als
röntgenrefraktär einer anderen Behandlung (Radium, Operation,
Elektrokoagulation) zugeführt werden. Denn eine Fortsetzung der
Röntgentherapie würde bisweilen durch Kumulation der Dosen zu
einer schwereren Röntgenschädigung (Ulcus) führen, die das Los des
Kranken noch verschlimmert. Auch eine Sensibilisierung des röntgenrefraktären Tumors durch Kohlensäureschnee, Diathermie u. a.
ist meist wenig erfolgreich.

Während Schleimhautcarcinome und Epitheliome bei Xeroderma pigmentosum schon der leichteren Applikationsweise der
Träger wegen lieber der Radiumbehandlung zugeführt werden, haben wir einzelne Fälle von prä-
kanzerösen Erkrankungen erfolgreich der Röntgenbehandlung unterzogen. Es sind dies die Paget disease und der Morbus Bowen.

Paget disease. Von den Krankheitsbildern, die
unter der Bezeichnung Paget disease zusammengefaßt werden, reagieren vor allem die selteneren,
ganz oberflächlichen, vom Deckepithel ausgehenden Formen prompt auf die Bestrahlung. Auf die zwei- bis dreimalige Wiederholung

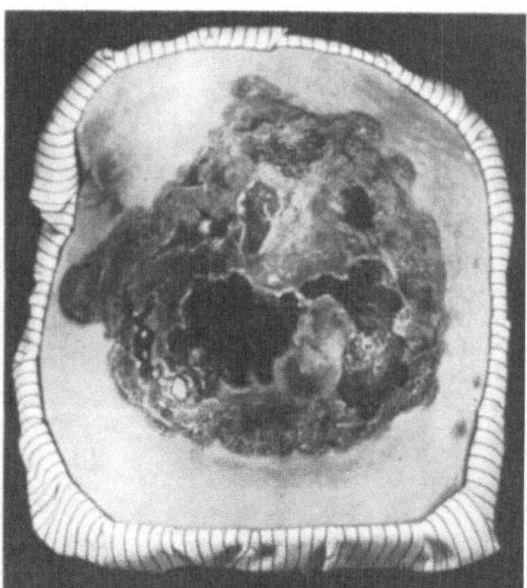

Abb. 54. Paget disease vor der Bestrahlung.

einer Dosis von 10—15 H durch 4 mm Al in Intervallen von 4 bis
6 Wochen tritt meist schon völlige Heilung ein. Die Fälle müssen
allerdings gleichfalls durch Jahre unter Kontrolle gehalten werden.

Bei jenen häufigeren Formen dagegen, die als intraepidermoidale
Metastasen eines Carcinoms der Milchdrüsen zu betrachten
sind, reicht die Röntgenbestrahlung nur ganz vereinzelt aus. Diese Fälle
fallen übrigens, ebenso wie das banale Carcinoma mammae und der
Cancer en cuirasse, in den Behandlungsbereich des Chirurgen.
Ablatio mammae mit Ausräumung der regionären Drüsen
und prophylaktische Nachbestrahlung kann bei einem Teil dieser
Karzinomformen noch zur Heilung führen.

Morbus Bowen. Der Morbus Bowen gleicht in seinem Verhalten
gegen die Röntgenstrahlen annähernd der gut beeinflußbaren, oberflächlichen Pagetform und wäre in analoger Weise zu bestrahlen.

11. Varia.

Perniones. Bei den Perniones, die besonders in der Wärme mit lebhaftem Brennen und Jucken einhergehen, wurden durch die Röntgenbestrahlung mehrfach nicht nur prompte Beseitigung der lästigen subjektiven Beschwerden, sondern auch rasches Abklingen von Rötung und Schwellung sowie Überhäutung von exulcerierten Knoten und Rhagaden beobachtet (HOLZKNECHT, PORDES, LENK, KRIESER, BORAK, ROTHBART, FUJINAMI u. a.). Ja sogar eine prophylaktische Bestrahlung vor Eintritt der Kälte wurde erfolgreich versucht (KRIESER).

Ähnlich wie SCHREUS, der bis auf eine leichte Linderung des Juckreizes eine objektive Besserung der Perniones nach Bestrahlung kaum vorfinden konnte, haben auch wir eine günstige Beeinflussung der Perniones durch die Bestrahlung nur in den wenigsten einer größeren Reihe von Fällen (35) feststellen können.

Trotz mehrfacher Wiederholung der empfohlenen Strahlendosen (2—3 H bei $^1/_2$—1 mm Al) wurde vielfach weder eine ausgesprochene Einwirkung auf den Juckreiz noch auf raschere Involution der Frostbeulen als mit der gewöhnlichen Bäder- und Salbenbehandlung bemerkt. Zudem gewährleistet auch nach unseren Erfahrungen die Vorbestrahlung von Händen und Füßen der dazu disponierten Personen keine Verhütung späterer Rezidive.

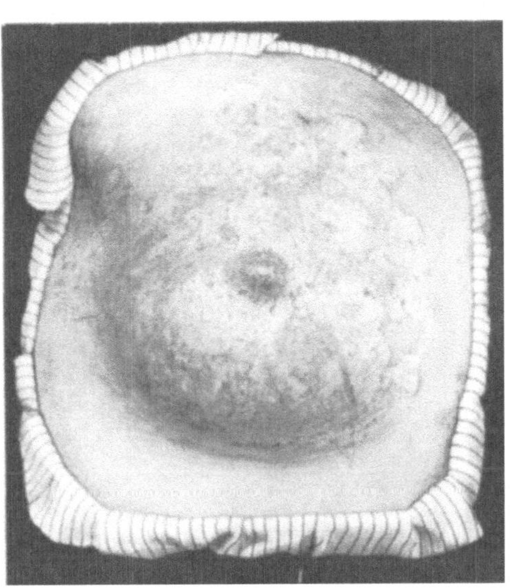

Abb. 55. Paget disease nach der Bestrahlung.

Die allein, auch nur vereinzelt, wahrgenommene Linderung von Juckreiz und Brennen reicht kaum dafür aus, um die Röntgenstrahlen in der Therapie der Perniones besonders empfehlenswert erscheinen zu lassen. Dies um so mehr, als eine jährliche, mehrmalige Wiederholung der Bestrahlung auch mit kleinen Dosen eine leichte Schädigung des an sich schon weniger widerstandsfähigen Gewebes, namentlich seiner empfindlichen Gefäßendothelien, nicht ganz ausgeschlossen erscheinen läßt. Diese können eventuell auch späterhin die übliche chemotherapeutische Beeinflussung des Leidens in Frage stellen. An der Klinik wird daher auch noch heute älteren, bewährten Mitteln sowie der erst in letzter Zeit dafür empfohlenen Diathermie (BUCKY, GRÜNBAUM) bei ihrer Behandlung der Vorzug gegeben.

Psoriasis vulgaris. Die günstige Wirkung kleiner Strahlendosen auf die Schuppenflechte ist zunächst wohl durch die hohe Strahlenempfindlichkeit der lebhaft proliferierenden Retezellen (Acanthose) und der reichlichen Zellinfiltrate im Papillarkörper bedingt. Wegen der an sich besonders vulnerablen Haut der Individuen mit Psoriasis vulgaris ist diese Indikation trotz dem unleugbar prompten Schwund besonders frischerer Herde auf die Bestrahlung derzeit noch umstritten. Eine vollkommene Ablehnung des Verfahrens erscheint uns zu weit zu gehen, da die heutige Bestrahlungstechnik mit harten, gefilterten Strahlen in den entsprechend langen Intervallen auch leichte Schädigungen ziemlich mühelos vermeiden läßt. Wir teilen aber auch nicht den Standpunkt mancher Autoren, daß die Röntgenbehandlung der medikamentösen Therapie überhaupt vorzuziehen sei (H. E. SCHMIDT).

Wir wollen die Röntgenbestrahlung vor allem nur dort angewendet wissen, wo entweder aus äußeren Gründen eine Salbenbehandlung nicht gut durchführbar ist oder wo bei sonst resistenten Herden in mehrwöchiger Behandlung die sonst üblichen Mittel versagen. Denn in den meisten Fällen läßt sich im Verlaufe von 3 bis 4 Wochen durch Schwefel- und Teerbäder bzw. Salben, auch Anwendung stärkerer, reduzierender Mittel (wie Cignolin, Chrysarobin und Pyrogallol), eventuell im Verein mit Arseneinverleibung einwandfreie Rückbildung der einzelnen Rezidive erreichen.

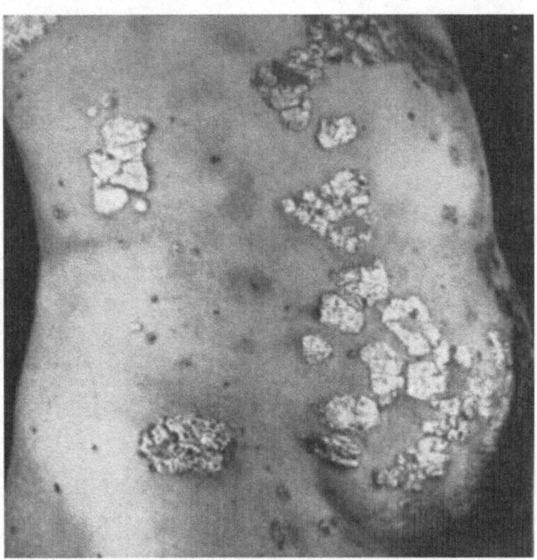

Abb. 56. Psoriasis vulgaris, vor der Bestrahlung.

Bei Heranziehung der Röntgenstrahlen zur Therapie wäre weiters entschieden von der Bestrahlung akuter, erst in Eruption befindlicher Formen der Psoriasis zu warnen. Die Gefahr einer Reizung der so sensiblen Haut selbst durch die meist verwendeten, kleinen Dosen und einer Neuaussat von Efflorescenzen haben uns wie BLUMENTHAL, HOLZKNECHT u. a. davon Abstand nehmen lassen, während z. B. SCHREUS und HABERMANN bei Verwendung von ganz kleinen Dosen in höchstens einmaliger Wiederholung auch die akute Form noch als Indikaton gelten lassen.

Bei den chronischen Formen bestrahlen wir zumeist mit Dosen zwischen $^1/_2$—2 H durch $^1/_2$ mm Al je nach dem Empfindlichkeitsgrade der Haut. Diese Dosen werden ähnlich wie beim Ekzem in Pausen von 10—14 Tagen, eventuell noch längeren Intervallen je nach Bedarf 1—3 mal wiederholt. Sodann tritt eine längere Serienpause von 4 bis 6 Wochen bis zu der selten nötigen Wiederholung des Zyklus ein.

Besondere Vorsicht ist bei der Bestrahlung der überempfindlichen, blonden- und rothaarigen Individuen und von Diabetikern am Platze, die nicht selten schon auf solche schwächste Dosen mit leichtem Erythem und später nach mehrmaliger Wiederholung der Serie mit Atrophien und Teleangiektasien der Haut reagieren können.

Bei ihnen sollte von einer Bestrahlung des Capillitiums von vornherein Abstand genommen werden, da 1—2 malige Verabreichung auch von nur 1 H fast mit Sicherheit temporären Haarausfall erwarten läßt. Eine zeitweilige Lähmung der Papille schon durch 2 malige Applikation von 1—2 H ist aber bei der hochgradigen Radiosensibilität einer Psoriasishaut, die schon auf Bruchteile der normalen Epilationsdosis bisweilen mit Effluvium antwortet, auch bei dunkler pigmentierten Individuen nicht immer zu vermeiden. Nur unter besagtem Risiko könnte ein Bestrahlungsversuch der Efflorescenzen am behaarten Kopfe, am besten in der Dosis von höchstens $^1/_2$ H unter $^1/_2$ mm Al vorgenommen werden. Die Bestrahlung sollte nur wiederholt werden, falls 2—3 Wochen nach der Probeserie sich eine, wenn auch nur leichte Involution der bestrahlten Herde und keine Lockerung der Haare zeigt.

Mehr als zwei Bestrahlungen mit diesen oder höheren Dosen im Falle resistenter Herde sollten unbedingt unterbleiben. Es könnte sonst ein recht un-

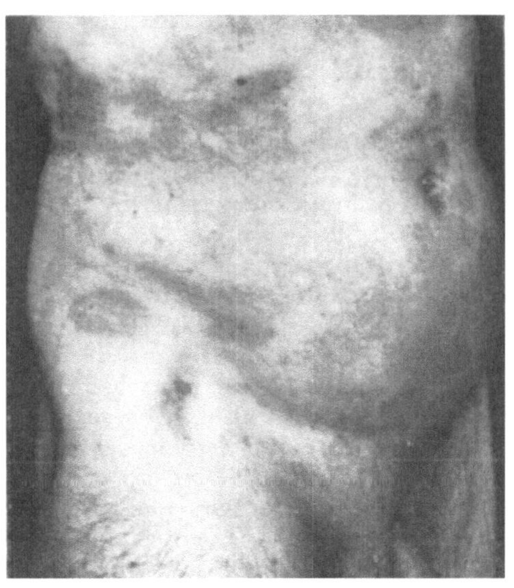

Abb. 57. Psoriasis vulgaris, nach der Bestrahlung.

erwünschter, kompletter Haarausfall eintreten, ohne daß vielleicht sogar etwaige inveterierte Psoriasisherde deutliche Besserung zeigten. Eine solche unliebsame Erfahrung konnten wir vor kurzem bei einem zum Glücke männlichen Patienten der Klinik machen.

Inveterierte, chronische Psoriasisplaques, die schon länger, vor allem an Knien und Ellenbogen, bestehen, sprechen mitunter erst auf höhere Dosen stärker gefilterter Strahlen an (4—6 H durch 1 bis 2 mm Al). Aber auch bei ihnen erscheint uns ein so energisches Eingreifen wie Exkochleation der Herde mit folgender Röntgenbestrahlung (L. Freund) oder Pyrogallusbehandlung in Kombination mit der Bestrahlung (Stein) zu radikal. In der überwiegenden Mehrheit auch solcher Fälle führt wie in andern die Bestrahlung ohne diese energischen Maßnahmen zum Ziele.

Bei sämtlichen der Bestrahlung zu unterziehenden Psoriasisherden erscheint jedoch eine vorausgehende, gründliche Abmaceration der Schuppenauflagerungen erwünscht. Durch mehrere Tage erhält daher der Patient Seifenbäder und macerierende Salben (5 proz. Salicylvaselin). Erst auf die entschuppten Efflorescenzen erfolgt die Bestrahlung. Wo durchführbar dürfte sich eine unterstützende, milde, nicht reizende Salben- und Bäderbehandlung auch zwischen den Bestrahlungen als günstig erweisen, da sie den Heilungsverlauf sichtlich abkürzt und weniger Einzelbestrahlungen erforderlich macht. Dies ist aber bei dem rezidivierenden Charakter der Psoriasis und der dadurch eventuellen Notwendigkeit einer etwaigen späteren, neuerlichen Röntgenbehandlung von Wichtigkeit.

Der Röntgenbestrahlung von Psoriasisherden folgt manchmal eine vorübergehende Exazerbation der entzündlichen Erscheinungen, im übrigen tritt öfter schon nach 1—2 Wochen eine oft ziemlich rasche Abschuppung und Involution, besonders bei nicht zu alten Psoriasisscheiben, ein. Ebenso wie beim Lichen ruber verbleibt zunächst eine verschieden intensive Pigmentierung an Stelle der rückgebildeten Efflorescenzen.

Wie beim Ekzem bestrahlen wir auch bei der Psoriasis nur einzelne größere Plaques, während die übrigen in der Regel durch die begleitende, möglichst indifferente Therapie meist zur Heilung gebracht werden. Verschwinden der übrigen Erscheinungen durch Bestrahlung nur einer einzelnen Stelle (Görl und Voigt) haben wir trotz wiederholter einschlägiger Versuche niemals beobachtet. Eine Durchbestrahlung des ganzen Körpers halten wir aus den früher beim Ekzem erörterten Gründen nicht für besonders opportun. Immerhin käme sie bei universellen Formen der Psoriasis von Art einer mächtig schuppenden sekundären Erythrodermie manchmal in Erwägung.

Bei einem derartigen Fall, der schon lange Zeit im Wasserbett und mit den verschiedensten milderen, antipsoriatischen Salben behandelt, aber nur gebessert worden war, hat schließlich eine mehrmals wiederholte Durchbestrahlung des ganzen Körpers, selbstverständlich unter ständiger Kontrolle des cytologischen Blutbildes, erst völligen Schwund des Rezidivs gebracht.

Eine prophylaktische Bestrahlung zur Verhütung von Rezidiven ist bei der Psoriasis unter allen Umständen verpönt. Dies ist aus der hochgradigen Vulnerabilität der Haut des Psoriatikers und der Gefahr neuer akuter Ausbrüche, ja Generalisierung durch den wiederholten Röntgenreiz (Zinsser u. a.) leicht verständlich. Sonst hat man übrigens den Eindruck, als ob durch die Bestrahlungen die späteren Rezidive seltener und hinausgeschoben würden. Wie beim Ekzem empfehlen wir auch bei Rezidiven einer ehemals bestrahlten Psoriasis zunächst die übliche Behandlung und nur ab und zu, wenn nicht anders möglich, ganz wenige Serien mit den erwähnten, schwachen Dosen. Auf diese Weise werden sich wohl auch bei der Schuppenflechte leichte Spätschädigungen durch wiederholte Bestrahlungen von Rezidiven (Blumenthal) mit einiger Sicherheit hintanhalten lassen.

Einen neuen Weg der Psoriasisbehandlung wies BROCK mit der Reizbestrahlung der Thymus (radiologische Organtherapie). Nach seiner Ansicht handelt es sich bei der Psoriasis um eine Thymushypoplasie, welche die konstitutionelle Disposition der Haut schafft, auf der sich unspezifische Parasiten entwickeln und das Krankheitsbild der Schuppenflechte hervorrufen können. Durch einen Anreiz auf dieses hypofunktionierende, endokrine Organ mittels schwacher Strahlendosen hat er daraufhin vielfach recht rasche Abheilung besonders jüngerer Psoriasisefflorescenzen beobachtet.

Seine Technik ist folgende: Ein Feld von der Ausdehnung unterer Rand des Kehlkopfes, oberer Rand der Schlüsselbeine, beiderseits seitlich Parasternallinie, untere Grenze des 5. Intercostalraumes wird in einer F.H.D. $= 20$ cm mit $^{1}/_{4}-^{1}/_{3}$ Epilationsdosis unter 2 bis 3 mm Al bei Kindern nach dem 4. Lebensjahr, mit $^{1}/_{2}$ Epilationsdosen unter 3—4 mm Al bei Erwachsenen bestrahlt. Die Heilung der Psoriasis erfolgt in durchschnittlich $^{1}/_{2}-2^{1}/_{2}$ Monaten. Eventuell kann die Bestrahlung nach 2 Monaten wiederholt werden.

Da auf diese relativ noch zu hohen Dosen bisweilen gerade das Gegenteil, eine Verschlechterung, eintrat, hat BROCK später überhaupt nur $^{1}/_{4}-^{1}/_{3}$ Epliationsdosen ungefiltert oder nur unter $^{1}/_{2}$ mm Al empfohlen.

Die von BROCK beobachteten guten Heilresultate wurden von einer Reihe von Autoren bestätigt (CATTANI, FÖRSTER, GAWALOWSKI u. a.).

Dagegen konnten zahlreiche andere Autoren (SCHREUS, E. HOFFMANN, MARTENSTEIN, SCHNEIDER, HERXHEIMER, BUSCHKE, ROSENTHAL u. a.) keine günstigen Resultate erzielen. Auch uns hat bei mehreren, versuchsweise so behandelten Psoriasispatienten trotz genauem Vorgang nach den Vorschriften BROCK's die Thymusbestrahlung vollkommen versagt.

Aber auch in den Berichten über damit erfolgreich behandelte Fälle dauert die Involution ziemlich lang und sind Rezidive nicht zu verhüten. Ja bisweilen treten sie früher als nach Lokalbestrahlung auf. Mit Rücksicht auf die zahlreichen Mißerfolge dieses Behandlungsverfahrens sowie die noch lange nicht erwiesene Berechtigung einer derartigen Entstehungsannahme der Psoriasis halten wir diesen Modus einer Röntgenbehandlung der Schuppenflechte als noch keineswegs genügend fundiert, um derzeit schon bewährten, andern therapeutischen Maßnahmen an die Seite oder sogar über sie gestellt zu werden. Auch die eventuell lediglich unterstützende Heranziehung der Thymusreizbestrahlung zur Lokaltherapie hat keine größere Nachhaltigkeit der Wirkung ergeben (HABERMANN und SCHREUS).

Sklerodermie. Der Versuch einer Reizbestrahlung endokriner Drüsen und zwar von Thyreoidea und Thymus wurde auch bei der Sklerodermie vorgenommen (HAMMER). Der erzielte günstige Effekt wurde in einer direkten Sympaticusreizung durch ˙Thymusbeeinflussung vermutet (HAMMER). Eigene Beobachtungen mit der Thymusbestrahlung bei diffuser Sklerodermie und Sklerodaktylie und der gleichfalls gelobten lokalen Röntgenbehandlung von plaqueförmiger Sklerodermie

(Belot und Nahan) ergaben uns bisher ein durchaus negatives
Resultat.

Eine sogenannte lokale Reizbestrahlung wird außer bei schlecht
heilenden Wunden (Freund, Fränkel u. a.) bisweilen auch bei torpiden
Ulcerationen angewandt.

Ulcus cruris. So erweisen sich, allerdings nicht immer, bei hartnäckigen Beingeschwüren besonders auf variköser Basis
kleine, schwach gefilterte Röntgendosen durch Anreiz auf die Granu-
lationsbildung und Epithelisationsvorgänge entschieden fördernd und
abkürzend auf den Heilungsverlauf.

Das wenig widerstandsfähige, schlecht ernährte Gewebe macht natürlich größte Sorgfalt bei der Bestrahlung zur Pflicht. Dosen von
0,5—1 H unter $^1/_2$ mm Al in Pausen von 14 Tagen 3 mal wiederholt und
ein längeres Intervall von etwa 6 Wochen vor Repetition des Zyklus
haben sich uns dabei am besten bewährt. Als Nebenbehandlung
empfehlen sich zumindest in der ersten Zeit Ruhigstellung des Beines,
Bäder, Umschläge und blande Salben. Nach Reinigung der Ulcera
unterstützen Zinkleimverbände durch Kompression der Varizen und
Abhaltung störender Reize die Bestrahlungswirkung.

Mal perforant. Auch bei dem so torpiden Mal perforant der
Fußsohlen bei Tabes dorsalis, das hartnäckig jeder Therapie trotzt,
wurden ab und zu gute Erfolge mit einer Reizbestrahlung auf das geschädigte Gewebe und die schlaffen Granulationen des Wundgrundes
beobachtet (Kleinscmidt). Wir konnten bei wenigen, mit kleinen
Dosen nach Art des Ulcus cruris bestrahlten Fällen eine augenschein-
liche Beeinflussung bis nun nicht beobachten.

Bei einigen weiteren, oberflächlichen Dermatosen, die fast durchwegs
den Fadenpilzerkrankungen zuzuzählen sind, wird manchmal noch die
Röntgentherapie empfohlen. Beim Herpes tonsurans vesiculosus
der unbehaarten Haut, dem Ekzema marginatum, der Pityriasis versicolor und dem Erythrasma wird wohl zumeist die einfache medikamentöse Therapie vorgezogen.

Pityriasis rosea. Dagegen findet sich nicht so selten die Röntgenbestrahlung der Pityriasis rosea mit Ekzemdosen angeraten
(H. E. Schmidt, H. Meyer, Holzknecht u. a.). Von unserem Standpunkte aus wäre jedoch die Röntgenbehandlung der Pityriasis
rosea vollkommen abzulehnen. Denn diese an sich so harmlose
Affektion rechtfertigt keineswegs eine Durchbestrahlung größerer Körperpartien, die sich bei der häufig recht ausgedehnten Dissemination der
Efflorescenzen fast durchwegs als nötig erweist. Selbst mit kleinen Dosen
schwach und auch ungefilterter Strahlen ist zumindest temporäre
Schädigung innerer und hämatopoetischer Organe bei ein- oder mehrmaliger Durchbestrahlung nicht ausgeschlossen. Zudem schwindet die
Pityriasis rosea nicht so selten spontan oder doch auf die einfachsten, austrocknenden dermatologischen Heilmittel (z. B.
5—10 proz. Schwefelzinkpaste) binnen wenigen Wochen.

12. Venerische Hautleiden.

Schließlich geben noch einige venerische Hautleiden unter Umständen eine Indikation für die Röntgentherapie ab. Es sind dies vor allem gewisse venerische Bubonen, resistente Gummata und Condylomata acuminata.

Bubo inguinalis. Ebenso wie bei tuberkulösen und leukämischen Lymphdrüsen wurde die Röntgenbestrahlung auch bei den oft recht resistenten Bubonen bei Ulcus molle erfolgreich angewendet (WETTERER, HÜBNER, KALL u. a.). Obgleich auch unkomplizierte Bubonen auf die Bestrahlung günstig reagieren, möchten wir die Röntgentherapie vor allem in jenen torpiden Fällen empfehlen, bei denen wir mit unserem sonstigen therapeutischen Rüstzeug nicht oder nur schwer zu Ende kommen. Es sind dies vor allem die strumösen und fistelnden Bubonen. Eine einzige Bestrahlung mit 7—8 H, gefiltert durch 4 mm Al, führt meist nach vorübergehender Exazerbation der Entzündung zu raschem Schwund der Beschwerden, Versiegen der Sekretion, Schluß der Fisteln und Abflachung der Geschwulst unter Hinterlassung nur wenig sichtbarer, zarter, flacher Narben. Seltener erweist sich eine Wiederholung der Dosis nach 4 Wochen notwendig. Im Falle einer Bestrahlung werden natürlich anderweitige, irritierende Maßnahmen (wie Jodtinktur, warme Kompressen) besser unterlassen, um nicht die Haut zu sensibilisieren und eine Röntgenschädigung zu riskieren. Dagegen erscheinen indifferente, unterstützende Maßnahmen (Burowumschläge, Milchinjektionen usw.) zur Beschleunigung der Abheilung erwünscht. Die einfachen, zum Teil schon vereiterten Bubonen werden bei gleichzeitiger Behandlung des Ulcus unter Ruhigstellung, Umschlägen, eventuell Stichincisionen und Durchspülung (Wasserstoffsuperoxyd, Solut. Pregl) alsbald zur Resorption gebracht. Nur bei Vorhandensein heftiger Schmerzen wäre ein Versuch mit Röntgenstrahlen am Platze, da ja gerade diese Form der Lymphadenitiden besonders prompt beseitigt wird.

Die gute Wirkung der Bestrahlung dürfte sowohl in einer direkten Zerstörung der Infiltratzellen als auch in einer Umstimmung des Gewebes zu suchen sein.

Gummata. Von den syphilitischen Hautmanifestationen unterliegen nunmehr nach Einführung des Salvarsans nur noch besonders hartnäckige tertiäre, speziell ulcerierte Syphilide bisweilen der Röntgenbehandlung (WETTERER, HESSMANN u. a.). Diese tritt aber auch dann nur in ihr Recht, wenn sich die Gummen gegen sämtliche Antisyphilitica (Salvarsan, J, Hg, Bi) refraktär erweisen oder aus anderen Gründen eine eingreifendere antiluetische Kur nicht möglich ist. Eigene Erfahrungen mangeln. Doch dürften in Analogie zu anderen, spezifischen Granulationsgeschwülsten mehrere Serien von 5—6 H durch 2—4 mm Al in Intervallen von 4—6 Wochen, eventuell in Verbindung mit allgemein roborierenden und leistungssteigernden Maßnahmen (Zittmannsche Kur, Proteinkörpertherapie) sich empfehlen. Allerdings pflegt nicht selten eine gründliche Schwitz- und Abführkur allein selbst röntgenrefraktäre Gummen wieder für die früher unwirksamen Antisyphilitica zugängig zu machen. Zudem wird bei der fast durchwegs erfolgreichen antisyphilitischen Therapie die nicht immer indifferente Röntgenbehandlung sich wohl meist erübrigen.

Condylomata acuminata. Wenn auch nicht als direkte Geschlechtskrankheit, so doch als ziemlich häufiger Begleiter einer Gonorrhoe und wegen ihres nahezu ausschließlichen Sitzes am Genitale seien die Condylomata acuminata als Röntgenindikation an dieser Stelle erwähnt. Die acanthotische Wucherung des Rete sowie das proliferierende, gefäßreiche Papillargewebe machen diese kleinen Papillome für Röntgenstrahlen vielfach sehr empfindlich. So wird denn auch mehrfach über gute Erfahrungen mit der Röntgentherapie berichtet (ULLMANN, SCHOENHOF, STEIN, MATT, WINTER u. a.). Auch wir haben in einer Reihe von Fällen auf wenige Serien von 7—8 H durch 3—4 mm Al in Pausen von 4—6 Wochen rasche Abflachung und Eintrocknung sowie Abfall der Spitzwarzen beobachtet. So wie STEIN empfehlen wir vor allem die rasch wachsenden, blumenkohlartigen, mächtig gewucherten Papillome, besonders am weiblichen Genitale, deren chirurgische Entfernung mitunter infolge Gefahr einer stärkeren Blutung (Schwangere!) auf Schwierigkeiten stößt.

Während bei Lokalisation der Kondylome am weiblichen Genitale eine ein- selten zweifelderige Bestrahlung genügt, ist bei Bestrahlung des Penis in der Mehrzahl der Fälle eine 2—4felderige Einstellung erforderlich. Ein gleichzeitig bestehender, gonorrhoischer Ausfluß ist zur Verhütung späterer Rezidive nebenbei der Behandlung zuzuführen. Wichtig wäre noch zu betonen, daß natürlich vor, während und nach der Bestrahlung jede irritierende Therapie aufs sorgfältigste zu meiden ist. Bei nur leichter Rötung der umgebenden Haut oder intensiver dunkler Pigmentierug scheint eine Verlängerung der Bestrahlungspausen dringend angezeigt. Bei Spitzwarzen, die auf die ersten beiden Bestrahlungen nicht deutliche Rückbildung erkennen lassen, wäre die Röntgenbehandlung überhaupt zugunsten anderer Maßnahmen abzubrechen. Desgleichen sollte nur die Beseitigung der Hauptmasse der Tumoren durch die Röntgenstrahlen angestrebt werden. Kleinere, weniger strahlenempfindliche, zurückbleibende Kondylome sind ja durch die gewöhnlichen Mittel (Exkochleation, Frondes Sabinae usw.) stets zu beseitigen. Denn eine auch nur leichte Spätschädigung in Form von Teleangiektasien und Atrophien, wie man sie bei unrichtiger Technik bisweilen als Folge einer röntgentherapeutischen Entfernung von Kondylomen an und in der Umgebung des Genitales zu sehen bekommt, sind dort besonders unangenehm. Leichter wie an anderen Stellen kann der unvermeidliche chronische Reiz der physiologischen Se- und Exkrete sowie die Reibung der Wäsche an diesen Partien schließlich zu schwereren Veränderungen (Ulceration, eventuell sogar maligner Degeneration) führen. Derartige bedenkliche Folgeerscheinungen der Behandlung einer an sich zwar unangenehmen, jedoch harmlosen Affektion lassen sich in keiner Weise rechtfertigen.

C. Anhang.

Dosierungstabelle

für die Röntgenbehandlung von Hautkrankheiten (nach den Erfahrungen der Klinik Riehl) bei einer verwendeten Strahlenhärte von etwa 1,5 cm H.W.S. (vor dem Filter).

Krankheit	Bestrahlungsformel	Anmerkung
Acne rosacea a) st. papulosum b) Rhinophym	a) $3\,\mathrm{f}\uparrow^{30}_{\mathrm{p}\,0}\left[\dfrac{2}{0,5-1}\left(\dfrac{3}{2}\right)\mathrm{P}_{10-14}\,\mathrm{T}\right]3$ b) $2-3\,\mathrm{f}\uparrow^{20}_{\mathrm{p}\,0}\left(\dfrac{7-8}{4}\,\mathrm{P}_{4-6}\,\mathrm{w}\right)1-3$	a) Nur multiple, größere Knötchen im Gesicht, nebenbei milde Salben u. Pasten; Kohlensäureschnee gegen die Teleangiektasien (3—10″). Event. 1—2 Wiederholungen des Bestrahlungszyklus in Pausen von 4—6 Wochen. b) Nur bei Unmöglichkeit oder Verweigerung des chirurgischen Eingriffes (Dekortikation); event. im Kreuzfeuer komb. mit Radium (Dominici) vom Naseninnern.
Acne vulgaris (indurata, conglobata, phlegmonosa)	a) $3\,\mathrm{f}\uparrow^{30}_{\mathrm{p}\,0}\left(\dfrac{3}{2}\,\mathrm{P}_{10-14}\,\mathrm{T}\right)3$ b) $3\,\mathrm{f}\uparrow^{30}_{\mathrm{p}\,0}\left(\dfrac{2}{0,5-1}\,\mathrm{P}_{10-14}\,\mathrm{T}\right)3-4$	a) Besonders tiefe u. resistente Formen. b) Alle übrigen Fälle im Gesicht, an Brust und Rücken. Event. 1—2 Wiederholungen des Bestrahlungszyklus in Pausen von 4—8 Wochen. Reizlose örtliche Umschlag- und Salbenbehandlung, Kolloid- und Organotherapie. As usw.
Acne varioliformis (s. necrotica)	$2-3\,\mathrm{f}\uparrow^{20-30}_{\mathrm{p}\,0}\left(\dfrac{2}{0,5}\,\mathrm{P}_{2-3}\,\mathrm{w}\right)1-2$	Nur bei besonders resistenten Formen, sonst Hg-Pflaster und Präcipitatsalben.
Aktinomykose	$1-3\,\mathrm{f}\uparrow^{20-30}_{\mathrm{p}\,0-1}\left(\dfrac{9-10}{3-4}\mathrm{P}_{4-6-8}\,\mathrm{w}\right)2-6$	Intern Jodkali 3,0—6,0 g tägl.; örtlich event. vorausgehende Inzision erweichter Knoten bzw. teilweise Exkochleation.
Angiom	$1-3\,\mathrm{f}\uparrow^{20-30}_{\mathrm{p}\,0-1}\left(\dfrac{4-6}{3-4}\,\mathrm{P}_{4-6-8}\,\mathrm{w}\right)3-6$	Radium am geeignetsten; Röntgenstrahlen nur unvollkommene Ersatzbehandlung. — Möglichst frühzeitiger Beginn der Bestrahlung (Säuglinge); exulzerierte Angiome temporäre Kontraindikation. Restliche Teleangiektasien Kohlensäureschnee (3—10″).
Blepharitis a) oberflächliche, b) tiefer sitzende Form	a) $2\,\mathrm{f}\uparrow^{20}_{\mathrm{p}\,0}\left(\dfrac{0,5-2}{0,5}\,\mathrm{P}_{10-14}\,\mathrm{T}\right)1-3$ b) $2\,\mathrm{f}\uparrow^{20}_{\mathrm{p}\,0}\left(\dfrac{7}{2}\,\mathrm{P}_{21}\right)1$	b) Augenschutz (Bleiglasschalen), milde, reizlose Salben (2-proz. Salicylvaselin).
Bromoderma tuberosum	$1-2\,\mathrm{f}\uparrow^{20-30}_{\mathrm{p}\,0}\left(\dfrac{5-6}{4}\,\mathrm{P}_{4-6}\,\mathrm{w}\right)2-3$	Aussetzen der Brommedikation nur besonders resistente Formen sonst gewöhnliche Therapie.

Krankheit	Bestrahlungsformel.	Anmerkung
Bubo inguinalis	$1-2\,f \uparrow^{30}_{p\,0}\left(\dfrac{7-8}{4}\,P_{4\,w}\right)1-2$	Vor allem strumöse u. fistelnde, gegen die gewöhnliche Therapie resistente Formen.
Carcinoma cutis	$1-3\,f \uparrow^{30}_{p\,0}\left(\dfrac{20-10}{4\,(0,5\,Zn)}\,P_{4-6\,w}\right)3-6$	Flaches, gutartiges Basalzellencarcinom (Typus Ulcus rodens) mit und ohne chirurgischen Eingriff; zweckmäßiger Radium. Knotige u. papilläre Tumoren mit vorausgehendem chirurgischem Evidement; Mitbestrahlung der regionären Drüsen nach den Regeln der Tiefentherapie. Multiple, oberflächl. Epitheliome sofortige Bestrahlung. Bei röntgenrefraktären Tumoren Radium bisweilen noch erfolgreich.
Clavus (bes. plantaris)	$1\,f \uparrow^{20}_{p\,0}\left(\dfrac{10-12}{4}\,P_{4-6}\right)1-3$	Unterstützend mazeríerende Fußbäder und Salben (Ungt. diachylon), bisweilen Radium erfolgreicher. Nachbestrahlung schmerzender Narben nach chirurgischer Entfernung von Clavis.
Condylomata acuminata	$1-2\,f \uparrow^{25}_{p\,0}\left(\dfrac{7-8}{3-4}\,P_{4-6\,w}\right)1-3$	Rasch wachsende, blumenkohlartige, mächtig gewucherte Papillome (besonders am weiblichen Genitale). Behandl. einer gleichzeitig bestehenden Gonorrhoe.
Dermatitis chronica	$x\,f \uparrow^{30}_{p\,0}\left(\dfrac{0,5-3}{0,5-1}\,P_{10-14\,T}\right)1-4$	Event. Wiederholung des Bestrahlungszyklus n. 4—6 Wochen. Bei den verschiedensten Formen, Hg-Bi-Salvarsandermatitis nur ab und zu nach Entfieberung und Ablauf d. stärksten Entzündungserscheinungen zwecks rascherer Involution; daneben milde Bäder- und Salbenbehandlung.
Ekcema (subacutum und chronicum)	$x\,f \uparrow^{30}_{p\,0}\left(\dfrac{0,5-3}{0,5-1}\,P_{10-14\,T}\right)1-4$	Besonders resistentere Formen; event. Wiederholung des Bestrahlungszyklus. — Unterstützende reizlose Umschlag- und Salbentherapie. Kinder $^{1}/_{2}-1\,H$ pro Feld und Bestrahlung.
Elephantiasis faciei post erysipelas recidivans	$1-3\,f \uparrow^{20-30}_{p\,0}\left(\dfrac{4-5}{2-3}\,P_{6\,w}\right)1-3$	Nur versuchsweise; bisweilen deutliche Rückbildung der Hautverdickung.
Erythema induratum	$2-12\,f \uparrow^{20-30}_{p\,0-1}\left(\dfrac{5-6}{2}\,P_{4-6-8\,w}\right)3-4$	Nur besonders resistente Formen; meist As, Lichtbäder, örtlich Quarzkompressionsbestrahlung (Kromayerlampe) ausreichend.
Favus capillitii	$6\,(3\times2)\,f \uparrow^{20-25}_{p\,1}\left(\dfrac{5-6-7}{2}\,P_{2-3\,w}\right)1$	Temporäre Epilation des ganzen Kopfes. Kinder zw. 3—6 J. 5 H, über 6 J. 6 H, Erwachsene 7 H. Nachbehandlung: Zinkleim-Pechhaube; 4—5 Schälzyklen mit Jodtinktur.
Folliculitis decalvans (u. a. hartnäckige Follikulitiden der behaarten Kopfhaut)	$6\,(3\times2)\,f \uparrow^{20-25}_{p\,1}\left(\dfrac{7}{2}\,P_{2-3\,w}\right)1$	Nachbehandlung wie bei Favus. Bei besonders resistenten Formen mehrere Serien; Dauerepilation nur bei Männern.

Krankheit	Bestrahlungsformel	Anmerkung
Furunculose	$1\,f \uparrow^{20}_{p\,0}\left(\dfrac{6}{2}\,P_{6\,w}\right) 1{-}2$	Besond. resistente, hartnäckig rezidivierende Formen; unterstützend: örtliche Desinfektion (Alkohol), später milde Schälung (5proz. Schwefel-Zinkpaste). Selten Wiederholung der Bestrahlung nötig.
Granulosis rubra nasi	$1{-}2\,f \uparrow^{20}_{p\,0}\left(\dfrac{6{-}7}{4}\,P_{6\,w}\right) 3{-}4$	Versuchsweise; bisweilen weitgehende Besserung.
Hidrosadenitis axillaris	$1{-}2\,f \uparrow^{20-25}_{p\,0}\left(\dfrac{6}{2}\,P_{6\,w}\right) 1{-}2$	Punktion erweichter Knoten vor der Bestrahlung; temporäre Epilation der Achselhaare.
Hyperidrosis localis (manum, pedum, event. axillarum)	$1{-}3\,f \uparrow^{30-40}_{p\,0-1}\left(\dfrac{8{-}9}{4}\,P_{4-6\,w}\right) 2{-}4$	Kontinuierliche Form; nur Einschränkung der Sekretion auf annähernd normales Ausmaß, n i c h t völlige Trockenheit (Atrophie der Schweißdrüsen).
Hypertrichosis (Frauenbart)	$2{-}4{-}6\,f \uparrow^{20-25}_{p\,1-4\,w}{-}r\left(\dfrac{8}{4}\,P_{12\,w}\right) 3{-}4$	Dauerepilation mit Röntgenstrahlen nur bei kräftigem, dunkelpigment. Bart als ultima ratio. Seitliche Wangen- und Oberlippengegend nur 2 Serien. Bleichung restlicher Flaumhärchen, elektrolytische Entfernung von restlichen Borstenhaaren. Meist leichte Spätschädigungen (Atrophien, Teleangiektasien).
Jododerma tuberosum	$1{-}2\,f \uparrow^{20-30}_{p\,0}\left(\dfrac{5{-}6}{4}\,P_{4-6\,w}\right) 2{-}3$	Aussetzen der Jodmedikation, nur besonders resistente Formen, sonst gewöhnliche Therapie.
Keloide (Spontankeloide und hypertroph. Narben)	$1{-}3\,f \uparrow^{20-30}_{p\,0}\left(\dfrac{5}{1}\,P_{4-6-8\,w}\right) 4{-}6$	Radium am erfolgreichsten; Röntgenbehandlung nur, wo kein Radium verfügbar, event. auch bei größerer Ausdehnung der Affektion; bei prominenteren Keloiden Excision mit Bestrahlung der offenen Wunde.
Keratoma senile	$1{-}2\,f \uparrow^{25}_{p\,0}\left(\dfrac{10{-}15}{4}\,P_{4\,w}\right) 1{-}3$	Mit und ohne krebsige Entartung; event. in Verbindung mit chirurgischer Entfernung. Bisweilen Radium erfolgreicher.
Craurosis vulvae	$1\,f \uparrow^{25}_{p\,0}\left(\dfrac{2}{0{,}5}\,P_{10-14\,T}\right) 3$	Eventuell 1 2malige Wiederholung des Bestrahlungszyklus nach 4—6 Wochen.
Leukämische u. aleukämische Lymphadenose und Myelose a) oberfl. Hauterscheinungen (ekzem-erythrodermieartige, Prurigo leucaemica u. a.) b) Tumoren der Haut	a) $x\,f \uparrow^{20-30}_{p\,0-1}\left(\dfrac{2{-}3}{0{,}5}\,P_{10-14\,T}\right) 3$ b) $x\,f \uparrow^{20-30}_{p\,0-1}\left(\dfrac{5{-}6}{3{-}4}\,P_{4-6\,w}\right) 2{-}4$	a) Event. Wiederholung des Bestrahlungszyklus nach 4—6 Wochen. a) u. b) In Kombination mit As. Kontrolle von cytologischem Blutbild, Gewicht, Allgemeinbefinden; Tiefenbestrahlungen von vergrößerter Milz u. Lymphdrüsenpaketen.

Krankheit	Bestrahlungsformel	Anmerkung
Lichen ruber a) acuminatus b) planus c) verrucosus	a), b) $\;x\,f \uparrow^{30}_{p\,0-1}\left(\dfrac{2-3}{0,5}\,P_{10-14}\,T\right)3-4$ c) $\;1\,f \uparrow^{20}_{p\,0}\left(\dfrac{7-8}{3-4}\,P_{4-8\,w}\right)1-4$	a) u. b) Event. Wiederholung des Bestrahlungszyklus nach 4 Wochen. Kombination mit As.
Lupus vulgaris a) ulcerosus, mucosae oris b) hypertrophic., follicularis disseminatus, mucosae nasi c) verrucosus	a) $\;x\,f \uparrow^{20-30}_{p\,0-1}\left(\dfrac{2-5}{1}\,P_{4-6\,w}\right)2-4$ b) $\;x\,f \uparrow^{20-30}_{p\,0-1}\left(\dfrac{4-6}{2-3}\,P_{4-6\,w}\right)2-4$ c) $\;x\,f \uparrow^{20-30}_{p\,0-1}\left(\dfrac{8-12}{4}\,P_{4-6\,w}\right)1-3$	Kombination mit Lichtbädern, Tuberkulin, Jodkali, Arsen; Exzision bzw. Exkochleation, Pyrogallus-(Milchsäure-)ätzung, Galvanokaustik mit folgender Bestrahlung. Nachbehandlung von Rezidivknötchen in den abgeflachten, vernarbten Herden mit Finsen- bzw. Kromayer-(Blaulicht-)Kompression (Vorsicht!), Galvanokaustik.
Lymphomata tubercul. (colli)	$2-3\,f \uparrow^{30}_{p\,1\text{-}1w\text{-}r}\left(\dfrac{4-8}{4}\,P_{4\text{-}6\text{-}8\text{-}12w}\right)3-6$	Unterstützend Lichtbäder, As, Lebertran, fettreiche Kost; örtlich kein Jod, keine Höhensonne.
Microsporia capillitii	$6\,(3\times2)\,f \uparrow^{20-25}_{p\,1}\left(\dfrac{5-6-7}{2}\,P_{2-3\,w}\right)1$	Siehe Favus.
Morbus Bowen	$1-2\,f \uparrow^{30}_{p\,0}\left(\dfrac{15-10}{4}\,P_{4-6\,w}\right)2-3$	Unterstützende Behandl. nicht notwendig.
Morbus Darier	$x\,f \uparrow^{20-30}_{p\,0}\left(\dfrac{2-3}{0,5}\,P_{10-14}\,T\right)3$	Event. Wiederholung des Bestrahlungszyklus n. 4—6 Wochen; wechselnder Erfolg.
Mycosis fungoid. a) st. praemycoticum b) st. infiltrativum c) st. tumorum	a) $\;x\,f \uparrow^{20-30}_{p\,0-1}\left(\dfrac{2-3}{0,5}\,P_{10-14}\,T\right)3$ b) $\;x\,f \uparrow^{20-30}_{p\,0-1}\left(\dfrac{4-6}{1-2}\,P_{4-6\,w}\right)2-4$ c) $\;x\,f \uparrow^{20-30}_{p\,0-1}\left(\dfrac{5-6}{3-4}\,P_{4-6\,w}\right)2-4$	a) Event. Wiederholung des Bestrahlungszyklus n. 4—6 Wochen. a), b) u. c) In Kombination mit As, Kontrolle von cytologischem Blutbild, Gewicht, Allgemeinbefinden.
Myoma cutis	$x\,f \uparrow^{20-30}_{p\,0}\left(\dfrac{6-8}{4}\,P_{4-6-8w}\right)3-4$	Nur bei multiplen Tumoren; hauptsächlich analgesierend; bisweilen deutliche Rückbildung.
Naevus papillaris und verrucosus	$1-2\,f \uparrow^{20-30}_{p\,0}\left(\dfrac{6-8}{3-4}\,P_{4-6\,w}\right)1-4$	Versuchsweise; Zerstörung der durch die Strahlen unbeeinflußten Pigmentierung durch Kohlensäureschnee (30″—1′).
Naevus pilosus	$1\,f \uparrow^{20-30}_{p\,0}\left(\dfrac{8-10}{4}\,P_{12\,w}\right)3-4$	Dauerepilation der Haare; Zerstörung des Pigmentes durch Kohlensäureschnee (30″—1′).
Nageldystrophien (verschied. Art)	$1-3\,f \uparrow^{20-30}_{p\,0}\left(\dfrac{5-6}{2-4}\,P_{4-6-8w}\right)3-4$	Teilweise günstig beeinflußt; bisweilen vorübergehender Nagelausfall; kombiniert mit As.
Paget disease	$1-2\,f \uparrow^{30}_{p\,0}\left(\dfrac{15-10}{4}\,P_{4-6\,w}\right)2-3$	Besonders oberflächliche Formen; dadurch meist schon Heilung.

Krankheit	Bestrahlungsformel	Anmerkung
Paronychie a) eccematosa u. psoriatica b) coccogenes (Maniküreverletzungen) und mycotica (favosa, trichophytica, blastomycetica) c) tuberculosa	a) $1-3\,f\uparrow^{20-30}_{p\,0}\left(\dfrac{2-3}{1}\,P_{10-14}\,T\right)3$ b) $1-3\,f\uparrow^{20-30}_{p\,0}\left(\dfrac{6}{2}\,P_{4-6-8\,w}\right)3-6$ c) $1-2\,f\uparrow^{20-30}_{p\,0}\left(\dfrac{8}{4}\,P_{4-6\,w}\right)1-3$	a) Event. Wiederholung des Bestrahlungszyklus nach 4 Wochen. b) Nur 1—2 Bestrahlungen notwendig bei vorangehender teilweiser Entfernung der erkrankten Nagelpartien und 2—3 Schälzyklen mit Jodtinktur (P. mycotica); bei P. blastomycetica erfolgreicher Radium. c) Kombinat. mit Lichtbädern, event. Tuberkulin, fettreiche Diät usw.
Pemphigus vegetans	a) $x\,f\uparrow^{20-30}_{p\,0-1}\left(\dfrac{2-3}{0,5-2}\,P_{14}\,T\right)3$ b) $x\,f\uparrow^{20-30}_{p\,0-1}\left(\dfrac{5-6}{2-3}\,P_{4-6\,w}\right)1-4$	a) Event. Wiederholung des Bestrahlungszyklus nach 6 Wochen; nur anzuwenden, wenn auf b) zu intensive, schmerzhafte Frühreaktion auftritt. b) Wirksamer, bei refraktären Herden sowie Erscheinungen an Schleimhäuten Radium.
Pruritus a) universalis b) localis (ani, vulvae)	a) $6\,f\uparrow^{50-70}_{p\,0}\left(\dfrac{1}{0,5}\,P_{14}\,T\right)1-3$ b) $1\,f\uparrow^{25}_{p\,0}\left(\dfrac{2}{0,5}\,P_{10}\,T\right)1-3$	Daneben milde medikamentöse, event. auch kausale Therapie; refraktäre Fälle (etwa 50 vH.) Höhensonne, Hochfrequenzeffluvien, Organotherapie u. a.
Psoriasis vulgaris (subacuta und chronica)	a) $x\,f\uparrow^{20-30}_{p\,0-1}\left(\dfrac{0,5-2}{0,5}\,P_{10-14}\,T\right)1-3$ b) $x\,f\uparrow^{20-30}_{p\,0-1}\left(\dfrac{4-6}{1-2}\,P_{4-6\,w}\right)1-3$	a) Event. Wiederholung des Bestrahlungszyklus n. 4—6 Wochen. Unterstützende Bäder- und reizlose Salbenbehandlung. b) Inveterierte, resistentere Herde event. in Kombination mit As.
Rhinosklerom	$3\,f\uparrow^{25-30}_{p\,0-1}\left(\dfrac{8-10}{4}\,P_{4-5\,w}\right)3-4$	Womögl. vorausgehender chirurgischer Eingriff.
Sarcoma cutis a) operables b) inoperables	a) $1-3\,f\uparrow^{30}_{p\,0}\left(\dfrac{10}{4}\,P_{4-6\,w}\right)3-4$ b) $1-3\,f\uparrow^{30}_{p\,0}\left(\dfrac{15-10}{4\,(0,5\,Zn)}\,P_{4-6\,w}\right)3-6$	a) In jedem Falle vorher chirurgischer Eingriff; prophylaktische Bestrahl. der offenen Wunde. b) Womöglich gründliches chirurgisches Evidement vor der Bestrahlung; bei nicht ansprechenden Tumoren Radium bisweilen noch erfolgreich. Kontrolle von Allgemeinbefinden, Gewicht, cytologischem Blutbild.
Sarcoma multipl. haemorrhagicum idiopathicum	$x\,f\uparrow^{30}_{p\,0-1}\left(\dfrac{8-10}{4}\,P_{4-6\,w}\right)2-6$	Kombination mit As. Kontrolle von Allgemeinbefinden, Gewicht und zytologischem Blutbild.
Skrofuloderm a) oberflächliches b) tiefergreifendes (ausgehend von Lymphomen usw.)	a) $x\,f\uparrow^{20-30}_{p\,0-1}\left(\dfrac{5-6}{1-2}\,F_{4-6\,w}\right)1-4$ b) $x\,f\uparrow^{30}_{p\,0-1}\left(\dfrac{7-8}{4}\,P_{4-6\,w}\right)3-4$	Punktion erweichter Formen; Lichtbäder; event. Kombination von Exkochleation und Pyrogallusätzung mit Bestrahlung.
Sycosis barbae	$4\,f\uparrow^{25-30}_{p\,1-1-2\,w-r}\left(\dfrac{7}{2}\,P_{3\,w}\right)1$	Temporäre Röntgenepilation; nur bei resistenten, häufig rezidivierenden Formen, sonst Pinzettenepilation; reizlose medikamentöse Nachbehandlung.

Krankheit	Bestrahlungsformel	Anmerkung
Trichophytia capillitii	$6(3\times2)\,f\uparrow{}^{20-25}_{p\,1}\left(\dfrac{5-6-7}{2}P_{2-3\,w}\right)1$	Siehe Favus.
Tuberculosis verrucosa cutis (Verruca necrogenica)	a) $1-3\,f\uparrow{}^{20-30}_{p\,0-1}\left(\dfrac{8-12}{4}P_{4-6\,w}\right)2-4$ b) $1-3\,f\uparrow{}^{20-30}_{p\,0-1}\left(\dfrac{5-6}{1-2}P_{4\,w}\right)1-2$	a) Ohne unterstützende Lokalbehandlung. b) Nach vorausgegangener Exkochleation u. Pyrogallusätzung der Herde.
Tuberculosis ulcerosa cutis et mucosae	$x\,f\uparrow{}^{20-30}_{p\,0-1}\left(\dfrac{3-4}{1}P_{3-5\,w}\right)2-3$	Im übrigen Lichtbäder, As, event. Milchsäureätzung.
Ulcus cruris	$1-4\,f\uparrow{}^{20-30}_{p\,0-1}\left(\dfrac{0,5-1}{0,5}P_{14\,T}\right)3$	Nur bei besonders torpiden Ulceris. Nebenbehandlung: Umschläge, Bäder, reizlose Salben, Zinkleimverband.
Verrucae a) planae juveniles b) vulgares c) seniles	a) $1-2\,f\uparrow{}^{20-30}_{p\,0}\left(\dfrac{4-5}{1}P_{4\,w}\right)1-2$ b) $1-2\,f\uparrow{}^{20-30}_{p\,0}\left(\dfrac{8-12}{4}P_{4-6\,w}\right)1-3$ c) $1-2\,f\uparrow{}^{25}_{p\,0}\left(\dfrac{15}{4}P_{4\,w}\right)1-3$	a) u. b) Kombination mit As. b) Event. Sensibilisierung mit Kohlensäureschnee (30''); röntgenrefraktäre Warzen: Radium, Elektrolyse, Kaltkaustik, Exkochleation u. a. c) Nur maligen entartete mit und ohne vorausgehende chirurgische Entfernung. Bisweilen Radium erfolgreicher.

Literatur.

BLUMENTHAL: Strahlenbehandlung bei Hautkrankheiten. Berlin: Karger 1925.

FREUND, L.: Grundriß der gesamten Radiotherapie 1903.

GUNSETT: Röntgentherapie in der Dermatologie, Strahlentherapie 7, 639. 1916.

HABERMANN und SCHREUS: Die Röntgenbehandlung der Hautkrankheiten in Krause's Handbuch der Röntgentherapie 3, 2. Abt., 2. Teilband. Leipzig: Werner Klinkhardt 1924.

E. HOFFMANN: Über die Bedeutung der Strahlenbehandlung in der Dermatologie nebst Bemerkungen über ihre biologische Wirkung. Strahlentherapie 7, 1. 1916.

HOLZKNECHT: Die Röntgentherapie in Dessauer und Wiesner: Leitfaden des Röntgenverfahrens. Leipzig-München: Nemnich 1916.

— Dosierungstabelle für die Röntgentherapie. Leipzig-Wien: Deuticke 1922.

— Röntgentherapie in Schwalbes Therapeutische Technik für die ärztliche Praxis. Leipzig: Thieme.

LENK: Röntgentherapeutisches Hilfsbuch. Berlin: Julius Springer 1922.

MAC KEE: X Rays and Radium in the treatment of diseases of the skin. Philadelphia a. New York: Lea a. Febiger.

MARTIUS: Das röntgentherapeutische Instrumentarium in Krause's Handbuch der Röntgentherapie 3, 2. Abt., 1. Teilband. Leipzig: Werner Klinkhardt 1924.

MEYER, H.: Grundzüge der Röntgentherapie in der Dermatologie in Riecke, Lehrbuch der Hautkrankheiten. Jena: Fischer 1918.

RIEHL und KUMER: Radium- und Mesothoriumtherapie der Hautkrankheiten. Berlin: Julius Springer 1924.

SCHMIDT, H. E. und HESSMANN: Röntgentherapie. Berlin: Hirschwald 1923.

SCHREUS: Die Röntgenbehandlung in der Dermatologie. Bonn: Cohen 1923.

SCHREUS: Die Grundlagen der Dosimetrie der Röntgenstrahlen in Krause's Handbuch der Röntgentherapie 3, 2. Abt., 1. Teilband. Leipzig: Werner Klinkhardt 1924.

THEDERING: Haarkrankheit und Glatze. Oldenburg-Berlin: Stalling 1922.

WETTERER: Handbuch der Röntgen- und Radiumtherapie. München-Leipzig: Nemnich 1919.

Übrige Literatur siehe in der Zeitschrift „Strahlentherapie". Berlin-Wien: Urban u. Schwarzenberg.

Sachverzeichnis.

Die Radium- und Mesothorium-Therapie der Hautkrankheiten.
Ein Leitfaden. Von Professor Dr. **G. Riehl,** Vorstand der Universitätsklinik
für Dermatologie und Syphilidologie in Wien und Dr. **L. Kumer,** Assistent
der Universitätsklinik für Dermatologie und Syphilidologie in Wien. Mit
63 Abbildungen im Text. (86 S.) 1924. 4,80 Goldmark

Die Praxis der physikalischen Therapie. Ein Lehrbuch für Ärzte
und Studierende. Von Dr. **A. Laqueur,** leitender Arzt der Hydrotherapeuti-
schen Anstalt und des Medikomechanischen Instituts am Städtischen Rudolf
Virchow-Krankenhause zu Berlin. Zweite, verbesserte und erweiterte Auflage der »Praxis der Hydrotherapie«. Mit 98 Textfiguren. (370 S.) 1922.
Gebunden 10 Goldmark

Elektrotherapie. Ein Lehrbuch. Von Dr. **Josef Kowarschik,** Primararzt
und Vorstand des Instituts für Physikalische Therapie im Kaiser-Jubiläums-
Spital der Stadt Wien. Zweite, verbesserte Auflage. Mit 274 Abbildungen
und 5 Tafeln. (322 S.) 1923. 12 Goldmark; gebunden 13,50 Goldmark

Die Diathermie. Von Dr. **Josef Kowarschik,** Primararzt und Vorstand
des Instituts für Physikalische Therapie im Kaiser-Jubiläums-Spital der Stadt
Wien. Fünfte Auflage. In Vorbereitung

Lehrbuch der Diathermie für Ärzte und Studierende. Von Dr. **Franz
Nagelschmidt** in Berlin. Dritte Auflage. Mit etwa 155 Textabbildungen.
In Vorbereitung

Die Lichtbehandlung des Haarausfalles. Von Dr. **Franz Nagelschmidt**
in Berlin. Dritte, durchgesehene Auflage. Mit 87 Abbildungen. (78 S.)
1922. 3,80 Goldmark

Röntgentherapie. Oberflächen- und Tiefenbestrahlung. Von Dr. **H. E.
Schmidt.** Sechste, umgearbeitete und erweiterte Auflage herausgegeben
von Dr. **A. Hessmann,** dirigierendem Arzt der Röntgenabteilung des Krankenhauses »Am Urban«, Berlin. Mit 103 Abbildungen. (306 S.) 1923.
8 Goldmark; gebunden 9,50 Goldmark

Taschenbuch der Röntgenologie für Ärzte. Von Dr. med. **Henri
Hirsch,** Facharzt für Strahlentherapie in Hamburg, leitender Arzt der
Röntgentherapeutischen Abteilung am Städtischen Krankenhaus in Altona
und Dr. med. **Rudolf Arnold,** Facharzt für Röntgenologie in Hamburg, früher
leitender Arzt der Staatlichen Untersuchungsstelle in Bad Ems. Mit 62 Textabbildungen. (115 S.) 1922. 2,50 Goldmark

Röntgentherapeutisches Hilfsbuch für die Spezialisten der übrigen Fächer
und die praktischen Ärzte. Von Dr. **Robert Lenk,** Assistent am Zentral-
röntgenlaboratorium des Allgemeinen Krankenhauses in Wien. Mit einem
Vorwort von Professor Dr. Guido Holzknecht. Zweite, verbesserte Auflage. (80 S.) 1922. 2 Goldmark

Die Tuberkulose der Haut. Von Dr. med. **F. Lewandowsky,** Hamburg. Mit 115 zum Teil farbigen Textabbildungen und 12 farbigen Tafeln. (Aus: »Enzyklopädie der klinischen Medizin, Spezieller Teil«.) (341 S.) 1916.
18 Goldmark

Die Hauterscheinungen der Pellagra. Von Dr. **Ludwig Merk,** a.o. Professor für Dermatologie und Syphilis an der Universität Innsbruck. Mit 7 Abbildungen im Text und 21 Tafeln. Aus den Erträgnissen des Legates Wedl subventioniert von der Akademie der Wissenschaften in Wien. (112 S.) 1909. Deutsche, französische und englische Ausgabe.
16 Goldmark; gebunden 18 Goldmark

Vorlesungen über Histo-Biologie der menschlichen Haut und ihrer Erkrankungen. Von Dr. **Joseph Kyrle,** a.o. Professor für Dermatologie und Syphilis an der Universität in Wien und Assistent an der Klinik für Syphilidologie und Dermatologie. Erster Band. Mit 222 zum großen Teil farbigen Abbildungen. (354 S.) 1925.
45 Goldmark; gebunden 47,70 Goldmark

Histopathologie der Haut. Von Dr. med. **Oskar Gans,** a. o. Professor an der Universität Heidelberg. Mit zahlreichen größtenteils farbigen Abbildungen. In zwei Bänden. Erster Band. Mit etwa 300 Abbildungen.
Erscheint im Herbst 1925

Handbuch der Serodiagnose der Syphilis. Von Professor Dr. **C. Bruck,** Leiter der Dermatologischen Abteilung des Städtischen Krankenhauses Altona, Privatdozent Dr. **E. Jacobsthal,** Leiter der Serologischen Abteilung des Allgemeinen Krankenhauses Hamburg-St. Georg, Privatdozent Dr. **V. Kafka,** Leiter der Serologischen Abteilung der Psychiatrischen Universitätsklinik und Staatskrankenanstalt Hamburg-Friedrichsberg und Oberarzt Dr. **J. Zeißler,** Leiter der Serologischen Abteilung des Städtischen Krankenhauses Altona. Herausgegeben von **Carl Bruck.** Zweite, neubearbeitete und vermehrte Auflage. Mit 46 zum Teil farbigen Abbildungen. (554 S.) 1924.
30 Goldmark; gebunden 32 Goldmark

Rezepttaschenbuch für Dermatologen. Für die Praxis zusammengestellt von Professor Dr. **Carl Bruck,** Oberarzt der Dermatologischen Abteilung des Städtischen Krankenhauses Altona. Zweite, verbesserte und vermehrte Auflage. (165 S.) 1925. Mit Schreibpapier durchschossen. 6,60 Goldmark

Die Syphilis des Zentralnervensystems. Ihre Ursachen und Behandlung. Von Professor Dr. **Wilhelm Gennerich,** Kiel. Zweite, durchgesehene und ergänzte Auflage. Mit 7 Abbildungen. (303 S.) 1922. 9 Goldmark

[w] *) **Frühdiagnose und Frühtherapie der Syphilis.** Von Professor Dr. **Leopold Arzt,** Assistent der Universitätsklinik für Dermatologie und Syphilidologie in Wien. (Abhandlungen aus dem Gesamtgebiet der Medizin.) Mit zwei mehrfarbigen und einer einfarbigen Tafel. (90 S.) 1923. 3 Goldmark
Inhaltsübersicht: Einleitung. — Übersicht und Begriffsbestimmung. — Die Frühdiagnose der Syphilis: I. Die klinische Frühdiagnose der Syphilis. II. Die ätiologische Frühdiagnose der Syphilis. III. Die histologische Frühdiagnose der Syphilis. IV. Die serologische Frühdiagnose der Syphilis. — Die Frühtherapie der Syphilis. — Die Erfolge der Frühtherapie. — Anhang.

[w] *) *Im Verlag von Julius Springer in Wien erschienen.*

Verlag von **Julius Springer** in Berlin W 9

Zeitschrift für die gesamte
Physikalische Therapie

Fortsetzung der
Zeitschrift für Physikalische und Diätetische Therapie
einschließlich Balneologie und Klimatologie

Organ des
Berliner Ärztevereins für Strahlenkunde und der
Mittelrheinischen Studiengesellschaft für Klimatologie und Balneologie

Herausgegeben unter Mitwirkung von Fachleuten

von

A. Goldscheider A. Strasser W. Alexander
Berlin Wien Berlin

Die »Zeitschrift für die gesamte physikalische Therapie« erscheint zwanglos, in einzeln berechneten Heften, die zu Bänden von 40—50 Bogen vereinigt werden.

In jedem Heft ein umfangreicher **Referatenteil,** umfassend: Strahlentherapie — Elektrotherapie, Elektromedizin — Thermotherapie — Mechanotherapie — Hydrotherapie — Balneotherapie — Thalassotherapie — Klimatotherapie — Inhalation — Biologie, Physiologie — Diagnostik — Verschiedenes — Tagesgeschichte.

Inhalt des zuletzt abgeschlossenen Bandes: (29. Band)

1. Heft: Wiener, H., Der menschliche Eiweiß- und Purinstoffwechsel unter dem Einfluß des ultravioletten Lichtes der Wellenlängen 400—290 $\mu\mu$. — Simon, Hans, Über die Wirkung der Salze abführender Mineralwässer auf die äußere Sekretion von Leber und Bauchspeicheldrüse. — Stein, Albert E., Eine neue Bestrahlungslampe mit parallel gestellten Kohlen. — Brückner, Georg, Über habituellen Zwerchfellhochstand.

2. Heft: Wachtel, Heinrich, Die Radiumpunktion mittels stark gefilterter Radiumnadeln. — Stahl, Rudolf, und Karl Bahn, Untersuchungen über physikalisch-chemische Veränderungen der Blutflüssigkeit nach warmen und kalten Bädern. — Kohl, Fritz, und Th. Burbach, Quantitative und qualitative Messungen an Bestrahlungslampen.

3. Heft: Hoelper, Otto, Klimatologische Untersuchungen im Algäu. — Gurwitsch, M., Über den Einfluß von Süßwasserbädern und Solbädern indifferenter Temperatur auf den Blutzucker. — Ludewig, P., Radiumemanationshaltige Quellen und ihre Messung. — Steffens, Paul, Anionenbehandlung. Vereinfachtes Instrumentarium und Technik der Anionenbehandlung.

4. Heft: Lorenz, E. und B. Rajewsky, Zur Frage der Dosierung von Röntgenstrahlen. — Schade, Über die anionkische Wirkung der Mineralwässer. — Isler, L., Über die Beeinflussung der geistigen Leistungsfähigkeit durch Wärme- und Kälteanwendungen. — Keller, Koloman, Die Einwirkung der Wärme auf den Wassergehalt des Blutes. — Kohlrausch, W., Leibesübungen als Heilmittel. — Blacher, Woldemar, Die Schlammbehandlung im Lichte der Reiztherapie.

5. Heft: Jaeger und Halberstaedter, Über die kleine Ionisationskammer. — Rickmann, L., Zur Lichtbehandlung der Tuberkulose. — Loewy, A., Neuere Untersuchungen zur Physiologie und Pathologie im Höhenklima. — Rausch, Zoltán, Die Behandlung der Furunkel durch Iontophorese.

6. (Schluß-) Heft: Fraenkel, Manfred, Zur Frage der direkten Tiefenwirkung der Ultrasonnenstrahlung. — Thilenius, Rud. und C. Dorno, Das Davoser Frigorimeter. Ein Instrument zur Dauerregistrierung der physiologischen Abkühlungsgröße. — Wermel, S., Die Klassifikation der physikalischen Agente. — Bechhold, H., Untersuchung des Kochbrunnens zu Wiesbaden vom Standpunkt der Kolloidforschung. — Schäffer, F., Universal-Pendelapparat für Hand- und Fingerhandgelenke.